专科护士规范化培训教材

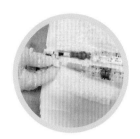
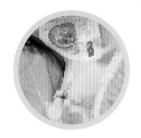

临床
管道护理

周 阳　韩辉武 ◎ 主编

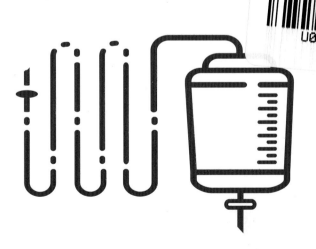

化学工业出版社
·北京·

内容简介

本书由中南大学湘雅医院护理部组织编写，主要介绍临床普通管道、专科管道、血管内通道，特别是近年来因新技术、新方法的应用而发展起来的其他管道，从留置管道的目的、适应证、护理（护理要点、常见并发症预防与处理、异常情况处理与预防、健康教育）、操作与维护要点、质量评价标准等方面作了介绍。本书护理要点配有管道固定图示，内容贴近临床工作实际，护理操作过程详细，具有可指导性。每种管道后还配备了临床情景案例测试题，便于读者掌握重要知识点。

本书适合各科护理人员临床实践、教学、科研参考。

图书在版编目（CIP）数据

临床管道护理/周阳，韩辉武主编. —北京：化学工业出版社，2024.1（2024.7重印）
ISBN 978-7-122-44976-4

Ⅰ.①临… Ⅱ.①周…②韩… Ⅲ.①导管治疗-护理学 Ⅳ.①R473

中国国家版本馆CIP数据核字（2024）第015441号

责任编辑：戴小玲　　　　　　　　文字编辑：赵爱萍
责任校对：王鹏飞　　　　　　　　装帧设计：张　辉

出版发行：化学工业出版社
　　　　　（北京市东城区青年湖南街13号　邮政编码100011）
印　　装：北京瑞禾彩色印刷有限公司
710mm×1000mm　1/16　印张17¾　字数282千字
2024年7月北京第1版第2次印刷

购书咨询：010-64518888　　　　　　售后服务：010-64518899
网　　址：http://www.cip.com.cn
凡购买本书，如有缺损质量问题，本社销售中心负责调换。

定　　价：98.00元

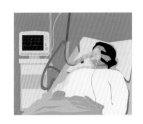

编写人员名单

主　编　周　阳　韩辉武

副主编　唐运姣　周　霞　刘艳辉　曾必云

编　者（以姓氏笔画为序）

马　娜　王　灿　王　玲　邓桂元　卢敬梅

吕广妍　刘　窈　刘　琼　刘丝雨　刘阳琪

刘艳辉　阳建怡　苏艳红　李　芳　李　京

李　莜　李　群　李　霞　李丹梅　杨　晓

杨　静　肖婷婷　何　文　何雨晴　佘　盼

邹晓慧　邱赛男　张　榴　陈　璇　陈文凤

欧阳玉燕　易近冬　岳丽青　周　阳　周　霞

周晓熙　郑悦平　聂晚年　莫　丹　莫　洋

殷　俊　唐运姣　黄远鑫　黄佳慧　黄莉雅

彭　欢　彭玲静　韩辉武　曾　健　曾　蔚

曾必云　谢艳会　蒲菁华　张桂香　彭德艳

蒋哲仪　彭　瑜　彭芳敏　苏曼曼

主　审　岳丽青

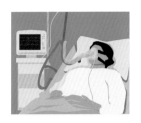

前 言

　　管道是临床上用于诊断和治疗疾病极为重要的工具。临床管道护理质量直接影响患者的治疗效果及康复进程。因此，提升临床管道护理质量，保证患者生命安全，必须引起医护人员的高度重视。管道临床护理路径的产生及管道护理小组的有效运行，在一定程度上提升了临床管道护理质量，降低了管道非计划性拔管率。基于循证依据的集束化管道护理措施，既给予患者个性化最优的护理管理，也对护理人员提出了更高的要求，护士不仅要具备丰富的临床经验和全面的医学知识，更要具有扎实的操作技能，能够从多个角度进行综合性的问题分析。

　　鉴于此，由中南大学湘雅医院护理部组织全院各个专科护理专家，历经2年时间，编写了这本《临床管道护理》。全书由管道总论、临床普通管道护理、专科管道护理、血管内通道护理四章组成，特别是近年来因新技术、新方法的应用而发展起来的其他管道护理，重点从留置管道的目的、适应证、护理（护理要点、常见并发症预防与处理、异常情况处理与预防、健康教育）、操作与维护要点、质量评价标准等方面作了详细的阐述。本书力求做到内容全面、系统，以便实现临床管道护理更加规范化、系统化和标准化。本书图文并茂，具有新颖性、科学性和很强的实用性。每种管道后面还配备了临床情景案例测试题，对护士掌握该类管道护理具有很强的指导意义。本书适合各级各类护理人员临床实践、教学、科研参考。

　　现代管道护理的原理和技术还在不断更新和完善，由于我们的知识和经验有限，书中难免存在疏漏之处，敬请各位读者不吝赐教。

编者

2024年元月

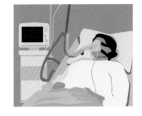

目录

第一章　管道总论 …………………………………………………………… 001

第二章　普通管道护理 …………………………………………………… 008

　第一节　氧疗管道护理 ……………………………………………… 008

　第二节　鼻胃/肠管护理 …………………………………………… 020

　第三节　口咽/鼻咽通气管护理 ………………………………… 029

　第四节　外科手术伤口引流管护理 …………………………… 036

　第五节　导尿管护理 ………………………………………………… 045

　第六节　肛门引流管护理 ………………………………………… 052

第三章　专科管道护理 …………………………………………………… 060

　第一节　脑室引流管护理 ………………………………………… 060

　第二节　气管内插管护理 ………………………………………… 068

　第三节　气管切开导管护理 ……………………………………… 077

　第四节　胸腔闭式引流管护理 ………………………………… 086

　第五节　胸腔/心包穿刺引流管护理 ………………………… 095

　第六节　腹腔引流管护理 ………………………………………… 103

　第七节　胆道T型引流管护理 ………………………………… 110

　第八节　鼻胆引流管护理 ………………………………………… 120

　第九节　肠造口护理 ………………………………………………… 129

　第十节　肝脓腔引流管护理 ……………………………………… 140

　第十一节　肾脏/膀胱造瘘管护理 …………………………… 148

第十二节　腹膜透析导管护理 ·················· 157

第十三节　腰椎置管（腰大池引流）护理 ·················· 165

第十四节　关节腔灌洗引流管护理 ·················· 173

第十五节　骨髓腔闭合灌洗引流管护理 ·················· 181

第十六节　镇痛泵管道护理 ·················· 187

第四章　血管内通道护理·················· 196

第一节　外周静脉留置针管路护理 ·················· 196

第二节　经外周静脉置入中心静脉导管/中线导管护理·········· 205

第三节　中心静脉导管护理 ·················· 217

第四节　完全植入式静脉输液港护理 ·················· 228

第五节　有创动脉血压监测管路护理 ·················· 241

第六节　血液透析导管护理 ·················· 250

第七节　人工肝导管护理 ·················· 258

附　录·················· 265

附录Ⅰ　量表 ·················· 265

附录Ⅱ　缩略词表 ·················· 267

附录Ⅲ　测试题参考答案 ·················· 268

参考文献·················· 271

第一章
管道总论

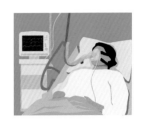

一、管道的发展史

管道在临床上广泛用于疾病的观察、诊断和治疗。随着医学的发展，新技术和新方法的应用，临床管道新内涵和应用范围得到不断丰富和拓展，其共同特点是通过特殊的导管器械，直接进入人体内部，达到观察、诊断和治疗疾病的目的。

管道技术的发展历史虽然悠久，天然材料导管：最早的留置导管是由希波克拉底所发明，用于胃液引流而设计。这种导管使用了天然材料，如动物的肠道或植物的茎等。金属导管：随着技术的发展，金属材料开始用于制造导管。银、铜和黄金等耐腐蚀金属材料被广泛应用于这些导管的制造中，但金属导管的刚性以及对组织的刺激性问题限制了其应用。塑料导管：20世纪初得到飞速发展，它得益于制造医用材料的发展和制造工艺的进步。聚合物科学取得了显著进展，使得塑料材料能够广泛地应用于医疗器械的制造。导管制造商开始使用聚乙烯、聚氯乙烯和聚醚等材料制造留置导管。这些导管具有较好的柔性和可塑性，减轻了对组织的刺激。弹性导管：随着对患者生存质量的要求不断增加，对导管的创新努力持续进行。弹性导管应运而生，具有可以伸展和恢复原状的特性。这种导管可以更好地适应人体内部的曲率，减轻对患者的不适。在先驱们的不断努力下，临床管道的应用范围越来越广泛，管道技术也越来越成熟，20世纪90年代以后各种管道的应用技术更是达到了炉火纯青的地步，相信在不久的将来，具有微创意义的管道技术将为人类的健康作出更加突出的贡献。

二、临床管道技术的作用

管道是一种医疗器械，通过置入人体内部，用于病情观察、协助诊断和辅助治疗。

（1）病情观察的窗口　管道作为外部物件进入人体，就是为了深入人体内部，直观地观察内部的结构，了解其功能。通过管道我们可以很清楚地观察人体内部某些脏器的结构、压力变化、径路等情况，为疾病的发生、发展，为患者病情观察以及治疗效果评价提供直观、可靠的依据。

（2）协助诊断的通道　管道技术的应用和发展，使医学诊断更加科学，减少了经验主义，提高了诊断的准确率和精确率。如采用中心静脉导管置入胸腔，引流出胸腔积液进行实验室检查，为科学地诊断提供了依据。

（3）辅助治疗的途径　管道的应用为临床提供了更多的治疗手段和方法。从单纯的口服给药到经静脉给药，是一次治疗方法的革命。肠内营养因其方便、经济、促进患者预后等优点，成为营养支持的首选方式。其中鼻肠管因具有胃肠减压、肠内营养、药物输入、鼻-胆汁引流等作用于一体，且操作侵袭性小、能够减少患者误吸及反流概率而被日益广泛应用于临床。

（4）减轻患者痛苦，提高患者生存质量　随着管道技术应用范围的拓展，解除了患者的痛苦，延长了患者的生命，越来越多的患者在患病的同时需要保存较高的生存质量。如外周静脉导管［经外周静脉置入中心静脉导管（PICC）、中长导管等］的置入，为许多需要反复输液治疗的患者提供了可靠的通路，再如鼻胃/肠管的置入为许多吞咽功能障碍的患者提供了营养支持途径，使患者的生存质量得到明显提高。

三、临床管道的分类

目前国内外尚无规范统一的临床管道分类方法，各家的分类依据纷杂，还没有学者对此进行系统、深入的研究，本书根据护理人员的临床实践经验，提出下面两种分类方法。

1. 按用途分类

（1）供给性管道　是指管道将氧气、能量、水分或药液源源不断地补充到患者体内，如氧气管、输液管、气管插管、输血管、鼻饲管等。

（2）排出性管道　是指通过管道引流出患者体内气体或液体等，如胃肠减压管、留置导尿管、各种伤口引流管等。

（3）监测性管道　是指放置体内的观察哨和监护站，不少供给性或排出性管道也兼有此作用，如中心静脉测压管、胃管等。

（4）综合性管道　具有供给性、排出性、监测性的功能，在特定的情况下发挥特定的功能。

2. 按置管专科分类

（1）普通管道　包括所有临床科室都可能使用的管道，如氧气管、导尿管、静脉输液管、胃管、肛管等，它们的使用技术简单，使用科室广泛。

（2）专科管道　是指使用要求较高、使用范围相对较窄的管道。如外科应用的各种引流管、造瘘管等，危重患者监护病情使用的各种测压管、气管切开管等以及心内科使用的各种心导管等。

本书将静脉治疗相关管道单独成章，以便临床护理人员更好地学习和管理。

四、临床管道护理规范

1. 管道标识

（1）管道分为普通管道与专科管道两大类，其中普通管道为护理部统一执行标准，专科管道由各护理单元根据专科特点规范后报护理部备案。

（2）普通管道包括静脉穿刺管、引流管（含导尿管）、胃管（含胃肠营养管）三大类。静脉穿刺管用红色标识；引流管（含导尿管）用黄色标识；胃管（含胃肠营养管）用绿色标识。后面两大类途径管道必须单独悬挂且有醒目的标识牌，如胃肠营养液滴注管、局部（伤口）冲洗管。

（3）各护理单元根据专科性，将本护理单元的高风险管道，采用双标识，即在原有标识纸醒目处再粘贴一小块红色标识。

（4）实行谁置管谁标识的原则，护士应督促医生进行管道标识。如在手术室置管的患者管道标识由手术室护士把关；病室置管的患者管道标识由责任护士把关。

（5）引流管标识内容与要求：应在标识纸上标记管道名称、置管/更换时间、置管者签名等，标识粘贴于距管道末端上方2～5cm处。

2.管道护理

（1）在行管道护理前，应进行评估，如管道标识（导管名称、长度、置管/更换时间等）、部位、是否通畅、有无感染迹象、固定是否牢固、有无警示标识等，确认无误后方可进行相应护理。静脉治疗相关管道在滴注药物前，为确保药物使用途径准确，还应检查管道源头和是否在血管内，尤其是多重输液管路。

（2）患者管道交接，必须进行床旁交接。交接内容：标识是否清晰，管路数量、名称、部位、作用、是否通畅、固定是否牢固、引流管各衔接处有无漏气及脱出，引流液颜色、性质和量，局部皮肤状况，敷料有无渗血、渗液等。

（3）患者导管观察。按规范要求一级护理患者，每小时观察1次；二级护理患者，每2h观察1次；三级护理患者，每3h观察1次，病情特殊或变化时随时观察。观察内容参见患者管道交接内容，每班交接。

（4）预防管道感染。各种导管按要求维护（清洁、消毒、更换等），并定期监测导管相关性感染情况，有效预防与控制感染。

（5）落实管道风险评估及预防措施（表1-1、表1-2）。

（6）意外情况处理。发生患者管道意外脱落、拔除，及时报告主管医生/值班医生，并行相应处理，且报告不良事件。

表1-1　患者管道风险评估及预防措施

姓名：　　　　　性别：　　　　　年龄：　　　　　　　患者ID：
科室：　　　　　床号：　　　　　出生日期：　　　　　住院号：

项目		分值/分	动态评估						
年龄	≥70岁或≤7岁	3							
	60～69岁或8～14岁	2							
	15～59岁	1							
意识	谵妄或躁动	3							
	嗜睡或模糊	2							
	清醒或昏迷	1							

续表

项目		分值/分	动态评估						
活动	术后3天内或行动不稳	3							
	可自主活动	2							
	不能自主活动	1							
沟通	不配合	3							
	配合	1							
疼痛	难以耐受	3							
	可耐受	1							
管道种类	气管插管或气管导管	3							
	动脉插管	3							
	脑室引流管	3							
	胸腔引流管	3							
	跨越吻合口管道	3							
	胃肠营养管	2							
	中心静脉导管	2							
	PICC管	2							
	胃肠减压管	1							
	尿管	1、2、3（泌尿外科使用）							
	*专科管道								
合计评分									

续表

项目		分值/分	动态评估					
护理措施（勾选）	标识清晰，妥善固定，保持通畅							
	进行预防管道滑脱的宣教							
	主动告知管道滑脱的注意事项及紧急措施							
	悬挂警示标识							
	定时巡视，班班床旁交接班							
	必要时使用保护具、约束带							
	至少每周评估1次，病情变化时随时评估							
	至少每天评估1次，病情变化时随时评估							
	至少每班评估1次，病情变化时随时评估							
护士签名								

使用说明：

1. *专科管道由各专科根据患者留置的专科管道性质进行评分，按照管道的重要性以及脱出后的危险性分为3分、2分、1分（分值越高，风险度越大），同时留置多个专科管道者按照各导管的总评分填写。

2. 评估时机及频次：入院、转入、术后0天、术后1天、术后3天带管及初次置管的患者，责任护士均需使用管道风险评估表对其实施评估，以后根据结果，低风险患者至少每周评估1次，中度风险患者至少每天评估1次，高风险患者至少每班评估1次，病情变化随时评估，直至管道拔除。

3. 风险判断：低度风险，合计评分≤10分，有发生管道滑脱的可能；中度风险，合计评分11～14分，容易发生管道滑脱；高度风险，合计评分≥15分，随时会发生管道滑脱。

4. 风险防范：根据评估结果采取相应的预防措施。

表1-2　不同风险级别管道非计划性拔管的护理措施

低度风险	中度风险	高度风险
悬挂警示标识	悬挂警示标识	悬挂警示标识
进行预防管道非计划性拔管的宣教	进行预防管道非计划性拔管的宣教	进行预防管道非计划性拔管的宣教
主动告知管道非计划性拔管的注意事项及紧急措施	主动告知管道非计划性拔管的注意事项及紧急措施	主动告知管道非计划性拔管的注意事项及紧急措施
标识清晰，妥善固定，保持通畅	标识清晰，妥善固定，保持通畅	标识清晰，妥善固定，保持通畅

低度风险	中度风险	高度风险
定时巡视，班班床旁交接班	定时巡视，班班床旁交接班	定时巡视，班班床旁交接班
必要时使用保护具、约束带	必要时使用保护具、约束带	必要时使用保护具、约束带
至少每周评估一次，病情变化随时评估	至少每天评估1次，病情变化随时评估	至少每班评估1次，制订脱管预案

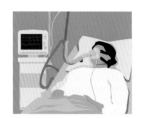

第二章
普通管道护理

第一节 氧疗管道护理

氧气疗法是临床治疗缺氧的首选措施，常用于改善或纠正低氧血症。常规方法有鼻导管给氧、鼻塞给氧、面罩给氧、高流量氧疗设备给氧等，不同氧疗导管的固定方法不同。氧疗也会产生一定的并发症，长时间高浓度的氧疗还可能引起氧中毒。因此，优质的护理是安全、有效氧疗的重要保障。

一、目的

（1）增加吸入氧浓度，提高肺泡氧分压，纠正低氧血症。
（2）降低呼吸肌做功，降低机体对通气的需要。
（3）减少心肌做功，缓解心血管系统的代偿反应。

二、适应证

（1）用于各种原因引起的低氧血症。常见于通气障碍、通气/血流比例失调、气体弥散障碍、动静脉分流等。如：急性缺氧者血氧分压（partial pressure of oxygen，PaO_2）$< 60mmHg$（$1mmHg=0.133kPa$）；慢性缺氧者 PaO_2 $< 55mmHg$。

（2）慢性阻塞性肺疾病，当患者 PaO_2 为 55 ～ 59mmHg，且伴有红细胞增多症、肺动脉高压或存在肺心病的临床表现时，均可接受氧疗，以改善血流动力学指标、睡眠和生活质量。

三、基本原则

（1）处方原则　氧疗中应将氧气作为一种特殊的药物来使用，需开具氧疗处方或医嘱。

（2）降阶梯原则　对于病因未明的严重低氧血症患者，应贯彻降阶梯原则，根据病情选择从高浓度至低浓度的氧疗方式。

（3）目标导向原则　根据不同疾病选择合理的氧疗目标。有二氧化碳（carbon dioxide，CO_2）潴留的患者，血氧饱和度（oxygen saturation，SpO_2）推荐目标为88% ～ 93%，无 CO_2 潴留的患者，SpO_2 推荐目标为94% ～ 98%。

四、氧疗工具的选择

根据病情选择高浓度或低浓度氧疗工具，包括鼻导管和面罩。

（一）低流量氧疗设备

1. 鼻导管给氧

临床上最常见的吸氧装置，吸氧浓度的计算公式：吸氧浓度（%）＝ 21 + 4 × 吸氧流量（L/min）。

试中，21为空气中含氧浓度比例；4为每分钟给纯氧1L所增加的氧浓度。

2. 普通面罩

普通面罩可提供40% ～ 60%的吸入氧体积分数，适用于低氧血症且不伴有高碳酸血症风险的患者，普通面罩吸氧流量不应低于5L/min。

（二）高流量氧疗工具

1. 文丘里面罩

是可以调节的高流量精准给氧装置，氧气经狭窄的孔道进入面罩，产生喷射气流使面罩周围产生负压，与大气的压力差促使一定量的空气流入面罩。高流速的气体不断冲洗面罩内部，呼出气中的 CO_2 难以在面罩内潴留，故基本无重复呼吸，适用于伴高碳酸血症的低氧患者，可提供24%、28%、31%、35%、40%和60%浓度的氧气，可以实现高流量低浓度给氧。

2. 储氧面罩

分为部分重复呼吸和无重复呼吸储氧面罩，当储气囊充满时，吸氧体积分数可以达60%以上。氧流量6 ～ 10L/min。不适用于有CO_2潴留风险的慢性阻塞性肺疾病患者。

3. 高流量氧疗

经鼻高流量氧疗装置包括鼻导管吸氧系统（加温湿化器、封闭式呼吸管路、双短鼻塞导管）和空氧混合器。能输送流量最高达60L/min的空氧混合气体，可产生持续气道正压，氧体积分数、流量可调，具有主动加温加湿功能。主要应用在急性呼吸衰竭、呼吸机拔管后的序贯吸氧治疗、支气管镜等其他有创操作时。

五、固定图示

1. 鼻导管氧疗固定（图2-1-1）

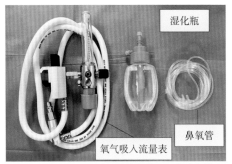
（a）氧气吸入流量表及一次性使用湿化鼻氧管

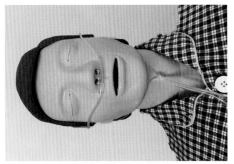
（b）鼻氧管固定于两侧外耳郭处

图2-1-1　鼻导管氧疗固定

2. 普通面罩氧疗固定（图2-1-2）

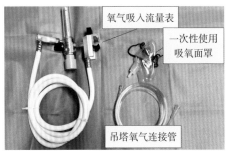
（a）用物图示

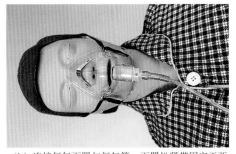
（b）连接氧气面罩与氧气管，面罩松紧带固定于两侧外耳郭处

图2-1-2　普通面罩氧疗固定

3. 文丘里面罩固定（图2-1-3）

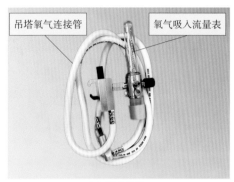

（a）基本用物一

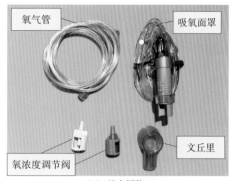

（b）基本用物二

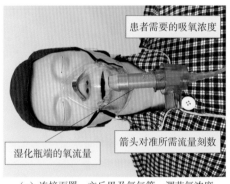

（c）连接面罩、文丘里及氧气管，调节氧浓度

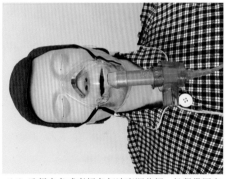

（d）选择白色或者绿色氧浓度调节阀，松紧带固定于双侧外耳郭

图2-1-3　文丘里面罩固定

4. 储氧面罩氧疗固定（图2-1-4）

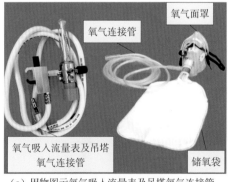

（a）用物图示氧气吸入流量表及吊塔氧气连接管、氧气面罩、储氧袋、氧气连接管

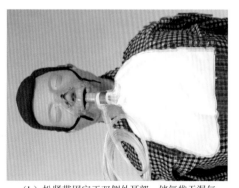

（b）松紧带固定于双侧外耳郭，储氧袋无漏气

图2-1-4　储氧面罩氧疗固定

5. 高流量氧疗固定（图2-1-5）

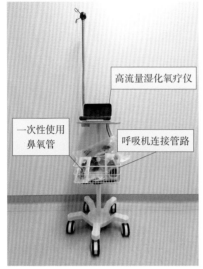

高流量湿化氧疗仪

一次性使用鼻氧管

呼吸机连接管路

（a）用物图示

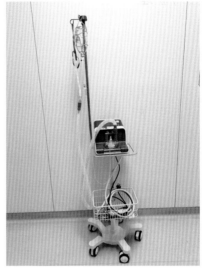

（b）高流量呼吸管路连接整体示意，湿化罐输液器连接灭菌注射用水

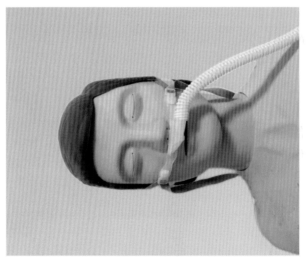

（c）一次性氧疗鼻导管固定于患者双侧外耳郭，弹力带松紧可放入一手指

图2-1-5　高流量氧疗固定

六、护理

（一）护理要点

1. 鼻导管给氧的护理

（1）湿化气道。氧气治疗，气体流动使呼吸道水分丢失，增加痰液的黏稠度，导致患者难以咳出。

（2）氧疗应选择从低流量开始。使用氧疗期间，注意观察患者的神志、呼吸、心率、皮肤颜色等情况，结合血气分析结果，及时调节氧流量。

（3）在用氧过程中，经常检查氧气装置有无漏气、折叠、脱落等情况。注意氧气管有无堵塞，是否通畅。

（4）每日消毒鼻导管1～2次，及时清除鼻腔分泌物。

（5）及时更换氧气湿化瓶，保证湿化瓶内水不低于1/3，一次性氧气湿化并一用一换。

（6）提高患者的舒适度。患者进食或者进行洗漱时，在病情允许的情况下，可暂停氧气吸入。

（7）预防院内感染。所有吸氧物品尽量使用一次性耗材，如需重复使用，使用前后需消毒。

（8）吸氧的过程中，调节氧流量，应先将患者鼻塞取下，调节好流量后，再给患者戴上。停止吸氧时，应先取下鼻塞，再关闭流量表。

2. 面罩给氧的护理

（1）面罩与面部松紧适度，不能过于密封，以免造成CO_2潴留。

（2）床旁备好吸痰装置，保持气道通畅。

（3）注意保护耳郭和面部皮肤，可使用海绵型减压贴进行减压，防止压力性损伤发生。

（4）患者进食时，更换鼻导管给氧，以免引起呛咳窒息等不适。

3. 文丘里面罩给氧的护理注意事项

（1）使用前都需要研读说明书，不同的文丘里面罩所能提供的吸入氧浓度及气体流速均不相同，不同颜色的文丘里装置代表不同的输送氧浓度。

（2）用氧期间严密观察患者缺氧情况有无改善、氧气装置是否漏气、流量表指示与流量是否准确。

（3）应经常检查面罩是否通畅，有无分泌物，注意面部皮肤有无压痕。

（4）应将系带放于枕后，保持松紧适宜，面罩与面部贴合，先设定吸氧浓度，再调节氧流量，确保氧流量与文丘里装置标记保持一致。

（二）常见并发症预防与处理

1. 呼吸抑制

长期吸氧的患者，机体处于相对缺氧状态，呼吸中枢对于CO_2浓度变化的敏感性下降，刺激呼吸的缺氧因素消失，导致患者会出现进行性呼吸困难甚至呼吸停止。

① 预防：对于 II 型呼吸衰竭的患者给予低浓度、低流量持续给氧，注意患者的血气监测及分析。

② 处理：停止氧气吸入，及时评估患者的生命体征及血气分析结果。

2. 呼吸道黏膜干燥、损伤

吸氧时气体流动变化使呼吸道水分蒸发增加，可能会导致患者出现呼吸道黏膜干燥、出血，甚至引起呼吸道感染。

① 预防：加强湿化，氧气吸入前一定要先湿化再吸入，减轻刺激。

② 处理：根据病情调节氧气流量、加大氧气湿化等改善此情况。

3. 二氧化碳潴留

吸氧后患者的呼吸中枢兴奋性降低，患者的通气量减少所致。

① 预防：避免长时间、高浓度吸氧，动态观察患者的神志、生命体征、血氧饱和度、血气分析变化。

② 处理：可通过降低吸氧浓度或者改变吸氧方式进行改善。

4. 氧中毒

超过一定压力和时间的氧气吸入，会对机体起有害作用，氧中毒可累及脑、肺、眼等器官。

① 预防：控制氧气吸入时间和浓度；反复高压氧治疗时，治疗时间间隔应大于4h；避免诱发氧中毒的因素，如过度疲劳、情绪波动等。

② 处理：对于脑型氧中毒的患者遵医嘱予以镇静、抗惊厥治疗；肺型氧中毒轻者，离开高氧环境数小时后，即可自行恢复，重者遵医嘱用抗生素预防肺部感染，加强监护，进行支持疗法促进肺型氧中毒症状的尽快恢复；眼型氧中毒的患者，定时检查患者的眼底情况，遵医嘱调节氧流量或者停止给氧。

5. 肺不张

对于呼吸道不完全阻塞的患者，吸入高浓度的氧气后容易出现肺泡塌陷。

① 预防：鼓励患者多做深呼吸，多咳嗽，经常改变体位，注意患者的血氧饱和度变化，及时行肺部影像学检查。

② 处理：观察患者的生命体征，及时行血气分析检测，由医师评估患者是否需要进一步进行有创呼吸机支持。

6. 医疗器械相关压力性损伤

（1）鼻导管吸氧患者双侧鼻孔内侧容易因为鼻导管入口段受压，而导致皮肤破溃出血。

① 预防：湿化气道，选择合适型号鼻导管，按照高举平台法固定。

② 处理：调整位置，减少受压，及时更换鼻导管型号，使用减压贴予以保护。

（2）面罩给氧　面部皮肤薄弱，偏瘦或者水肿的患者，面罩与脸部皮肤接触的地方容易出现压力性损伤。面罩固定绳致两侧耳郭上方压力性损伤。

① 预防：应及时评估局部皮肤情况，采取有效预防措施，可使用减压贴或者纱布保护皮肤。

② 处理：对受压皮肤进行处理，进行减压保护治疗。

（三）异常情况判断与处理

1. 输氧管堵塞

（1）判断　观察患者是否呼吸急促、心率及呼吸加快、血氧饱和度下降，查看患者管道是否打折和管道内有无分泌物堵塞。

（2）处理

① 理顺管道，及时清理管腔及鼻腔内分泌物。

② 必要时更换输氧管。

2. 面罩漏气

（1）判断

① 面罩吸氧过程中，患者的血氧饱和度下降；心率、呼吸加快；血气分析结果显示氧合指数下降。

② 患者面罩边缘有氧气呼出。

（2）处理　将面罩覆盖口、鼻及下巴，并将可弯曲金属条固定在鼻梁，调整固定弹力带，以使固定并保证患者舒适。

3. 输氧管脱落

（1）判断　患者诉呼吸困难、血氧饱和度下降、心率及呼吸加快。

（2）处理

① 查看管道接口是否松动，型号是否合适，及时更换输氧管；

② 查看固定胶布或固定带是否松动，及时进行更换及调整。

4.流量调节器失灵

（1）判断

① 流量调节器无法调节或调节困难；

② 观察患者是否出现血氧饱和度下降及心率和呼吸加快；检测患者氧合指数是否下降。

（2）处理

① 查看调节器是否安装到位，卡槽是否对准卡扣；

② 更换调节器。

（四）健康教育

（1）严格执行操作流程，注意用氧安全，做好四防（防震、防热、防火、防油），禁烟火、易燃易爆物品。

（2）使用氧气时先调节氧流量后再应用，停氧时先拔出导管后关闭氧流量开关，以免一旦关错开关，大量氧气突然冲入呼吸道而损伤肺部组织。

（3）告知患者及家属请勿随意调节氧流量，不可折叠、扭曲、压迫氧气管；翻身时避免氧气管牵拉、滑脱。

七、操作要点

为减少并发症的发生，医护人员应掌握氧疗操作流程，妥善固定氧疗管道，具体操作流程要点及内容见表2-1-1～表2-1-3。

（一）鼻导管吸氧法

表2-1-1　鼻导管吸氧护理操作要点

要点	内容
评估要点	1. 用物准备：鼻导管吸氧套包、氧气流量表、吸氧装置、棉签、胶布、医嘱本、吸氧记录单、消毒洗手液。 2. 人员准备：具有执业资格的医护人员，穿戴整洁、洗手、戴口罩。 3. 评估患者配合程度；手电筒查看鼻腔内皮肤
实施要点	1. 向患者及家属做好健康教育。 2. 协助患者取舒适体位。

续表

要点	内容
实施要点	3. 取无菌棉签放入0.9%氯化钠注射液（生理盐水）中浸润，清洁两侧鼻孔。 4. 检查氧气瓶，将氧气瓶总开关阀打开，排出少量气体，以排出灰尘；关闭开关阀。 5. 将氧气压力表接在氧气瓶氧气出口处，使氧气流量表处于备用状态。 6. 将湿化瓶和供氧装置连接，打开氧气瓶总阀，打开氧气流量调节开关，检查是否漏气，看到湿化瓶中有气体溢出，关闭流量开关备用。 7. 连接管道，吸氧管末端与湿化瓶氧气输出口连接，调节氧流量（每分钟2～4L）。 8. 检查氧气管道是否通畅。将吸氧管放入装有无菌生理盐水的治疗碗中，若有气泡溢出，表示吸氧管通畅，若无气泡溢出则表示吸氧管阻塞，需要及时更换吸氧管。 9. 将鼻导管插入患者鼻腔，调整吸氧管的松紧度，询问患者感受，协助患者调整舒适体位。 10. 在医嘱记录本上填写吸氧时间及氧流量
评价要点	1. 查看管道是否打折、扭曲；管道固定是否合适。 2. 评估患者的舒适度。 3. 动态观察患者的生命体征变化情况

（二）面罩吸氧法

表2-1-2　面罩吸氧护理操作要点

要点	内容
评估要点	1. 用物准备：氧气面罩、氧气流量表、吸氧装置、棉签、胶布、医嘱本、吸氧记录单、消毒洗手液。 2. 人员准备：具有执业资格的医护人员，穿戴整洁、洗手、戴口罩
实施要点	1. 向患者及家属做好健康教育。 2. 协助患者取舒适体位。 3. 使用盐水棉签或者盐水纱布清洁口鼻周围皮肤。 4. 安装氧气流量表并检查是否漏气。 5. 连接氧气湿化瓶，将吸氧管末端连接在湿化瓶的氧气输出接口处，调节好氧气流量（每分钟6～8L），连接面罩。 6. 将氧气面罩置于患者口鼻部，调整好位置，松紧适宜。 7. 观察吸氧后的情况是否得到改善，及时跟医师汇报患者情况。 8. 协助患者取安全、舒适卧位，向患者及家属告知注意事项。 9. 在吸氧记录上填写吸氧时间及氧流量。 10. 遵医嘱停止吸氧时先取下面罩，再关闭流量表
评价要点	1. 查看管道是否打折、扭曲；面罩松紧度是否合适。 2. 评估患者的舒适度。 3. 动态观察患者的生命体征变化情况

（三）文丘里面罩吸氧方法

表2-1-3　文丘里面罩吸氧护理操作要点

要点	内容
评估要点	1. 用物准备：文丘里吸氧面罩、氧气流量表、吸氧装置、棉签、胶布、医嘱本、吸氧记录单、消毒洗手液。 2. 人员准备：具有执业资格的医护人员，穿戴整洁、洗手、戴口罩
实施要点	1. 向患者及家属做好解释说明。 2. 协助患者取舒适体位。 3. 使用盐水棉签或者盐水纱布清洁口鼻周围皮肤。 4. 安装氧气流量表并检查是否漏气。 5. 连接一次性吸氧装置，接文丘里面罩，检查面罩流量调节器各部分功能是否良好。 6. 调节氧浓度：通过更换不同颜色的文丘里调节器装置（白色：高浓度调节阀。绿色：低浓度调节阀），保持其他部件的通用，从而改变射流孔的大小和引入孔的大小。 7. 将吸氧面罩与患者面部紧密贴合并妥善固定。 8. 观察患者缺氧改善情况，如无改善立即通知医师。 9. 协助患者取安全、舒适卧位，向患者及家属告知注意事项。 10. 在吸氧记录上填写吸氧时间及氧流量。 11. 遵医嘱停止吸氧时先取下面罩，再关闭氧气流量表
评价要点	1. 查看管道是否打折、扭曲；面罩松紧度是否合适。 2. 核对调节器氧浓度的准确性。 3. 评估患者的舒适度。 4. 动态观察患者的生命体征变化情况

八、质量评价标准

为保障患者氧疗安全，提高氧疗质量，质控小组应定期进行氧疗管道护理质量检查。氧疗管道护理质量评价标准见表2-1-4。

表2-1-4　氧疗管道护理质量评价标准

评价内容	评价		备注
	是	否	
1. 护士知晓吸氧的目的及重要性			
2. 吸氧管道规范：氧疗方式的选择与管道匹配，必要时进行双固定			
3. 鼻腔及面部皮肤完整、干燥、清洁，无破皮、渗血、渗液；吸氧前清洁鼻腔分泌物			

续表

评价内容	评价		备注
	是	否	
4. 吸氧导管管道通畅，无打折、受压、扭曲；详细记录吸氧时间和氧疗方式			
5. 预防院感：氧气管道尽量使用一次性管道，每日更换鼻导管管道，勿重复使用			
6. 接好氧气管道后监测患者吸氧后的病情变化，可结合血气分析评估			
7. 护士知晓异常情况的评估判断、报告与处置：患者氧疗方式的选择与评估；患者吸氧后的评估及处置；患者出现氧疗后并发症的评估及处置			
8.健康教育 （1）患者和家属知晓氧疗的目的、重要性。 （2）患者或家属知晓氧疗期间的注意事项。			

九、测试题

试题　患者，男，79岁，因"咳嗽、咳痰30余年，再发4天，加重8h"入院，查体：体温（T）37.3℃、心率（P）111次/min、呼吸（R）26次/min、血压（BP）113/70mmHg、SpO_2 76%，神志淡漠，颈静脉充盈，桶状胸，听诊两肺呼吸音粗，咳嗽咳痰，痰色黄、量多，黏稠度Ⅱ°，腹软无压痛，肝脾肋下未及，左下肢轻度水肿。急诊血气分析提示：pH 7.261，PCO_2 68.0mmHg，PO_2 58.0mmHg，BE 3.0mol/L，HCO_3^- 29.5mol/L。［（1）～（5）共用题干］

（1）入院医嘱予以鼻导管吸氧，该患者最适宜的吸氧浓度为（　　）。

A. 10%～45%　　　　　　　B. 35%～40%

C. 51%～60%　　　　　　　D. 25%～35%

E. 10%～50%

（2）针对患者的血气分析，目前该患者治疗护理过程中需特别注意的是（　　）。

A. 保持呼吸道通畅　　　　B. 大量快速给予利尿药

C. 使用碳酸氢钠纠正酸中毒　D. 强心、利尿、扩张血管综合措施

E. 使用止咳药

（3）该患者最不适合的氧疗方式是（　　）。

A. 鼻导管　　　　　　　　B. 储氧面罩

C. 文丘里面罩　　　　　　D. 有创机械通气

（4）在氧疗操作过程中，以下操作不对的是（　　）。

A.操作前检查患者鼻腔是否受损，清理鼻腔分泌物

B.使用前检查氧气装置是否漏气

C.戴好鼻导管后，再打开氧流量

D.氧疗期间告知患者和家属注意事项及观察生命体征

（5）患者在吸氧期间，出现了鼻衄、刺激性咳嗽、痰液黏稠不易咳出，此时该采取的护理措施是（　　）。（多选题）

A.及时补充氧气湿化瓶内的湿化液

B.根据患者缺氧情况，遵医嘱调节氧流量

C.加大吸痰装置负压，增加吸痰频次

D.有张口呼吸习惯的患者，可指导患者用鼻腔呼吸

第二节　鼻胃/肠管护理

　　鼻胃管指从鼻腔经食管留置于胃的管道，种类多样，包括单腔、双腔、多腔胃管，主要用于排空胃内容物、提供短期营养补充或测量胃液。鼻肠管是一种通过鼻腔、咽部和食管置入肠道的管道，插入过程相对鼻胃管而言更为复杂，根据插入部位不同，分为鼻空肠管和鼻回肠管，主要用于胃肠道手术后、吞咽功能障碍或长期营养支持的患者。胃蠕动欠佳的患者，留置鼻胃管易出现胃潴留、胃内容物反流和误吸等情况，留置鼻肠管可以减少该类并发症的发生，若护理不当，易发生管道堵塞、脱出、移位等。如何更好地提高一次性置管成功率，做好导管维护，减少非计划性拔管事件，保障患者安全是非常重要的。

一、目的

（1）通过鼻胃/肠管供给食物和药物，以维持患者营养和治疗的需要。

（2）引流胃/肠道内的气体和液体，进行胃肠减压。

（3）通过对胃肠减压吸出物的判断，可观察病情变化和协助诊断。

二、适应证

（1）胃肠道功能存在（或部分存在），但不能自主经口进食，如昏迷患者等。

（2）口腔疾患或口腔手术后患者。

（3）不能张口患者或拒绝进食患者。

（4）肠梗阻、急性胰腺炎、胃肠穿孔等各种急腹症需禁食者。

三、护理

（一）护理要点

1. 固定

（1）宜采用胶布妥善固定于鼻翼部，避免扭曲、打折、受压；班班交接查看，胶布松脱时，及时更换。

（2）躁动患者，予以保护性约束，预防非计划性拔管。

（3）固定方法见图2-2-1、图2-2-2。

方法一：柔棉宽胶布"工"型固定法

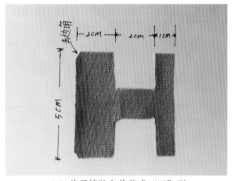

（a）将柔棉胶布裁剪成"工"型

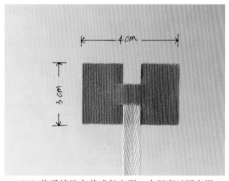

（b）将柔棉胶布裁成长方形，中间穿过固定绳

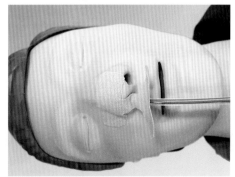

（c）"工"型胶布的上端贴在鼻翼处，将胶布在鼻翼处塑型，避免压迫鼻翼

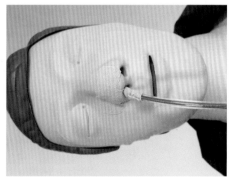

（d）"工"型胶布左下端包绕导管，"工"型胶布右下端包绕导管

图2-2-1

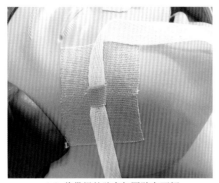

（e）将带绳的胶布如图贴在面颊

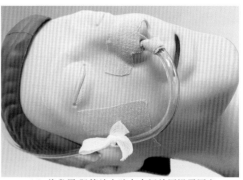

（f）将鼻胃/肠管放在胶布中间并用绳子固定

图2-2-1　鼻胃/肠管固定方法一

方法二：专用固定贴固定法

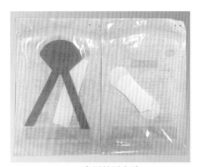

（a）专用的固定贴

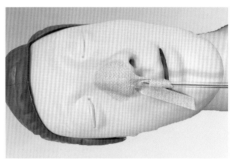

（b）固定贴上端贴在鼻翼上，将胶布在鼻翼处塑型，将胶布的下端绕管固定

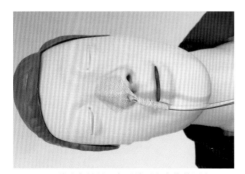

（c）将胶布的另一条下端反方向绕管固定

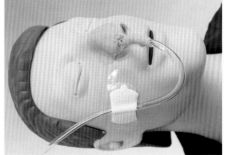

（d）将白色固定贴横贴在一侧脸庞，将鼻胃/肠管摆放在胶布的中间，揭盖的上层胶布将其固定好

图2-2-2　鼻胃/肠管固定方法二

2. 标识

鼻胃/肠管用绿色标识，注明管道名称、留置时间、置入长度、置管者姓名，粘贴于管道距开口端2～5cm处。

3. 冲管

（1）时机 间歇重力滴注前后、分次推注喂养前后、每次给药前后、胃残留液检测后、持续经泵输注每隔4h冲管。

（2）方法 20～30mL温开水脉冲式冲管。

（3）注意事项 对免疫功能受损或危重患者，宜用灭菌注射用水冲管。

4. 监测与观察

（1）每班评估鼻胃/肠管是否通畅，固定装置是否松脱，用棉签清洁鼻腔，观察鼻黏膜是否干燥、充血，有无破损、溃烂等。

（2）长期留置鼻胃/肠管者，应每隔4～6周或按照鼻胃/肠管使用说明书更换鼻胃/肠管，从另一侧鼻腔插入。

（3）留置鼻胃管者密切监测胃液颜色、性质、胃内残留量等变化。可使用≥50mL的注射器抽吸胃液、床旁超声仪等方法评估胃残留量。当胃残留量＞200mL，患者存在恶心呕吐、腹胀、肠鸣音异常等不适症状时，遵医嘱调整喂养方案或使用促胃肠动力药物。胃残留量＞500mL，宜结合患者主诉和体征考虑暂停喂养或经鼻肠喂养。

（4）鼻肠管输注营养液时，注意输注剂量及速度。剂量从少到多，首日500mL，尽早（2～5天）达到全量，儿童每次量不超过200mL。速度从慢到快，首日20～50mL/h，次日起逐日增加速度至80～100mL/h，12～24h内输注完毕。

（5）有人工气道的患者，保持人工气道气囊压力在25～30cmH$_2$O，将患者置于半坐卧位或床头抬高30°～45°。

（6）密切观察有无肠内营养喂养相关并发症和异常情况发生，具体预防和处理措施见下文。

（二）常见并发症预防与处理

1. 腹泻

（1）预防

① 鼻饲食物及药物保持清洁；

② 营养液、鼻饲工具、营养输注管路每24h更换；

③ 控制营养液输注速度，维持温度在37℃左右，不宜超过40℃；

④ 必要时可使用可溶膳食纤维素或含益生菌的鼻饲营养液降低腹泻发生率。

（2）处理

① 观察患者腹泻频次，排便的量、颜色、性质，及时与医师沟通；

② 减慢营养液输注速度，可使用输注泵控制输注速度；

③ 低温型腹泻，使用加温器保持营养液恒温。

2. 便秘

（1）预防

① 选择营养均衡的营养液；

② 每日保证入水量1500 ～ 2000mL；

③ 病情允许时下床活动等。

（2）处理

① 改用含有不可溶性膳食纤维营养配方；

② 予缓泻剂等通便药物；

③ 必要时，采取低压灌肠或其他促排便措施。

3. 上消化道出血

（1）预防

① 定期回抽胃液，密切观察胃液的颜色；

② 如胃管内回抽出咖啡色胃内容物，应告知医师，留取标本送检。

（2）处理

① 血性胃内容物＜100mL时，全量全速或全量减速（20 ～ 50mL/h）喂养，检测胃液隐血试验每日1次，直至两次均正常；

② 血性胃内容物＞100mL，暂停喂养，必要时改为肠外营养；

③ 遵医嘱使用质子泵抑制剂等。

4. 再喂养综合征

（1）预防

① 鼻饲开始前纠正过低的生化指标；

② 禁止摄入含糖过多的食物与饮品；

③ 禁止大量输入葡萄糖或减少葡萄糖在热量中的占比，还应补充钾、镁、磷及维生素B_1；

④ 重点关注营养不良、长期禁食及饥饿患者、消耗性疾病、手术后禁食时间长需营养补给者等重点人群；

⑤ 密切监测重点时间段，如喂养第一周的水、电解质及其他代谢参数的变化，逐渐增加营养素摄入量等。

（2）处理　对于存在再喂养综合征的患者，建议限制性低热量摄入（500kcal/24h，持续48h），后再根据情况逐步增加。

（三）异常情况预防与处理

1. 误吸

（1）预防　评估腹胀、反流等误吸危险因素，听诊肠鸣音1次/4h；意识障碍、昏迷、老年、恶心、呕吐、人工气道等患者鼻饲前，应及时清理呼吸道分泌物；人工气道患者按时监测气囊压力（25～30cmH₂O），声门下吸引1次/4h，口腔护理2～4次/天；胃管插入长度以保证胃管末端达到胃窦位置为宜。

（2）处理　立即暂停喂养，查找原因；鼓励患者咳嗽、咳痰；协助取半卧位，昏迷患者应头偏一侧；若患者出现气道梗阻或窒息症状，立即给予负压吸引。

2. 堵塞

（1）预防　按时进行鼻胃/肠管的冲洗；选择浓度较低的流质，必要时对食物和药物进行纱布过滤；对于浓度较高的肠内营养液应增加冲管频率或适当稀释肠内营养液。

（2）处理　发生堵管后，用20～30mL温开水通过抽吸和脉冲式推注的方式冲洗喂养管；若无效，采用三通管和鼻肠管连接，先抽吸鼻胃/肠管道内为负压，再将可口可乐或碳酸氢钠经三通管对鼻胃/肠管进行负压冲洗、浸泡。以上操作均无效时，考虑拔管重置鼻胃/肠管。

3. 非计划性拔管

（1）预防　交接班时严格交接鼻胃/肠管的置入长度及固定情况，固定松动时及时更换；躁动不配合患者应加强保护性约束；做好患者及家属健康教育。

（2）处理　发生非计划性拔管时，密切观察患者生命体征，做好患者及家属安抚工作；根据患者临床需求及状况，判断是否重新置入鼻胃/肠管。

（四）健康教育

（1）告知患者及家属鼻胃/肠管留置目的、重要性、保留时间等。

（2）解释肠内营养制剂的主要成分、作用、潜在的不适反应、保存及使用方法等。

（3）宣教鼻胃/肠管留置期间的注意事项、配合要点及喂养管路的维护方法等。

（4）配合保护鼻胃/肠管，翻身、活动时应妥善固定，避免牵拉、折叠、挤压，防引流管非计划性拔管；发生不适或意外脱管时，立即报告医护人员，不要擅自处理。

（5）指导患者及家属鼻胃/肠管并发症及异常情况的判断及处理措施等。

（6）留置鼻胃/肠管后咽喉部有异物感属正常机体反应，病情好转能自行进食后可拔除。

（7）鼓励意识清醒患者刷牙漱口，及时清除口腔分泌物，保持口腔卫生；不能刷牙的患者进行口腔护理，每日2～4次

四、操作要点

为保证留置鼻胃/肠管通畅，减少并发症的发生，医护人员应按规范流程进行置管和维护，具体操作要点见表2-2-1。

表2-2-1　鼻胃/肠管置管及维护操作要点

要点	内容
评估要点	1. 特殊用物：合适型号鼻胃/肠管、胶布、乙醇（酒精）棉片、液状石蜡（石蜡油）、棉球等。 2. 评估患者：鼻腔黏膜是否完整，鼻腔有无炎症、鼻中隔偏曲、息肉，双侧鼻孔是否通畅，有无张口呼吸困难及吞咽功能障碍等
实施要点	1. 置管 （1）向患者及家属做好健康教育。 （2）协助患者取平卧体位，颌下垫无菌巾，用湿棉签检查和擦净鼻孔，打开鼻胃/肠管并用注射器注入10mL空气，检查鼻胃/肠管是否通畅。 （3）测量鼻尖到耳垂再到胸骨剑突的距离，在管道上做一记号，另外再在距该记号25cm、50cm处各做一记号。 （4）用石蜡油棉球润滑鼻胃/肠管头部，将引导钢丝的手柄完全推入鼻胃/肠管内。 （5）鼻胃/肠管置入25～30cm时，超声检查是否进入食管；置入50cm时超声可在胃内看到双轨征；置入60～70cm时超声可见幽门管出现双轨征。 （6）检查鼻胃/肠管是否在胃内：①抽吸胃液（成人胃液pH值0.9～1.8；小肠液pH值8～9）；②剑突下听到气过水声；③胃管开口端置入水中无气体溢出；④X线定位。 （7）在鼻胃/肠管标识上记录置入的长度、时间、操作者姓名。 （8）将鼻胃/肠管用胶布固定在鼻翼及面颊部，粘贴前用酒精棉片擦拭鼻翼及面颊，颊部固定胶布与鼻胃/肠管呈垂直方位。

续表

要点	内容
实施要点	2. 维护 （1）协助患者取半卧位。 （2）用20～30mL温开水冲洗鼻胃/肠管。 （3）每班评估鼻胃/肠管是否通畅，固定装置是否松脱，用棉签清洁鼻腔，观察鼻黏膜是否干燥、充血，有无破损、溃烂等。 （4）长期留置鼻胃/肠管者，应每隔4～6周或按照鼻胃/肠管使用说明书更换鼻胃/肠管，从另一侧鼻腔插入
评价要点	（1）护士了解肠内营养支持的途径和方法。 （2）肠内营养支持过程中应评估患者肠内营养的耐受性，及时识别并处理并发症。 （3）鼻胃/肠管在胃/肠内，固定妥善，标识清楚。 （4）在喂养管外露端和肠内营养输液器上粘贴肠内营养标识，使用专用输液架输注

五、质量评价标准

为保障患者安全，提高鼻胃/肠管护理质量，质控小组应定期对鼻胃/肠管护理质量进行检查。鼻胃/肠管护理质量评价标准见表2-2-2。

表2-2-2　鼻胃/肠管护理质量评价标准

评价内容	评价		备注
	是	否	
1. 护士知晓留置鼻胃/肠管的目的及重要性			
2. 管道标识规范：距鼻胃/肠管末端2～5cm处贴绿色引流管标识；注明置管名称；留置时间；置管者签名；鼻胃/肠管置入及外露长度			
3. 护士知晓鼻胃管及鼻肠管置入长度			
4. 管道固定装置无松脱、清洁干燥			
5. 鼻胃/肠管通畅，无打折、受压、扭曲；鼻胃/肠管末端反折并以无菌纱布包裹；护士知晓鼻胃/肠管留置时间：胃肠减压使用的留置时间一般不超过1周，肠内营养专用的留置时间不超过4周（按鼻胃/肠管说明书）			
6. 每日进行口腔护理2～4次；无特殊禁忌患者床头摇高30°～45°，每次鼻饲前、后均用温开水冲管；免疫力低下/危重患者用灭菌注射用水冲管			

续表

评价内容	评价		备注
	是	否	
7. 护士现场评估抽吸胃液的颜色和性状是否正常；提问护士异常情况下胃液的量、颜色和性状			
8. 每班观察、记录患者留置鼻胃/肠管的异常及不适症状（查看医嘱或护理记录）			
9. 护士知晓异常情况的预防与处置			
10. 健康教育 （1）患者及家属知晓鼻胃/肠管的留置目的、重要性、保留时间等 （2）患者或家属知晓置管期间的注意事项。			

六、测试题

试题1　患者男，77岁，因"突发意识不清、呕吐3h"，以"脑出血"收入院。患者入院3h前与家人争吵过程突发意识丧失，随后出现喷射性呕吐。急诊头颅CT示大面积脑出血，破入脑室。既往史：高血压病史20年，服药不规律。入院体格检查：体温37.2℃，心率130次/min，呼吸23次/min，血压202/105mmHg，神志浅昏迷，双侧瞳孔等大等圆，直径3mm，对光反射迟钝，体格检查欠合作。入院后行营养筛查存在营养不良风险，患者神志浅昏迷，医嘱留置鼻胃管行肠内营养治疗。[（1）～（3）共用题干]

（1）置入胃管整个过程顺利，胃管插入胃内最可靠的识别方法是（　　）。

A. 抽吸胃液　　　　　　　　B. 剑突下听气过水声

C. 胃管开口端置于水中无气体溢出　D. X线定位

（2）肠内营养喂养时应抬高床头至（　　）。

A. 15°～25°　　　　　　　　B. 20°～30°

C. 30°～45°　　　　　　　　D. 25°～35°

（3）患者存在呕吐、腹胀、肠鸣音异常等不适症状，当胃残留量大于（　　）时应给予促胃肠动力药物或调整方案。

A. 100mL　　　　　　　　　B. 150mL

C. 300mL   D. 200mL

试题2　该患者胃残留量多次超过200mL，且反复有呕吐、腹胀情况存在，考虑患者存在高误吸风险，遵医嘱留置鼻肠管。[（1）～（3）共用题干]

（1）鼻肠管冲管时机是（多选题）（　　　）。

A. 推注喂养前后　　　　　　　　　B. 每次给药前后

C. 胃残留液检测后　　　　　　　　D. 持续泵注营养液每隔4h

E. 间歇重力滴注前后

（2）下列哪项鼻肠管肠内营养常规护理措施不妥当？（　　　）

A. 20mL温开水、脉冲式冲管防堵管

B. 输注过程床抬高30°～45°，每4h冲管一次

C. 管饲注射器每24h更换一次

D. 鼻肠管肠内营养治疗前不需要回抽

E. 经鼻肠管注入药物要充分溶解避免堵管

（3）鼻肠管堵塞的常见原因为（　　　）。（多选题）

A. 营养液颗粒过大、滴注速度太慢，造成营养液黏附管腔

B. 营养液浓度过高或匀浆未完全打碎

C. 药物未充分磨碎、浸泡

D. 药物与营养液配伍不当形成凝块

E. 每次管饲后冲管充分

第三节　　口咽/鼻咽通气管护理

口咽/鼻咽通气管是一种简易且性价比较高的通气装置，通过将口咽通气管或鼻咽通气管插入口咽部或鼻咽部，主要用于解除舌根后坠等所致的上呼吸道梗阻，保持气道通畅。但是，若观察与护理不当，可发生呼吸道梗阻、出血、溃疡、牙损伤等并发症，加强口咽/鼻咽通气管护理对保障患者安全、保证治疗效果来说非常重要。

一、目的

（1）开放气道。

（2）防止气道梗阻和舌后坠，便于清理呼吸道分泌物。

二、适应证

1. 口咽通气管

（1）有自主呼吸的昏迷患者。

（2）舌根后坠致呼吸道梗阻、气道分泌物多需吸引、抽搐时防舌咬伤的患者。

（3）有气管内插管，但无牙垫时，可代替牙垫作用。

2. 鼻咽通气管

（1）舌根后坠致呼吸道梗阻，不能使用或耐受口咽通气管或使用口咽通气管效果不佳者。

（2）牙齿松动或牙齿易受损的患者。

三、禁忌证

（一）口咽通气管

口咽通气管不可用于清醒患者，因其可引起恶心、呕吐、呛咳、喉痉挛和支气管痉挛等反射，导管移位时还会使气道梗阻。当患者有下列情况时应慎用。

（1）喉头水肿、气管内异物、哮喘、咽反射亢进。

（2）门齿有折断或脱落危险。

（3）口腔及上、下颌骨创伤。

（4）频繁呕吐。

（二）鼻咽通气管

（1）鼻息肉、鼻出血或有出血倾向者。

（2）鼻外伤、鼻骨骨折者。

（3）鼻腔畸形、鼻腔炎症、明显的鼻中隔偏曲者。

（4）颅底骨折脑脊液耳鼻漏者。

四、护理

（一）护理要点

1. 保持管道通畅

及时清理呼吸道分泌物，防止误吸甚至窒息。注意有无管道脱出。按需吸痰，吸痰动作应轻柔，避免剧烈咳嗽而使通气管脱出。

口咽通气管须每日更换，换下的口咽管浸泡消毒后，晾干备用。鼻咽通气管则每日须更换位置，一个鼻咽通气道留置时间不超过3天，当超过3天时，也应更换新的鼻咽通气管。

2. 加强呼吸道湿化

口咽通气管外可盖一层生理盐水纱布，既湿化气道又防止吸入异物和灰尘。使用鼻咽通气管吸痰时，可向通气管内注入少量生理盐水。

3. 口腔护理

昏迷患者口咽通气管可持续放置于口腔内，每隔4～6h清洁口腔及口咽管1次，防止痰痂堵塞。

4. 病情观察

密切观察患者意识、SpO_2、呼吸情况等变化，并备好各种抢救物品和器械，置管后若患者呼吸频率、SpO_2进行性下降甚至呼吸骤停，配合医师做好相关抢救工作。

（二）异常情况预防与处理

1. 气道堵塞

（1）预防　留置口咽/鼻咽通气管开放气道期间，应加强口腔、鼻腔护理，做好气道湿化，及时清除分泌物。

（2）处理

① 给予高流量吸氧，及时吸痰；

② 遵医嘱重新置入通气管，若患者症状无改善，则需建立高级气道。

2. 非计划性拔管

（1）预防

① 固定管道妥善，每班检查；

② 认真做好非计划性拔管风险评估；

③ 对家属和患者做好宣教，告知留置导管的目的和重要性，取得其理解与配合。

（2）处理

① 一旦脱出，应立即报告医师；

② 安慰并协助患者取仰卧位；

③ 密切观察患者意识、SpO_2、呼吸情况等；

④ 根据患者病情进行保护性约束或镇静；

⑤ 根据医嘱确定是否需要重新置入。

（三）健康教育

（1）告知患者和家属留置口咽/鼻咽通气管的目的、重要性及注意事项。

（2）留置期间，若出现呼吸困难加重或有管道脱出应及时告知医护人员。

五、操作要点

为保证治疗效果，减少并发症的发生，医护人员应按照标准流程置入口咽/鼻咽通气管，具体操作要点见表2-3-1。

表2-3-1　口咽/鼻咽通气管置入术操作要点

要点	内容
评估要点	1. 特殊用物：大小合适的通气管（宁长勿短、宁大勿小）。口咽通气道长度为口角至耳垂或下颌角的距离，宽度以能接触上颌和下颌的2～3颗牙齿为最佳；鼻咽通气道长度为从耳屏到鼻尖的长度再加上2.5cm，或测量从鼻孔到耳垂的距离。 2. 自身准备：穿戴整洁、洗手、戴口罩。 3. 患者准备：患者取仰卧位，清除口咽分泌物，保持呼吸道通畅。评估患者的神志、呼吸、SpO_2 等情况；观察患者鼻腔或口腔有无异常
实施要点	1. 向患者及家属做好健康教育。 2. 协助患者取平卧位，使口、咽、喉三轴线尽量重叠。 3. 置入通气管 （1）口咽通气管置入方法分为三种。①直接插入法：一手可用压舌板固定舌头，另一手将口咽管的弯曲部分凹面沿舌面顺势快速送至上咽部，将舌根与口咽后壁分开。②反向插入法：将口咽管的凹面向上抵住舌轻轻放入口腔，当其内口接近口咽后壁时，即将其旋转180°，顺势向下推送，弯曲部分下面压住舌根，上面抵住口咽后壁。③横向插入法：将口咽管咽弯曲凹面部分朝向一侧的面颊内部插入，然后在插入过程中朝着咽后壁旋转90°向下翻转口咽通气管，使口咽通气管弯曲部分凹面向下压住舌根进入。 （2）鼻咽通气管：选择鼻腔较为通畅的一侧置入。插入前可在鼻腔内滴入适量血管收缩药物，如麻黄碱等，以减少鼻腔出血风险。使用水溶性润滑剂润滑鼻咽通气道。将鼻咽通气管弯度向下、弧度朝上、内缘向下，垂直于面部缓缓插入鼻腔。鼻咽通气道通过后咽部时操作要轻柔，边轻轻旋转边前进，直至通气道的凸缘到达鼻孔（注意：如果在进入鼻咽通气道的过程中遇到阻力，不要用蛮力继续推进，以防损伤鼻咽部。应将鼻咽通气道退出，再尝试经对侧鼻孔置入。鼻咽通气管插至足够深度后，如果患者咳嗽或抗拒，应将其后退1～2cm）。

续表

要点	内容
实施要点	4. 检查人工气道是否通畅：以手掌放于通气管外口，感觉有无气流，或以少许棉絮放于外口，观察有无随患者呼吸的运动，还应观察胸壁运动幅度和听诊双肺呼吸音（注意：置入口咽通气管还应检查口腔，以防止舌或唇夹置于牙和口咽通气管之间）。 5. 固定：鼻咽通气管一般无需固定。口咽通气管置管成功后，翼缘部分要加以固定，以防止口咽通气管滑入咽部或误入气管。将口咽管固定在患者上下门齿外，用两条胶布固定于两侧面颊
评价要点	1. 口咽通气管位置正确、固定无松脱，如图2-3-1、图2-3-2。 2. 舌根后坠解除，呼吸道通畅

六、置入图示

方法一：口咽通气管置入法（反方向插入法，图2-3-1）

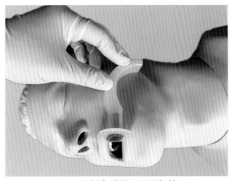

（a）选择合适的口咽通气管

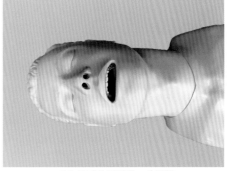

（b）患者取平卧位，头后仰

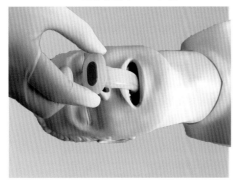

（c）将口咽管的凹面向上抵住舌，轻轻放入口腔

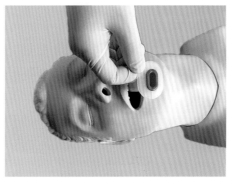

（d）当其内口接近口咽后壁时，即将其旋转180°

图2-3-1

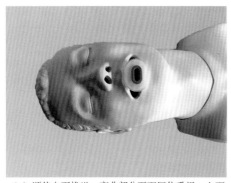

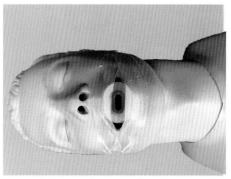

（e）顺势向下推送，弯曲部分下面压住舌根，上面　　（f）固定：将口咽管固定在患者上下门齿外，用两
　　　抵住口咽后壁　　　　　　　　　　　　　　　　　　　条胶布固定于两侧面颊

图2-3-1　口咽通气管置入

方法二：鼻咽通气管置入法（图2-3-2）

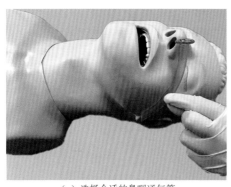

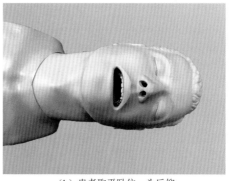

（a）选择合适的鼻咽通气管　　　　　　　　　　（b）患者取平卧位，头后仰

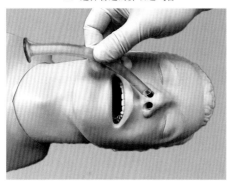

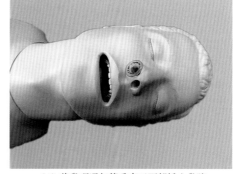

（c）将鼻咽通气管弯度向下、弧度朝上、内缘口向　　（d）将鼻咽通气管垂直于面部插入鼻腔
　　　下插入鼻腔

图2-3-2　鼻咽通气管置入

七、质量评价标准

为保障患者安全，提高口咽/鼻咽通气管的护理质量，质控小组应定期对口咽/鼻咽通气管的护理质量进行检查，质量评价标准见表2-3-2。

表2-3-2 口咽/鼻咽通气管护理质量评价标准

评价内容	评价		备注
	是	否	
1. 护士知晓鼻咽/口咽通气管的留置目的、重要性及留置时间			
2. 口咽/鼻咽通气管大小适合患者			
3. 口咽/鼻咽通气管固定妥善，人工气道通畅			
4. 氧浓度正确			
5. 健康教育 （1）患者和家属知晓口咽/鼻咽通气管的留置目的及重要性 （2）患者和家属知晓置管期间的注意事项			

八、测试题

试题1 患者，女性，50岁，体重80kg，既往睡眠呼吸暂停综合征病史5年，睡觉偶有憋醒症状。择期在全麻下行人工髋关节置换术。拔除气管导管3min后患者出现嗜睡、鼾声强弱不等情况，随之SpO_2进行性下降至80%。［（1）～（3）共用题干］

（1）首选（ ）开放气道，维持气道通畅。

A. 口咽通气道　　　　　　　　B. 鼻咽通气道

C. 喉罩　　　　　　　　　　　D. 气管内插管

（2）鼻咽通气管禁忌证不包括（ ）。

A. 颅底骨折脑脊液鼻漏者　　　B. 鼻部畸形

C. 鼻部外伤　　　　　　　　　D. 牙关紧闭者

（3）下列关于鼻咽通气道的护理要点，不正确的是（ ）。

A. 留置期间，注意评估患者意识、生命体征、SpO_2、呼吸情况变化

B. 保证鼻咽管气管通畅，做好鼻腔护理，鼻孔与鼻管间涂润滑油，及时清除鼻腔分泌物

C. 注意观察鼻翼有无压迫性溃疡

D. 鼻咽通气道可长期留置，不需要更换新的鼻咽通气道

试题2　患者，女性，65岁，因"突发右侧肢体活动障碍10h"入急诊科，神志昏迷，鼾声呼吸。[（1）～（3）共用题干]

（1）首选（　　）开放气道，维持气道通畅。

A.口咽通气道　　　　　　　　　B.鼻咽通气道

C.喉罩　　　　　　　　　　　　D.气管内插管

（2）下列中为口咽通气管的适应证的是（　　　）。

A.有自主呼吸的昏迷患者

B.气道分泌物多需吸引的清醒患者

C.舌根后坠致呼吸道梗阻的清醒患者

D.频繁呕吐的患者

（3）放置口咽通气管时应测量（　　　）。

A.口角到下巴的距离　　　　　　B.口角到鼻子的距离

C.口角到下颌角的距离　　　　　D.口角到喉结的距离

第四节　外科手术伤口引流管护理

外科手术留置伤口引流管是根据手术具体情况将不同规格的引流管置入手术部位，引流管末端外接无菌引流装置，将术区积存于体腔内、关节内、器官或组织的液体，包括血液、脓液、炎性渗液、坏死组织、脱落细胞等，引流离开原处或排出体外。按照放置引流管的目的，可分为治疗性引流管和预防性引流管。按照外科手术部位，伤口引流管可分为：头部、面部、颈肩部、胸腔脏器部、腹腔脏器部、脊柱和脊髓部、盆腔部、骨关节部手术引流管等。若护理不当，会增加感染、出血等并发症的发生率，或者发生非计划性拔管事件，因此，做好外科手术伤口引流管护理非常重要。

一、目的

（1）将体腔或术区内蓄积的体液引流至体外，解除局部的压力，防止术后感染，促进伤口愈合。

（2）用于观察引流液的量、颜色、性质，以判断手术的效果及有无并发症发生。

（3）通过引流管灌注药物，达到治疗目的。

二、适应证

头部、面部、颈肩部、胸腔脏器部、腹腔脏器部、脊柱和脊髓部、盆腔部、骨关节部等外科手术治疗者。

三、护理

（一）护理要点

1. 固定

（1）一次固定　置入伤口引流管时使用缝线在管道穿出体表处与皮肤固定，再用无菌纱布或专用敷料覆盖固定。

（2）二次固定　指在原有固定基础上对引流管外露部分再次固定。原则上所有引流管均应行二次固定，固定要求应利于引流、不增加手术部位组织器官损伤的风险等，应根据不同外科手术伤口引流管的特点及患者具体情况选择合适的二次固定方法，必要时与医师共同制订固定方案。固定的材料可根据各外科手术伤口引流管的具体情况选择胶布剪裁成便于固定的形状、敷料或导管专用固定材料等。

（3）固定材料　二次固定的材料需根据手术伤口引流管的具体情况选择，如胶布、敷料、导管专用固定贴。

（4）常用固定法　裁剪胶布后用"一"型双高举平台固定法、"Ω"型固定法、"E"型固定法（图2-4-1），或使用敷料固定法、导管专用固定贴固定法（第五节图2-5-2）。

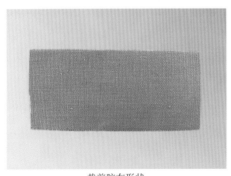
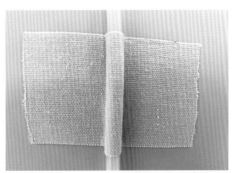

裁剪胶布形状　　　　　　　　　　无张力塑型，高举平台固定

（a）"一"型双高举平台固定法

图2-4-1

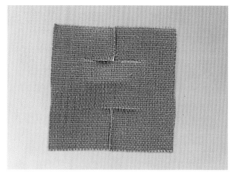
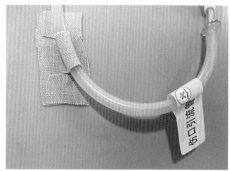

裁剪胶布形状　　　　　　　　　　加压塑型，无张力高举平台固定

（b）"Ω"型固定法

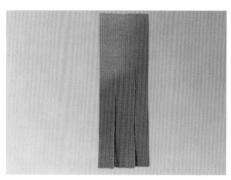
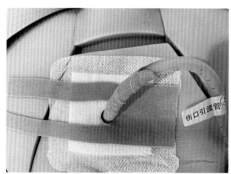

裁剪胶布形状　　　　　　　　　　左右固定，中间绕管

（c）"E"型固定法

图2-4-1　外科伤口引流管固定

2. 标识

（1）标识位置　使用黄色标识，粘贴于距伤口引流管末端上方（即与引流袋连接处）2～5cm处，不接触患者皮肤且便于辨识为宜。

（2）标识要求　原则上应由置管者实施，责任护士检查并督促置管者落实标识的实施情况。标识上应注明引流管名称、置管时间、置管者姓名、留置长度等信息，且标识需清晰、醒目及平整。

3. 维护与观察

（1）观察并记录引流液的量、颜色、性质　各外科手术伤口引流液应根据手术具体情况及器官组织的生理功能熟悉引流液正常的量、颜色、性质及引流液常规变化情况，若引流液与常规情况不符应告知医师查看。

（2）保持引流管通畅。及时更换引流袋，防止引流管堵塞。

（3）留置负压引流装置时，应正确操作，维持伤口引流管负压状态。

（4）引流袋悬挂高度应能维持有效引流且预防引流液逆行回流，符合专科病情需求。

（5）查看引流管末端与引流袋连接方式，检查连接处紧密程度。

（6）密切观察患者生命体征，及时发现伤口大量出血等情况。

4. 交接

（1）转科、交接班时责任护士必须对伤口引流管进行面对面交接。

（2）交接内容　标识是否清晰，管路数量、名称、部位、作用，是否通畅、固定是否牢固，引流管各衔接处有无漏气及脱出，引流液颜色、性质和量，局部皮肤状况，敷料有无渗血、渗液等。

5. 风险评估与记录

（1）使用导管风险评估表对患者进行非计划性拔管风险级别的评估与记录，对高度风险管道应加强评估及预警。

（2）对患者的意识、依从性、活动能力等进行充分评估并落实预防措施。

（3）进行体位转换、转运、下床活动等情况时，应做好相关评估及保护措施后再实施。

6. 拔管

（1）伤口引流管应根据各专科引流管拔管指征，由医师评估及拔管。

（2）拔除引流管后应继续观察伤口敷料情况，观察伤口局部皮肤、生命体征、专科病情是否因引流管移除而出现变化，及时发现异常并处理。

（二）常见并发症预防与处理

1. 伤口感染

（1）预防

① 保持引流装置处于密闭状态；

② 保持伤口敷料干燥且固定稳妥；

③ 更换引流袋时，严格遵循无菌技术操作原则；

④ 监测患者生命体征，尤其是体温；

⑤ 根据需要使用抗反流引流袋。

（2）处理　积极处理感染伤口，遵医嘱合理使用抗生素。

2.血肿

（1）预防

① 保持引流通畅，妥善固定，防止引流管受压、扭曲、打折；

② 密切观察伤口有无渗血、肿胀；

③ 监测患者凝血功能；

④ 密切观察生命体征，尤其血压的变化情况。

（2）处理　发现异常，立即报告医师，配合医师行紧急处理，包括床旁紧急处理、检查、急诊手术及急救处理等措施。

3.管路压伤

（1）预防

① 评估患者病情，早期识别导致压力性损伤的风险因素；

② 定期检查引流管，防止压伤皮肤；

③ 必要时使用敷料保护皮肤；

④ 定时更换体位和引流管位置。

（2）处理

① 立即移动引流装置，解除压力；

② 根据皮肤受损情况进行压力性损伤护理。

（三）异常情况判断、预防与处理

1.堵管

（1）判断

① 各外科手术伤口引流液的变化较常规明显减少或中断；

② 伤口敷料渗血；

③ 患者发生与伤口引流管失能有关的病情变化等情况。

（2）预防

① 保持引流通畅，妥善固定，防止引流管受压、扭曲、打折；

② 引流管管腔内黏附大量血凝块，及时处理并更换引流袋，防止堵塞。

（3）处理　允许挤压的伤口引流管，可离心式挤压尝试畅通；及时报告医师调整位置或进一步处理。

2.非计划性拔管

（1）判断

① 伤口引流管置入处引流管缺如；

② 引流管端口从置入伤口处脱出。

（2）预防

① 定期进行导管风险评估；

② 妥善固定；

③ 进行有高风险脱管的操作，如翻身、转运、下床活动等操作时，应先确保伤口引流管已妥善安全安置再进行；

④ 及时评估留置引流管的必要性，早期拔管；

⑤ 做好患者及家属引流管安全健康教育。

（3）处理

① 立即查看伤口引流管口处出血情况及引流管端口是否完整，根据各伤口要求选择适合的无菌敷料封闭伤口；

② 报告医师判断是否重新置入；

③ 密切观察患者生命体征及专科病情变化，严格床旁交接班。

（四）健康教育

（1）告知患者及家属伤口安置引流管的目的、重要性及注意事项，保持引流通畅，防止受压、扭曲、打折。

（2）卧床时保持引流袋位置正确。

（3）体位改变时，保证引流管长短适宜，避免牵拉，防止引流管脱出。

（4）告知患者及家属带管下床活动或进行功能锻炼的注意事项，预防脱管。

（5）拔管后，保持伤口敷料清洁、干燥、固定，若敷料出现渗血、渗液、脱落，应报告医师更换。

四、操作要点

为保证手术伤口引流管引流效果，减少并发症的发生，医护人员应定期进行外科引流管维护，具体操作要点见表2-4-1。

表2-4-1　更换外科手术伤口引流管护理操作要点

要点	内容
评估要点	1.特殊用物：无菌止血钳、抗反流引流袋、固定胶布。 2.人员准备：具有执业资格的医护人员，穿戴整洁、洗手、戴口罩。 3.评估患者意识、生命体征、配合程度。 4.伤口敷料有无松脱及渗血、渗液情况。

续表

要点	内容
评估要点	5. 评估引流液量、色及性质。 6. 引流管是否通畅。 7. 引流管标识处注明引流管名称、留置时间、置管者签名及引流袋使用时间
实施要点	1. 向患者及家属做好健康教育。 2. 根据患者手术伤口引流管位置协助患者取合适体位。 3. 引流管接口连接处下垫无菌巾。 4. 取无菌止血钳在引流管接口上端约5cm处夹闭，分离引流袋。 5. 消毒引流管接口。 6. 接引流袋，松开血管钳。 7. 调整引流袋位置，根据各外科手术具体情况安置引流袋位置
评价要点	1. 妥善固定，标识清晰。 2. 引流袋悬挂高度合适。 3. 引流管无受压、扭曲、打折，处于开发状态，若夹闭，需知晓夹闭原因、时间、异常情况处理方法等

五、质量评价标准

为保障患者安全，提高外科伤口引流管护理质量，质控小组应定期进行外科伤口引流管护理质量检查。外科手术伤口引流管护理质量评价标准见表2-4-2。

表2-4-2 外科手术伤口引流管护理质量评价标准

评价内容	评价		备注
	是	否	
1. 护士知晓伤口引流的目的及重要性			
2. 管道标识规范：距引流管末端2～5cm处贴黄色引流管标识；注明引流管名称、留置时间、置管者签名。高风险外科伤口引流管，管道双标识			
3. 管道置入处敷料干燥、固定无松脱；清洁无渗血、渗液			
4. 管道引流通畅，无打折、受压、扭曲			
5. 护士知晓本专科引流管收集装置的放置位置，伤口引流管留置时间			
6. 护士现场评估本专科伤口引流液的量、颜色和性质是否正常；提问护士异常情况下引流液的量、颜色和性质			
7. 护士知晓本专科伤口引流管的拔管指征			

续表

评价内容	评价		备注
	是	否	
8. 观察、记录患者生命体征、专科引流管情况至少每班记录1次（查看医嘱或护理记录）			
9. 护士知晓本专科引流管异常情况的评估判断、报告与处置：引流管堵塞、脱出、引流异常表现与处理			
10. 健康教育 （1）患者或家属知晓留置伤口引流的目的及重要性、留置时间。 （2）患者或家属知晓置管期间翻身和活动时的注意事项。 （3）患者或家属知晓插管后的注意事项			

六、测试题

试题1 患者，男性，75岁，4年前无明显诱因出现颈肩部及左上肢疼痛，伴左前臂及拇指麻木，加重1个月就诊我院门诊，以"颈椎管狭窄症"收入我科，既往有高血压、糖尿病病史。完善相关术前准备后，在全麻下行"颈椎前路C5/6、C6/7颈椎椎管扩大减压植骨融合内固定术"，术中颈椎前路手术切口留置1根伤口引流管，术后麻醉清醒后返回病房。[（1）～（3）共用题干]

（1）患者返回病房后，下列有关伤口引流管的处理，不妥的是（　　　）。

A. 查看伤口引流管及引流袋中引流液的量、颜色、性质

B. 悬挂引流袋于床旁，引流袋悬挂高度符合患者手术引流需要

C. 使用红色标识，粘贴于距伤口引流管末端上方（即与引流袋连接处）2～5cm处

D. 护士应检查并督促标识的实施情况，明确标识上是否注明引流管名称、置管时间、置管者姓名等信息，标识是否清晰、醒目及平整

（2）患者术后安返病房后，以下有关颈椎前路手术切口的伤口引流管的固定，错误的是（　　　）。

A. 置入伤口引流管时虽已使用缝线在管道穿出体表处与皮肤固定，原则上还应进行二次固定，以加强预防管道发生非计划性拔管事件

B. 患者意识清醒、活动自如的情况下，可以不进行二次固定

C. 行二次固定时，固定的要求应利于引流、维持引流的通畅、不增加手术部位组织器官损伤的风险

D. 二次固定的材料需根据手术伤口引流管的具体情况选择胶布剪裁成便于固定的形状（如"一"型双高举平台固定、"工"型固定、"E"型固定等）、敷料或导管专用固定材料进行固定等方法

（3）观察伤口引流管是否引流通畅，正确的是（多选题）（　　）。

A. 术后观察全长引流管道，确定引流管各夹闭装置处于开放状态，及时发现不畅或阻塞等情况

B. 允许挤压的伤口引流管，可通过离心式挤压引流管查看引流液流动情况

C. 观察引流液动态改变情况及患者病情是否发生改变

D. 观察伤口引流管口有无渗血渗液、伤口周围皮肤张力增加及颜色改变等情况，有异常改变应警惕引流管是否发生引流不畅

试题2　患者，女性，16岁，4年前学校体检时发现脊柱侧弯，因当时畸形程度不严重未予重视，近2年脊柱畸形明显加重，就诊我院门诊，以"脊柱侧凸"收入我科，完善专科检查及心肺功能评估后，在全麻下行脊柱后路矫形术，手术节段T1～L4，术中出血1300mL，术中留置2根伤口引流管，术后麻醉清醒后返回病房。[（1）～（3）共用题干]

（1）患者返回病房后，对患者及家属就伤口引流管进行的健康教育不妥的是哪项（　　）。

A. 告知患者及家属伤口留置引流管的目的、重要性及注意事项，保持引流通畅，防止受压、扭曲、打折

B. 告知家属引流袋正确的安置位置

C. 体位改变时，保证引流管长短适宜，避免牵拉，防止引流管脱出

D. 告知患者家属引流袋中伤口引流液超过2/3满时应及时倾倒

（2）下列预防非计划性拔管的措施哪项不正确（　　）。

A. 每2周评估非计划性拔管风险一次

B. 妥善固定

C. 进行有高风险脱管的操作，如翻身、转运、下床活动等操作时，应先确保伤口引流管已妥善安全安置再进行

D. 及时评估留置引流管的必要性，早期拔管

（3）患者术后留置伤口引流管期间，需定时更换伤口引流袋，下列操作程序正确的是（多选题）（ ）。

A. 操作前需评估患者意识、生命体征、配合程度；伤口敷料有无松脱及渗血、渗液情况；引流液量、色及性质；引流管是否通畅等情况

B. 根据患者手术伤口引流管位置协助患者取合适体位

C. 分离引流袋前，取无菌止血钳在引流管接口上端约5cm处夹闭

D. 更换引流袋后妥善固定，标识好引流管名称、留置时间、置管者签名及引流袋使用时间

第五节　导尿管护理

导尿术指将导尿管经尿道插入膀胱引出尿液，分为一次性导尿术、留置导尿术两种，既可以引流出尿液，减轻患者痛苦，还可以辅助临床诊断。导尿管相关性尿路感染（catheter-associated urinary tract infection，CAUTI）是留置导尿最常见的并发症，占院内尿路感染的37.3%～56%。严格掌握导尿指征，遵守导尿管护理规范，可显著降低导尿管相关尿路感染的发生率。

一、目的

（1）为尿潴留患者引流尿液，以减轻痛苦。

（2）协助临床诊断。

（3）为膀胱肿瘤患者进行膀胱内化疗。

二、适应证

（1）各种下尿路梗阻所致尿潴留。

（2）危重患者抢救。

（3）膀胱疾病诊断与治疗。

（4）尿道或膀胱造影。

（5）留取未受污染的尿标本做细菌培养。

（6）手术前常规导尿。

（7）膀胱内药物灌注或膀胱冲洗。

（8）探查尿道有无狭窄，了解少尿或无尿原因等。

三、护理

（一）护理要点

1.固定

（1）水囊注水　缓慢、轻柔插入导尿管，男性患者继续插入5～7cm，女性患者继续插入2～3cm，确保导尿管水囊头端完全进入膀胱后，向水囊内注入10～15mL生理盐水。水囊导尿管固定时要注意不能过度牵拉导管，以防膨胀的水囊卡在尿道内口，压迫膀胱或尿道，导致黏膜组织损伤。

（2）正确外固定　女性患者固定在大腿内侧，男性患者固定在下腹部或大腿外侧，避免导尿管移位、牵拉、打折、受压等。

（3）悬挂位置　避免导尿管及引流管扭曲，集尿袋始终低于膀胱水平，避免接触地面或放在地上。具体方法如下。

方法一：柔棉胶布法（图2-5-1）

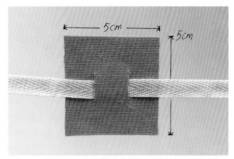

（a）将柔棉胶布裁剪成方形，中间穿过固定绳

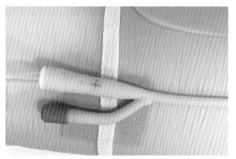

（b）将胶布贴在大腿的皮肤上，将尿管的气囊腔摆放在胶布的中央

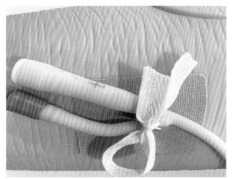

（c）使用固定绳固定气囊腔的尾端

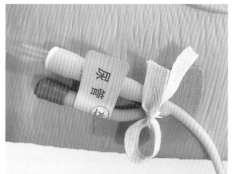

（d）尿管标识写明置管时间，贴在气囊腔

图2-5-1　柔棉胶布法

方法二：专用固定贴法（图2-5-2）

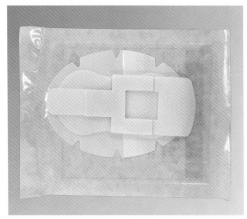

（a）专业固定贴

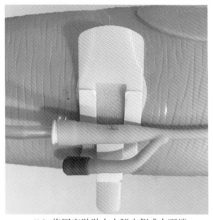

（b）将固定贴贴在大腿内侧或中下端

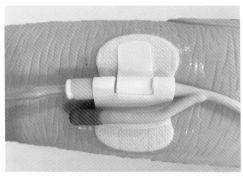

（c）去除胶布中间的离型纸，将引流管摆放在固定
贴中央，左右两侧翼交叉固定引流管

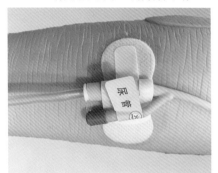

（d）尿管标识写明置管时间，贴在气囊腔

图2-5-2　专用固定贴法

2. 标识

（1）使用黄色标识，标识粘贴于导尿管末端2～5cm处。

（2）注明尿管名称、留置时间、置管者姓名。

3. 维护

（1）尿管评估　每班对导尿管进行观察，评估导尿管是否固定规范、妥当，引流装置的完整性、密闭性及通畅性，观察尿道口及其周围皮肤黏膜的情况。

（2）会阴清洁　留置导尿管期间应每日使用清水或生理盐水冲洗尿道

口，大便失禁的患者清洁后还应消毒尿道口。不建议常规使用含消毒剂或抗菌药物的溶液进行膀胱冲洗或灌注。患者沐浴或擦拭身体时注意保护导管，不可将导管浸入水中。操作前、中、后应严格执行手卫生清洁、消毒。

（3）尿液排空　使用个人专用收集容器清空集尿袋内尿液，避免集尿袋的出口触碰收集容器。当集尿袋内尿液达到其容量的3/4时，转运患者前应排空集尿袋内的尿液；转运途中应夹闭引流管，返回病房后及时打开。

（4）及时拔管　每日评估留置导尿管的必要性，尽早拔管。

4.观察

（1）注意观察尿液的颜色、量、性质　正常人尿液为淡黄色、透明液体。粉红色或红色尿液多见于肾结核、泌尿系肿瘤、泌尿系结石等；浓茶样或酱油色尿液多为血红蛋白尿，常见于阵发性睡眠性血红蛋白尿症或血型不符的输血反应；豆油色尿液，倾倒时易挂壁，不易倒净，为胆红素尿，多见于黄疸性肝炎；尿液呈乳白色为乳糜尿，常见于丝虫病、结核、肿瘤、肾周淋巴管堵塞。正常成人24h尿量为1000～2000mL，＞2500mL为多尿，＜400mL或1h＜17mL为少尿，＜100mL或12h完全无尿为无尿。

（2）其他情况

① 若尿液中出现沉渣或血块等，出现尿频、尿急、尿痛等症状时，应及时告知医师，予以积极处理；

② 若导尿管脱落，应检查气囊完整性，观察有无尿道损伤征象，根据医嘱进一步处理，必要时重新置管。

5.拔管

（1）临时导尿　应根据需要尽早拔除导尿管，24h内为最佳。

（2）长期导尿　长期留置导尿管患者，不宜频繁更换导尿管，具体更换频率参考产品说明书。如果发生导尿管阻塞或可能因为导尿管的材料导致阻塞，导尿管留置时间超过2周，开始出现感染症状，则需更换导尿管。不推荐在拔除导尿管前夹闭导管进行膀胱功能锻炼。

（3）拔管异常处理

① 拔管时轻轻旋转、牵拉导尿管，可使粘连的管腔恢复通畅；

② 水囊内液体无法抽出时可沿水囊导管将水囊刺破；

③ 有结石或血凝块附着导致拔管困难时，可用5%碳酸氢钠或溶栓药物进行膀胱灌注。

（二）常见并发症预防与处理

1. 尿路感染

（1）预防

① 减少不必要的导尿，评估留置导尿的必要性，若长期留置导尿的患者可以行间歇导尿术；

② 选择材料与大小合适的导尿管，减少尿道刺激；

③ 导尿前润滑导管，操作过程中应动作轻柔；

④ 保持引流系统的密闭性，使用抗反流引流装置；

⑤ 一次性集尿袋需24h更换，抗反流集尿袋需每周更换；

⑥ 留置导尿管期间，若病情允许，鼓励患者多饮水（＞2000mL/d）；

⑦ 每日评估拔管时机，尽量缩短留置导尿时间，导尿管到期应及时更换；

⑧ 严格手卫生，遵守无菌操作规范；

⑨ 在导尿管表面涂抹抗菌剂；

⑩ 必要时遵医嘱使用抗生素预防尿路感染。

（2）处理

① 告知医师，协助医师拔除导尿管或遵医嘱予以膀胱冲洗等；

② 遵医嘱使用抗生素治疗尿路感染。

2. 尿道损伤

（1）预防

① 导尿时见尿后，男性患者继续插入5～7cm，女性患者继续插入2～3cm；

② 妥善固定引流装置，避免用力拉扯；

③ 水囊内液体完全抽出后再拔管，动作要轻柔。

（2）处理

① 鼓励长期留置导尿管的患者多饮水，达到冲洗尿道的目的；

② 尿道出血的患者应遵医嘱予以冲洗、使用止血药物；

③ 必要时，协助医师拔除导尿管或重新导尿。

3. 拔管后尿潴留

（1）预防

① 临时导尿患者，尽早拔除导尿管；

② 长期留置导尿患者，每2～3h开放一次导尿，训练患者膀胱功能，

鼓励患者拔管后尽早自主排尿。

（2）处理　积极借助辅助措施，如变换体位、腹部热敷、温热水冲洗外阴、耻骨联合上膀胱底部按摩、开塞露塞肛等方法诱导排尿。

（三）健康教育

（1）告知患者留置尿管的目的、注意事项及并发症的预防等。

（2）妥善固定引流装置，切忌高于膀胱，避免接触地面，防止大幅度动作，用力拉扯；保持外阴清洁卫生。

（3）告知患者留置导尿管后初期会有尿意、异物感和轻微疼痛，这些都属正常反应。

四、操作要点

为保证引流效果，减少并发症的发生，医护人员应定期进行导尿管维护，具体操作要点见表2-5-1。

表2-5-1　导尿管护理操作要点

要点	内容
评估要点	1. 特殊用物：透明敷料、固定专用敷料、抗反流引流袋等。 2. 评估：评估会阴清洁程度、会阴皮肤黏膜情况、引流液颜色、引流液性质、引流液量、通畅情况、会阴部皮肤情况等
实施要点	1. 会阴护理 （1）协助患者取仰卧位，屈膝，两腿外展；臀下垫防水单。 （2）使用清水或生理盐水清洗尿道口周围区域和导尿管表面，保持局部的清洁卫生。 （3）清洁时，遵循从会阴部向直肠方向擦洗（从前向后）的原则，注意保护导尿管，不要把导尿管浸入水中。 （4）皮肤黏膜有红肿、破溃或分泌物异常时应及时进行处理。 （5）每天进行会阴护理2次。 （6）注意保护患者隐私，避免牵拉引流袋和导尿管。 2. 更换集尿袋 （1）先夹闭引流管。 （2）戴手套；消毒导尿管接头处；防逆流、脱出。 （3）严格手卫生，遵守无菌操作规范。 3. 导尿管固定 （1）摆放患者体位。 （2）方法一：使用导尿管专用固定贴。

续表

要点	内容
实施要点	（3）方法二：导尿管的胶布结绳固定法。 （4）固定部位：男性患者固定于下腹部或大腿外侧，女性患者固定于大腿内侧。 （5）标识更换日期并签名
评价要点	1. 固定位置正确，无反流风险。 2. 贴膜无张力；管道无牵拉、无压痕

五、质量评价标准

为保障患者安全，提高导尿管护理质量，质控小组应定期对导尿管护理质量进行检查。质量评价标准见附录Ⅰ。

六、测试题

试题1　患者，男性，53岁，因车祸受伤后急诊入院治疗，体温36.7℃，脉搏118次/min，呼吸26次/min，血压151/103mmHg，患者表情痛苦，烦躁不安，自诉腹部剧烈疼痛，不能自行解小便，医师体格检查：全腹明显压痛、反跳痛、腹肌紧张，膀胱充盈，医师予以床旁行导尿管置入术，医嘱予以静脉抽血、行腹部X线检查。[（1）～（3）共用题干]

（1）当缓慢、轻柔地插入导尿管见尿后，需继续插入（　　）。

A. 7～10cm
B. 5～7cm

C. 3～4cm
D. 2～3cm

（2）在确保导尿管水囊头端完全进入膀胱后，向水囊内注入（　　）生理盐水。

A. 3～5mL
B. 5～10mL

C. 10～15mL
D. 15～20mL

（3）当集尿袋内尿液达到其容量的（　　）时，转运患者前应排空集尿袋内的尿液。

A. 1/2
B. 1/3

C. 3/4
D. 2/3

试题2　患者，女性，32岁，突发左侧腰部剧烈疼痛1h入院，X线平片示第4腰椎左侧可见一致密影，大小约0.8cm×1.0cm，叩诊膀胱呈浊音，尿

潴留，医嘱行留置导尿术。[（1）～（3）共用题干]

（1）当缓慢、轻柔地插入导尿管见尿后，需继续插入（　　）。

A. 5～6cm
B. 7～10cm

C. 5～7cm
D. 2～3cm

（2）每日患者尿量少于（　　）或每小时少于（　　）为少尿。

A. 400mL、17mL
B. 400mL、30mL

C. 400mL、20mL
D. 100mL、17mL

（3）每日患者尿量少于（　　）或12h少于（　　）为无尿。

A. 100mL、0mL
B. 400mL、30mL

C. 200mL、17mL
D. 100mL、17mL

第六节　肛门引流管护理

放置于肛门内的引流管简称肛管，它用于引流肠腔内的积气、积粪、积液，从而减轻肠道压力，缓解腹胀。肛门引流管常见于结直肠癌术后患者，一般情况置于吻合口上方约5cm处，引流管材质多为橡胶管，放置于肠道内的一端要求圆钝，以避免刺激损伤肠道黏膜，造成机械性损伤。同时，需要在距管道末端5cm处留置侧孔，便于引流。通过引流管可及时发现出血、吻合口瘘等并发症。科学合理的肛门引流管护理能够促进患者术后康复。

一、目的

（1）引流肠腔内的积气、积粪、积液，减轻肠道压力，缓解腹胀。
（2）降低肠道术后吻合口压力，减轻肠腔内容物对吻合口刺激及污染。
（3）支撑肠腔，防止吻合口狭窄。

二、适应证

（1）肠积气患者。
（2）大便失禁患者。
（3）直肠前切除术患者。
（4）低位直肠癌保肛术患者。
（5）直肠癌术后吻合口狭窄患者等。

三、护理

（一）护理要点

1. 固定

（1）使用导管固定贴、"工"型胶布高举平台法在大腿根部二次固定，如手术患者需先用缝线将肛门引流管固定于肛周皮肤，再行二次固定，减少导管牵拉次数，减轻患者疼痛，防止引流管意外脱出。

（2）不可固定于床上，以防因翻身、活动搬动时牵拉而脱出。

（3）对躁动不安的患者应有专人陪护，遵医嘱予以保护性约束，避免将肛门引流管脱出。

（4）观察管道下皮肤完整性及受压情况，避免导管相关压力性损伤。

（5）引流袋满1/2引流液，及时倾倒引流液，防止因重力作用将肛门引流管带出。具体方法见图2-6-1。

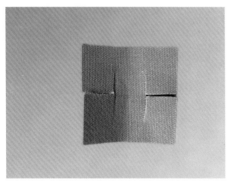

（a）准备"工"型胶布

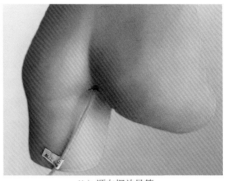

（b）顺向摆放导管

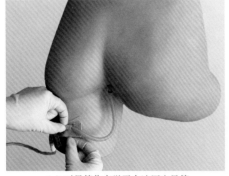

（c）对导管作高举平台法固定导管

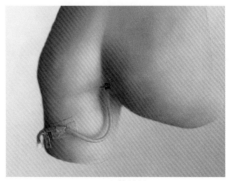

（d）整体效果

图2-6-1　肛门引流管固定图谱

2.标识

（1）肛门引流管用黄色标识，标识粘贴于距肛门引流管末端2～5cm处。

（2）注明引流管名称、留置时间、置管者姓名，采取划线标记肛门引流管置入及外露长度。

3.引流

（1）避免引流管扭曲、折叠、受压，顺向挤压管腔，保持引流通畅。

（2）卧床时引流袋悬挂于床旁，卧位、坐位、站立或活动时引流管的高度应低于肛门引流管置入口平面30cm，以防引流液逆流引起感染。

（3）引流袋气体或引流液满1/2时，应及时排放。过度胀满容易导致肠管内的压力增加，以防术后吻合口瘘。

（4）如引流液黏稠，肛门引流管引流不畅或阻塞时，可用无菌生理盐水缓慢低压冲洗，勿加压冲洗。

4.病情观察

（1）观察引流液的量、颜色、性质　术后24～48h内引流量较少，一般为20～30mL，主要为淡红色血性液体、粪性液体或气体。若引流量少，而气体或粪便主要经肛门排出，则可能有受压、扭曲、折叠、阻塞或脱出，应立即检查，必要时并通知医师处理；若引流量大，引流液主要为鲜红色血性液体时，则可能有吻合口出血。如引流袋持续引流出粪性液体或者气体，提示肠道功能逐渐恢复。

（2）观察生命体征变化　尤其是心率和血压变化，警惕吻合口出血的情况。

（3）腹部体征　观察患者有无腹痛、压痛、反跳痛等腹膜刺激征，有无发热，同时观察腹腔或盆腔引流管引流液的量、颜色和性质，警惕吻合口瘘的发生。

（4）预防感染　对于吻合口狭窄需要肛门引流管支撑或者吻合口瘘患者需要长期带管者，需要每周更换引流袋。肛周局部皮肤保持清洁、干燥，防止渗血、渗液或粪性液体引起潮湿相关性皮肤损伤。

5.拔管

肛门引流管何时拔管取决于放置肛门引流管的目的是否已经达到，由医师进行评估，一般在术后2～5天，有合并症的除外。

（1）拔管指征

①患者无腹膜炎症状、发热；

② 肛门引流管持续排出、肛门排出气体或粪液体。

（2）注意事项　拔管后，应警惕粪性液体渗漏至腹腔致弥漫性腹膜炎，应注意观察腹部体征和肛门排气排便情况，以便及时处理；若长时间留置肛门引流管，应注意肛门括约肌过度松弛，导致大便失禁等并发症。

（二）常见并发症预防与处理

1. 出血

（1）预防

① 监测生命体征、腹部体征变化及引流量的颜色；

② 患者有面色苍白、冷汗、脉搏细数、血压下降等休克征象，应立即报告医师，配合医师进行抢救。

（2）处理

① 观察患者出血量，若出血量＞100mL，且呈持续状态，报告医师处理；

② 遵医嘱补液、止血、输血治疗；

③ 心电监护仪监测生命体征变化；

④ 经肛门引流管注入稀释的云南白药或巴曲亭（血凝酶）等。

2. 吻合口瘘

（1）预防

① 观察腹腔引流情况，若患者盆腔引流管引流出粪性液体或气体，提示有吻合口瘘，立即报告医师处理；

② 若出现腹膜刺激征、发热、肛门坠胀等症状，应警惕弥漫性腹膜炎的发生。

（2）处理

① 及时报告医师进行处理；

② 取半坐卧位，充分引流，保持引流通畅，将粪性液体充分引流至体外；

③ 如患者生命体征平稳，腹部体征不明显，考虑漏出的粪性液体被局限在吻合口周围或引流不充分，可密切观察生命体征、腹部体征的变化或进行盆腔引流管冲洗；

④ 若出现弥漫性腹膜炎，一般需行急诊手术。

（三）异常情况判断/预防与处理

1. 堵管

（1）判断　通畅的引流管液面可随由上至下挤捏引流管出现引流液波

动，引流管有引流液流出。如引流管液面无波动，挤捏亦无液体流出且有阻力，提示肛门引流管堵塞。若引流管引流量少，而气体或粪便主要经肛门排出，则可能有受压、扭曲、折叠、阻塞或脱出，应立即检查，必要时通知医师处理。

（2）处理

① 用无菌钳夹闭肛门引流管近端，由上至下挤压引流管，松开无菌钳，观察有无引流液流出；

② 立即报告医师，由医师根据患者病情决定是否进行冲管，切记勿加压冲洗。

2. 非计划性拔管

（1）预防

① 有效固定管道，改进固定方法，每班检查；

② 认真做好非计划性拔管风险评估；

③ 做好宣教，告知患者及家属留置导管的目的和重要性。

（2）处理

① 一旦脱出，应立即报告医师；

② 密切观察患者腹部体征、生命体征的变化，及肛门排气排便的情况，加强巡视，严格床旁交接班；

③ 评估是否重新置管。

（四）健康教育

（1）告知患者和家属肛门引流管引流的目的、重要性、留置时间及注意事项。

（2）卧床时保持引流袋位置正确，指导患者适当下床活动，引流袋悬挂于床旁，低于肛门引流管置入口平面30cm。

（3）尽量穿宽松柔软的衣服，以防引流管受压。妥善固定，保证引流管长短适宜，避免牵拉，减轻固定缝线对肛周组织的牵拉疼痛，防止引流管滑脱。

（4）肛周局部皮肤若有渗血、渗液或粪性液体，需及时清洁，预防潮湿相关性皮肤损伤。

（5）拔管后注意事项　观察肛门排气排便情况，若腹痛、腹胀、肛门停止排气排便，需报告医师处理；若排便次数多且不能自控，应预防失禁性皮炎。

四、操作要点

为保证肛门引流效果，减少并发症的发生，医护人员应定期进行肛门引流管维护，具体操作要点见表2-6-1。

表2-6-1　肛门引流管护理操作要点

要点	内容
评估要点	1. 特殊用物：抗反流引流袋。 2. 人员准备：具有执业资格的医护人员，穿戴整洁、洗手、戴口罩。 3. 评估患者配合程度；腹部有无疼痛、压痛、反跳痛及腹肌紧张；引流液量、色及性质；引流管是否通畅；敷料有无渗湿；肛门引流管周围皮肤有无浸渍、破溃等
实施要点	1. 向患者及家属做好健康教育。 2. 协助患者取侧卧位。 3. 取无菌巾垫于引流管下方。 4. 检查抗反流引流袋完好性、有效期及连接是否紧密，置床旁备用。 5. 洗手、戴手套，取无菌血管钳在引流管接口上端约5cm处夹闭，分离引流袋。 6. 消毒引流管接口，用无菌纱布包裹。 7. 接引流袋，松开血管钳。 8. 使用导管固定贴固定，引流管预留足够长度，引流袋悬挂于床旁。 9. 必要时更换引流管标识，标识贴于引流管末端，距引流袋接口2～5cm处标识管道名称、置管日期、置管者
评价要点	1. 管道置入处敷料干燥、固定无松脱。 2. 肛周皮肤局部清洁，无渗血、渗液、粪性液体，无浸渍或破溃。 3. 卧位、坐位、站立或活动时引流管的高度应低于肛门引流管置入口平面30cm。 4. 肛门引流管引流通畅，无扭曲、折叠、受压，引流或排气正常

五、质量评价标准

为保障患者安全，提高肛门引流管护理质量，质控小组应定期进行肛门引流管护理质量检查。肛门引流管护理质量评价标准见表2-6-2。

表2-6-2　肛门引流管护理质量评价标准

评价内容	评价		备注
	是	否	
1. 护士知晓肛门引流管引流的目的及重要性			
2. 管道标识规范：距引流袋接口2～5cm处贴黄色引流管标识；注明引流管名称；引流袋标明更换时间；肛门引流管置入及外露长度			

续表

评价内容	评价		备注
	是	否	
3. 管道置入处敷料干燥、固定无松脱			
4. 肛周皮肤局部清洁，无渗血、渗液、粪性液体，无浸渍或破溃			
5. 管道引流通畅，无打折、受压、扭曲；护士知晓肛门引流管留置时间			
6. 引流袋悬挂于床旁，卧位、坐位、站立位或活动时应低于肛门引流管置入口平面30cm，以防引流液逆流引起感染			
7. 护士现场评估引流液的量、颜色、性质和排气情况是否正常；提问护士异常情况下引流液的量、颜色和性质			
8. 每班观察患者生命体征及腹部体征			
9. 护士知晓异常情况的评估判断、报告与处置：引流管堵塞判断及处置，引流管脱出处置，引流管引流异常表现与处理			
10. 健康教育 （1）患者和家属知晓肛门引流管的目的、重要性。 （2）患者或家属知晓留置的时间及置管期间的注意事项			

六、测试题

试题1　患者，女性，58岁，因大便次数增多、大便带血、伴里急后重感半年余，入院诊断为直肠癌（肿块距齿状线7cm），积极完善术前准备，全麻下行经腹保肛直肠癌根治术，术后留置一根盆腔引流管，一根肛门引流管。[（1）～（3）共用题干]

（1）患者术后留置肛门引流管的主要目的，下列中不妥的是（　　）。

A. 引流肠腔内的积气、积粪、积液，减轻肠道压力

B. 降低肠道术后吻合口压力，减轻肠腔内容物对吻合口刺激及污染

C. 支撑肠腔，防止吻合口狭窄

D. 监测术后是否发生吻合口瘘

（2）下列中提示术后吻合口出血的是（　　）。

A. 术后肛门引流管引流袋满1/2气体

B. 术后第1天，肛门引流管引流出暗红色血性液体约60mL

C. 术后第4天，肛门引流管持续引流出鲜红色血性液体，共约200mL

D. 术后第1天，肛门引流管引流出粪性液体约30mL

（3）术后肛门引流管的护理，下列措施中不妥的是（　　　）。

A. 引流液黏稠，由医师用无菌生理盐水加压冲洗肛门引流管

B. 自上至下挤捏肛门引流管，观察引流管有无引流液流出

C. 卧位、坐位、站立或活动时引流管的高度低于肛门引流管置入口平面30cm

D. 不可固定于床上，以防因翻身、活动搬动时牵拉而脱出

试题2　患者，男性，35岁，低位直肠癌保肛术后第4天，进食流质食物后出现腹痛、腹胀等腹膜刺激征，体温39.2℃，盆腔引流管及肛门引流管均引流出粪性液体。［（1）～（2）共用题干］

（1）该患者最可能发生的问题是（　　　）。

A. 引流管引流不畅　　　　　　B. 吻合口出血

C. 水电解质失衡　　　　　　　D. 吻合口瘘

（2）下列中不是该患者采用半卧位的目的的是（　　　）。

A. 渗液积聚于盆腔　　　　　　B. 防止下肢深静脉血栓

C. 使炎症局限及充分引流　　　D. 腹肌松弛，以减轻疼痛

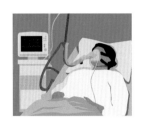

第三章
专科管道护理

第一节　脑室引流管护理

脑室引流术是经颅骨钻孔或锥孔穿刺侧脑室后放置引流管，引流出脑室内残留血液、血性脑脊液以降低颅内压的技术。脑室引流术最常见的穿刺部位为侧脑室前角，婴幼儿穿刺部位为前囟门外角。脑室引流管是神经外科专科管道，其护理质量与患者病情变化及预后密切相关，做好引流管护理非常重要。

一、目的

（1）释放/引流脑脊液　快速降低颅内压，预防颅内高压导致脑疝。

（2）颅内压监测　监测脑室内压力，为治疗提供依据。

（3）脑室内治疗　经引流管注入抗生素，治疗颅内感染。

二、适应证

（1）脑/脑室/蛛网膜下腔出血或颅内占位，导致的急性、梗阻性脑积水脑脊液释放和外引流。

（2）急性脑损伤，脑室内颅内压监测和治疗性脑脊液外引流。

（3）神经肿瘤患者围手术期，术前颅内减压，预防小脑幕切迹上疝。

（4）正常压力脑积水患者，脑脊液压力测定和脑脊液释放试验。

（5）蛛网膜下腔出血患者抗脑血管痉挛治疗。

（6）脑室炎、脑膜炎或其他疾病经脑室药物治疗。

三、护理

（一）护理要点

1. 固定

（1）脑室引流管置管时行头皮缝合固定，以无菌纱布覆盖，引流管出口与引流装置（包括脑室外引流一体化装置、一次性抗反流引流袋）接口处用无菌透明敷贴包裹，外加医用弹力帽二次固定，以防引流管意外脱出。

（2）不可将导管固定在床头，防止因翻身、活动、搬动患者时牵拉而脱出。

（3）对于躁动不安的患者应有专人陪护，遵医嘱予以保护性约束及镇痛镇静治疗，避免引流管脱出。

具体方法见脑室引流管固定（图3-1-1）。

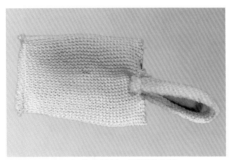

（a）准备材料：医用弹力帽

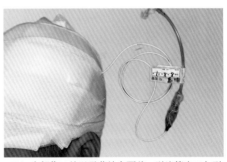

（b）头部伤口处以无菌纱布覆盖，引流管出口与引流装置接口处用无菌透明敷贴包裹，将标签粘贴于引流装置前端2～5cm处

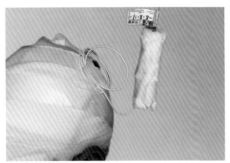

（c）以透明胶布固定引流管，无菌纱布包裹引流管出口与引流装置接口处

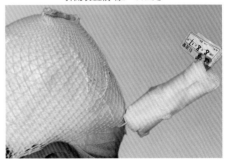

（d）以弹力帽固定管道并环绕头部一周

图 3-1-1

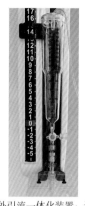

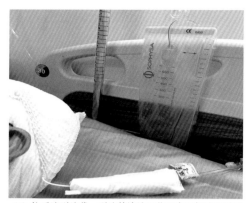

（e）脑室外引流一体化装置：调节引流管
滴液口10～15cm

（f）抗反流引流袋：引流管滴液口位置高于侧脑室平面
10～15cm处

图 3-1-1　脑室引流管固定

2.标识

（1）脑室引流管用黄色标识，标识粘贴于距脑室引流管末端2 ～ 5cm处。

（2）注明引流管名称、留置时间、置管者姓名及脑室引流管置入和外露长度。

3.引流

（1）避免引流管扭曲、打折、受压。

（2）引流袋悬挂于床头有刻度的固定架上，引流管滴液口高于侧脑室平面（平卧位高于外眦与外耳道连线中点水平，侧卧位高于正中矢状面水平）10 ～ 15cm，脑室外引流一体化装置，调节引流管滴液口至10 ～ 15cm以维持正常的颅内压。当引流量＞500mL/24h，引流管滴液口位置应适当调高。

（3）抬高床头，外出检查需要搬动患者时，应将引流管暂时夹闭，防止脑脊液反流引起逆行感染。

4.病情观察

（1）观察引流液的量、颜色、性质。正常脑脊液无色、透明，无沉淀，正常情况引流量＜500mL/24h，术后1 ～ 2天内略带血性，后转为清亮。若＜50mL/24h或无脑脊液流出，应警惕堵管或颅内高压；脑脊液颜色鲜红且＞20mL/h，提示有脑室内出血；脑脊液呈浑浊、毛玻璃状或有絮状物常提示颅内感染；颅内感染患者，遵医嘱可适当增加引流量。

（2）观察生命体征、意识、瞳孔及颅高压症状及颅神经功能障碍表现等。常规2h 1次；术后24h内每小时1次，病情危重时每30min 1次，如有异常情况，随时告知医师处理。

（3）视患者脑室引流装置的不同类型，外接抗反流引流袋的普通引流装置，引流量满3/4即更换引流袋。脑室引流管与引流袋一体化装置不需要更换引流袋。

5. 拔管

（1）拔管前，夹闭引流管24h，密切观察患者意识、瞳孔、呼吸节律的变化。若患者出现头痛、呕吐等颅内压增高症状，应立即通知医师，放开引流管或放低引流瓶（袋）。必要时，遵医嘱脱水治疗。

（2）拔管指征 脑脊液压力正常、颜色清亮、引流量＜200mL/24h，头颅CT检查无脑室扩大、无脑积水。

（3）拔管后，观察置管处有无脑脊液漏或渗血，密切观察有无颅高压症状。

（二）常见并发症预防与处理

1. 颅内感染

（1）预防

① 保持引流系统密闭和无菌，伤口敷料干燥、固定，如有渗血、渗液、松脱，及时报告医师处理；

② 更换引流袋时，严格遵守无菌技术操作原则；

③ 搬动或改变患者体位时应夹闭脑室外引流管，防止引流液逆流感染；

④ 脑室外引流管留置时间一般为7～10天，不超过2周；

⑤ 拔管后防止置管口脑脊液漏。

（2）处理

① 监测患者体温每4h 1次；

② 配合医师采集脑脊液生化、常规、培养标本；

③ 严格遵医嘱使用抗生素；

④ 密切观察患者意识、瞳孔变化，检查患者是否存在脑膜刺激征。

2. 颅内出血

（1）预防

① 观察患者生命体征及意识、瞳孔变化。若患者出现脉搏慢、呼吸深慢、血压升高、意识变差、双侧瞳孔不等大，引流液颜色鲜红，引流量超过500mL/24h，需警惕患者颅内出血。

② 避免使患者颅内压增高的因素，如保持呼吸道通畅，预防便秘，防止抽搐，及时处理患者躁动等。

③ 及时行头颅CT扫描监测患者病情变化。

④ 穿刺置管前及引流过程中动态评估患者凝血功能及血小板情况，及时纠正出凝血功能异常。

（2）处理

① 及时报告医师行头颅CT检查。

② 遵医嘱紧急脱水、止血治疗。

③ 给氧，保持呼吸道通畅。

④ 积极完善术前准备，包括交叉合血、备头皮等。

（三）异常情况预防/判断与处理

1. 堵管

（1）预防　避免引流管扭曲、受压、打折；正确挤压引流管；血凝块堵塞引流管可以考虑尿激酶溶栓。

（2）判断　通畅的引流管液面可随患者呼吸、脉搏节律出现1cm左右的波动。如引流管液面无波动，降低引流袋位置亦无液体流出，提示脑室引流管堵塞。

（3）处理

① 用无菌钳夹闭脑室引流管近端，由近至远挤压引流管，松开无菌钳，观察有无脑脊液流出；

② 立即报告医师，由医师根据患者病情决定是否进行溶栓、拔管或重新置入引流管。

2. 非计划性拔管

（1）引流管脱出

① 预防。妥善固定引流管，引流管与引流袋连接紧密，保证患者翻身、活动、抬高床头时有一定活动范围；患者躁动时适当予以约束，必要时，予以镇静治疗；对引流管选择合适的方法进行二次固定。

② 处理

a. 报告医师，立即予以无菌纱布覆盖头部置管口，防止空气进入颅内，形成颅内积气；

b. 安慰并协助患者取平卧位或健侧卧位，避免头部大幅度活动；

c.密切观察引流液的性质、颜色、量，由医师根据患者病情决定是否重新置入引流管；

d.密切观察患者神志、瞳孔、生命体征的变化，加强巡视，严格床旁交接班；

e.根据患者病情进行保护性约束及镇痛、镇静治疗。

（2）引流袋脱出

① 预防。引流袋接头拧紧并保持适当的位置。

② 处理

a.立即夹闭引流管远端，防止脑脊液过度引流，造成低颅压性头痛；

b.在无菌操作下更换所有远端部分装置，预防颅内感染。

（四）健康教育

（1）告知患者和家属留置脑室引流管的目的、重要性、留置时间及注意事项。

（2）卧床时保持引流袋位置正确，指导患者适当限制头部活动范围，引流袋悬挂高度随床头高度的变化随时调节，确保引流管滴液口高于侧脑室平面10～15cm。

（3）翻身、活动时，要夹闭脑室引流管，妥善固定，保证引流管长短适宜，避免牵拉，防止引流管滑脱。

（4）拔管后，保持头部敷料干燥、固定，若有敷料渗湿、脱落，需报告医师更换，避免抓挠头部伤口，预防伤口感染。

四、操作要点

为保证引流效果，减少并发症的发生，医护人员应定期进行脑室引流管维护，具体操作要点见表3-1-1。

表3-1-1 脑室引流管护理操作要点

要点	内容
评估要点	1. 特殊用物：一次性换药包、抗反流引流袋。 2. 人员准备：具有执业资格的医护人员，穿戴整洁、洗手、戴口罩。 3. 评估患者意识、瞳孔、生命体征，有无颅高压症状，配合程度；引流液量、颜色及性质，引流管是否通畅，引流管滴液口高于侧脑室平面10～15cm；评估头部敷料有无松脱及渗液情况

要点	内容
操作要点	1. 患者头部下垫无菌巾。 2. 取无菌血管钳在引流管接口上端约5cm处夹闭，分离引流袋。
操作要点	3. 消毒引流管接口，用无菌纱布包裹。 4. 接抗反流引流袋，松开血管钳。 5. 调整引流袋位置，引流管滴液口高于侧脑室平面（去枕平卧位高于外眦与外耳道连线中点水平；侧卧位高于正中矢状面水平）10～15cm
评价要点	1. 引流袋悬挂高度合适。 2. 脑室引流管引流畅通，无打折、扭曲、受压。 3. 头部敷料干燥、固定

五、质量评价标准

为保障患者安全，提高脑室引流管护理质量，质控小组应定期对脑室引流管护理质量进行检查。质量评价标准见表3-1-2。

表3-1-2　脑室引流管护理质量评价标准

评价内容	评价		备注
	是	否	
1. 护士知晓脑室引流的目的及重要性			
2. 脑室引流管标识规范：距脑室引流管末端2～5cm处贴黄色引流管标识；注明引流管名称、留置时间、置管者签名；脑室引流管置入及外露长度			
3. 脑室引流管置入处敷料干燥、固定无松脱；清洁，无渗血、渗液			
4. 脑室引流管通畅，无打折、受压、扭曲；护士知晓头部引流管留置时间（引流管留置时间一般7～10天，持续引流一般不超过2周）；拔管前夹闭引流管24h			
5. 护士知晓引流管滴液口高于侧脑室平面（去枕平卧位高于外眦与外耳道连线中点的水平面；侧卧位高于正中矢状面水平）10～15cm			
6. 护士现场评估引流液的量、颜色和性质是否正常；提问护士异常情况下引流液的量、颜色和性质			
7. 每小时1次观察、记录患者神志、瞳孔、生命体征及有无头痛和呕吐等症状（查看医嘱或护理记录）			
8. 护士知晓异常情况（引流管堵塞、引流管脱出等）的判断、报告与处置流程			

续表

评价内容	评价		备注
	是	否	
9.健康教育 （1）患者和家属知晓脑室引流管留置的目的及重要性。 （2）患者或家属知晓拔除引流管后注意事项			

六、测试题

试题1　患者，女性，65岁，意识昏迷，脑肿瘤切除术后第5天。因"脑积水"今晨留置脑室外引流管一根。护士查房时发现患者瞳孔左侧＞右侧（约3mm:2mm），脑室外引流管内液柱无波动、引流液颜色鲜红，脑室引流管未移位、脱出。[（1）～（3）共用题干]

（1）该患者留置脑室外引流的目的是（　　　）。

A.控制颅内感染　　　　　　　　B.降低颅内压

C.颅内压急剧增高危急状态抢救　　D.取脑脊液行生化、常规检查

E.了解脑室系统的大小

（2）脑室引流液收集装置悬挂位置是（　　　）。

A.引流管滴液口低于侧脑室平面10～20cm

B.引流管滴液口高于侧脑室平面10～15cm

C.引流管滴液口低于侧脑室平面10～15cm

D.引流管滴液口高于侧脑室平面15～20cm

（3）留置脑室外引流管后引流液呈鲜红色，此时患者出现的并发症是（　　　）。

A.出血　　　　　　　　　　　　B.感染

C.堵管与脱管　　　　　　　　　D.癫痫

E.过度引流与低颅压性头痛

试题2　患者，男性，30岁。留置脑室外引流管第2天，今晨查房，患者诉头痛，查脑室外引流管引流量700mL/24h。[（1）～（3）题共用题干]

（1）脑室外引流管引流量700mL/24h，首要的处理措施是（　　　）。

A.观察引流液的颜色、量、性质

B.适当调高引流袋位置

C.观察患者生命体征、意识、瞳孔的变化

D. 必要时行头颅CT检查，排除颅内压增高因素

E. 增加液体摄入量

（2）患者头痛的处理措施正确的是（多选题）（　　　）。

A. 加快补液速度　　　　　　　　　B. 控制引流速度

C. 患者平卧位2～4h　　　　　　　D. 控制引流量

E. 常规肌内注射曲马多注射液

（3）对于脑室外引流管护理，下列中不正确的是（　　　）。

A. 检查引流装置是否密闭

B. 脑室引流管用黄色引流标识

C. 引流袋滴液口高于侧脑室平面（外耳道水平）10～15cm

D. 拔管前常规夹闭脑室外引流管24h

E. 脑室外引流管留置时间一般不超过3天

第二节　气管内插管护理

气管内插管术是指将特制的气管导管经口/鼻通过声门直接插入气管内的技术，是危重患者改善氧合状态、维持通气功能的重要途径。气管内插管的建立与维护是气道通畅的重要保障，是所有急救措施落实的首要步骤，被广泛地应用在急诊科、ICU、麻醉科、病房及院外的急救现场等。感染、堵管、非计划性拔管等现象在临床常有发生，可能导致一系列不良后果，因此，做好气管内插管护理非常重要。

一、目的

（1）预防和解除呼吸道梗阻，保证呼吸道畅通。
（2）对意识不清尤其昏迷的患者可预防呕吐物和口鼻腔分泌物误吸入肺。
（3）便于呼吸道分泌物吸引清除。
（4）为机械通气提供封闭通道。

二、适应证

1. 呼吸功能不全，需呼吸机辅助呼吸的患者
（1）因严重低氧血症和（或）高二氧化碳血症，或其他原因需要较长期

机械通气，而又不考虑进行气管切开的患者。

（2）呼吸频率大于35～40次/min者。

（3）患者呼吸频率小于6～8次/min，自主呼吸微弱或停止，紧急建立人工气道行机械通气和高级支持治疗者。

2.保持气道通畅的患者

（1）不能自行清除上呼吸道分泌物、胃内反流物和出血，随时有误吸危险者。

（2）下呼吸道分泌物过多或出血需要反复吸引者。

（3）上呼吸道损伤、狭窄、阻塞、气管食管瘘等影响正常通气者。

3.各种全麻手术的患者

（1）因诊断和治疗需要，在短时间内要反复插入支气管镜者，为了减少患者的痛苦和操作方便，也可以事先行气管内插管。

（2）外科手术和麻醉，如需要长时间麻醉的手术、低温麻醉及控制性低血压手术，部分口腔内手术预防血性分泌物阻塞气道、特殊手术的体位等。

三、护理

（一）护理要点

1.固定

视患者情况选择合适的固定材料和方法，保证导管固定的稳定性和有效性，减少并发症，提升患者舒适度，方法有"E"型胶布固定法、固定带法等。具体方法见图3-2-1、图3-2-2。

方法一："E"型胶布固定法见图3-2-1。

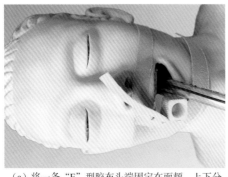 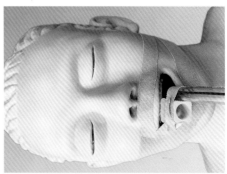

（a）将一条"E"型胶布头端固定在面颊，上下分　　　　（b）中间分支固定牙垫和导管
支分别固定在上下颌

图3-2-1

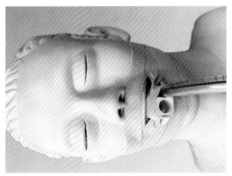
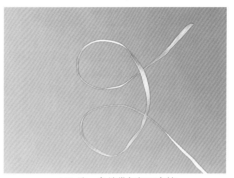

（c）取另一条"E"型胶布，头端固定在对侧面颊，上下分支分别固定在上下颌

（d）取一条纱带打好双套结

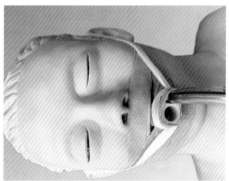

（e）再用一条纱带固定导管和牙垫，通过枕部在耳后打结

图3-2-1　"E"型胶布固定法

方法二："H"型胶布与双套结固定带固定见图3-2-2。

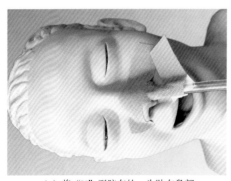
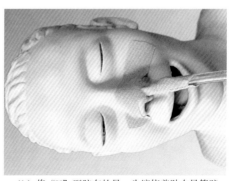

（a）将"H"型胶布的一头贴在鼻部

（b）将"H"型胶布的另一头缠绕着贴在导管壁

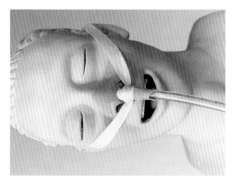

（c）双套结纱带固定导管，通过枕部在耳后打结

图3-2-2 "H"型胶布与双套结固定带固定

2.气道护理

（1）气管插入深度：成年男性距门齿22～26cm，成年女性距门齿20～24cm。妥善固定气管内插管，每班检查和记录气管内插管的外露长度，防止脱出或移位。

（2）遵医嘱行雾化吸入治疗，保持气道湿化。

（3）有效口腔护理3～4次/天。

（4）使用呼吸机患者，避免管路出现折叠、扭曲、漏气；及时清理呼吸道分泌物和呼吸机管路积液；湿化液宜选择灭菌注射用水，且液面不得超过湿化罐刻度最高限；通过湿化器的加温作用，使吸入气体温度维持在37℃，相对湿度维持在100%。

3.病情观察

（1）评估痰液的黏稠度　Ⅰ度为米汤或白色泡沫状稀薄痰，吸痰管内壁痰液无滞留或很容易冲洗干净；Ⅱ度为白色或黄白色黏痰，吸痰管内壁可见黏附少许黏稠痰液，较易冲洗干净；Ⅲ度痰液不易吸出，或吸出黄色黏稠伴血性痰痂，且黏附吸痰管内壁很难冲洗干净。研究表明当患者痰液黏稠度为Ⅱ度及以下时较为理想。

（2）气管内插管气囊压力监测　最适宜的气囊压力为25～30cmH$_2$O，应6～8h监测1次。

（3）密切观察患者呼吸及SpO$_2$的变化，根据医嘱动态监测动脉血气分析。

4. 拔管护理

（1）指征　气管内插管留置时长一般＜72h，最长不能超过7天。

① 患者意识恢复，自主呼吸恢复良好，吞咽、咳嗽反射可，肌力恢复，呼唤患者有睁眼、抬眉、张口、举手等反应。

② 气道分泌物明显减少，双肺呼吸音正常，成人呼吸频率14～20次/min，脱离吸氧后无明显缺氧症状，PaO_2正常。

③ 上呼吸机患者，自主呼吸试验（spontaneous breathing trial，SBT）通过，达到脱机的标准。

（2）注意事项

① 拔管前半小时停止鼻饲，回抽鼻胃/肠管，确保胃内无潴留；纯氧吸入至少5min，增加体内氧储备。

② 拔除气管内插管时，充分清除气道、口鼻腔及气囊上滞留物。

③ 拔管后予以鼻导管/面罩吸氧，指导患者有效咳嗽咳痰，必要时进行负压吸引。

（二）常见并发症预防与处理

1. 气道损伤

（1）预防

① 插管时动作轻柔，准确；

② 积极评估拔管指征，尽可能缩短留管时间；

③ 按时监测气囊压力，避免充气压力过高；

④ 按需吸痰，每次吸痰时间不超过15s，且吸痰管外径小于气管导管内径的1/2，吸痰负压成人不超过400mmHg（53.3kPa），小儿不超过300mmHg（40.0kPa）。

（2）处理

① 及时吸引、清除积血及分泌物，如有活动性出血，可用肾上腺素稀释液局部止血；

② 尽早拔除气管内插管。

2. 呼吸机相关性肺损伤

（1）预防　根据肺顺应性的改变及时调整呼吸机参数。

（2）处理

① 有肺大疱者应低压通气，气胸时放置胸腔引流管；

② 气胸行闭式引流后，呼气末正压设置为零；

③ 发生张力性气胸者应迅速穿刺进行胸腔闭式引流，尽早撤机。

3. 呼吸机相关性肺炎

（1）预防

① 病情允许的情况下保持床头抬高30°～45°；

② 每6～8h进行1次口腔护理，可选择生理盐水、氯己定含漱液作为口腔护理液；

③ 操作前后严格手卫生，对于患有呼吸道传染性疾病的患者，做好隔离和自我防护；

④ 避免镇静时间过长和程度过深；

⑤ 有误吸风险时，予以经鼻肠管喂养。

（2）处理

① 监测患者体温每4h 1次；

② 配合医师采集痰液标本；

③ 严格遵医嘱使用敏感抗生素。

（三）异常情况预防/判断与处理

1. 非计划性拔管

（1）预防

① 使用气管内插管患者意外拔管风险评估工具，评估非计划性拔管风险；

② 合理有效的固定，每日检查并及时更换固定胶布或固定带，测量并记录导管的外露长度；

③ 必要时采取切实有效的约束，并经常检查其可靠性；

④ 在口腔护理、更换体位、调整呼吸机管路等操作时应由专人负责固定人工气道，避免管道脱出；

⑤ 遵医嘱合理使用镇静镇痛药物；

⑥ 积极评估患者撤机的可能性，争取早日撤机；

⑦ 加强与患者及家属的沟通，做好心理护理及知识宣教。

（2）处理

① 气管导管脱出距离≤6cm，充分清除口鼻腔及气囊上滞留物，协助医师在气管镜引导下将导管插回原深度；

② 气管导管脱出距离≥8cm，立即协助医师松开气囊，拔除气管导管，根据患者病情选择合适的氧疗方式，备好抢救药品、物品，必要时重新插管；

③ 严密监测患者的生命体征及神志、瞳孔、SpO_2的情况，遵医嘱监测动脉血气分析，及时报告医师进行处理。

2. 堵管

（1）判断

① 呼吸机持续高压报警或阻塞报警；

② 患者突然出现烦躁不安、躁动明显、面色、口唇发绀、吸气费力（出现三凹征）；

③ SpO_2进行性下降，心率、血压明显改变；

④ 吸痰管无法顺利插入气管导管内。

（2）处理

① 立即告知医师，遵医嘱予以对症处理；

② 协助医师行支气管镜检查，及时清除阻塞物；

③ 如仍不能解除阻塞时，应立即协助医师拔除气管导管，开放气道，球囊辅助呼吸，尽早重新插管，必要时行气管切开。

（四）健康教育

（1）插管前告知患者和家属气管内插管的目的、重要性，插管后会予以镇静镇痛治疗，减轻患者及家属的焦虑感。

（2）指导清醒患者保护导管，不可自行拔管，学会使用拍床、按床旁呼叫器、使用摇头或点头、眨眼等表达自己的需求，有肢体活动能力的患者可通过手写来表达自己的需求。

（3）拔管前向患者及家属解释尽早拔管的重要性，告知患者拔管前吸痰的配合事项。

（4）教会患者在拔管过程中头偏一侧，拔管后及时咳嗽、咳痰，勿做吞咽等动作，消除患者的恐惧心理。

（5）拔管后，告知患者可能会有声嘶、咽喉部疼痛不适、痰中带血等症状，如出现剧烈咳嗽、咯血、气促、呼吸困难等应及时告知医护人员。拔管

2h后充分评估患者吞咽功能后，如恢复正常则在医护人员的指导下循序渐进地恢复饮食。

四、操作要点

为保证气管内插管通畅，减少并发症的发生，医护人员应定期进行气管内插管护理，具体操作要点见表3-2-1。

表3-2-1　气管内插管护理操作要点

要点	内容
评估要点	1.用物评估：气管内插管固定器或固定带、胶布、剪刀、手套、气囊测压表。 2.患者评估：评估气管内插管的外露长度、痰液的黏稠度、气管内插管气囊压力、呼吸及SpO_2、动脉血气分析等
实施要点	1.患者取半坐卧位。 2.一名护士一手固定管道，一手扶住患者头部，另一名护士用剪刀剪去固定带，避免伤到患者或剪到气囊。 3.清洁患者口鼻，检查受压部位皮肤是否完好。 4.固定管道 （1）胶布法　采用"E"型、"H"型胶布固定气管导管及牙垫。 （2）固定带法　将"H"型胶布固定后，取一条纱带打好双套结，用双套结纱带固定导管，通过枕部在耳后打结。 5.检查是否固定妥当，松紧适宜；监测气囊压力。 6.理顺气管导管及呼吸机管路，避免折叠、扭曲。 7.记录患者气管导管的刻度及外露长度，气囊压力值
评价要点	1.固定材料和方法适宜，导管无移位、脱出。 2.气管内插管气囊压力正常（25～30cmH₂O）。 3.气道通畅，痰液黏稠度Ⅱ度及以下。 4.气管内插管外露长度刻度固定在正常范围（成年男性距门齿22～26cm，成年女性距门齿20～24cm）。 5.固定敷料干燥、清洁，无痰液、血液、呕吐物污染

五、质量评价标准

为保障患者安全，提高气管内插管护理质量，质控小组应定期对气管内插管护理质量进行检查。气管内插管护理质量评价标准见表3-2-2。

表3-2-2 气管内插管护理质量评价标准

评价内容	评价		备注
	是	否	
1. 护士知晓气管内插管的目的及重要性			
2. 气管内插管固定规范：固定松紧适宜，清洁干燥；管道通畅，无折叠、受压、扭曲			
3. 气管内插管标注置入深度及外露长度；气囊压力在规定范围内			
4. 患者口腔、鼻腔清洁；气管内插管通畅，气道痰液黏稠度Ⅱ度及以下			
5. 气管内插管固定敷料干燥、固定无松脱；清洁无渗血、渗液；受压部位皮肤完整，无破损			
6. 护士知晓气管的导管的拔管指征；拔管后观察记录内容			
7. 吸痰时严格遵守无菌操作；吸痰时间<15s；吸痰负压成人不超过400mmHg（53.3kPa），小儿不超过300mmHg（40.0kPa）			
8. 观察、记录患者神志、瞳孔、生命体征及有无躁动不安、人机对抗等情况，每小时1次（查看医嘱或护理记录）			
9. 护士知晓异常情况的评估判断、报告与处置（非计划性拔管及气管内插管导管堵塞的判断及处理）			
10. 健康教育 （1）患者和家属知晓气管内插管的目的和重要性。 （2）患者和家属知晓气管内插管期间的注意事项			

六、测试题

试题1　患者，男性，65岁，因脑外伤术后突然出现SpO$_2$进行性下降，吸痰后无改善，医嘱行气管内插管，予以呼吸机辅助呼吸。[（1）~（3）共用题干]

（1）男性成人经口气管内插管的深度是（　　　）。

A. 20~24cm

B. 22~26cm

C. 24~28cm

D. 26~30cm

（2）吸痰负压成人不超过（　　）。

A. 100mmHg　　　　　　　　　　　B. 200mmHg

C. 300mmHg　　　　　　　　　　　D. 400mmHg

（3）气囊压力的正常范围是（　　）。

A. 20～25cmH$_2$O　　　　　　　　　B. 25～30cmH$_2$O

C. 30～35cmH$_2$O　　　　　　　　　D. 20～30cmH$_2$O

试题2　患者，女性，66岁，全麻下行颅骨去骨瓣减压术，术后返回ICU，患者留置气管内插管，立即予以呼吸机辅助呼吸，模式同步间歇指令通气（SIMV）。［（1）～（3）共用题干］

（1）下列关于预防气道损伤错误的是（　　）。

A. 插管时动作轻柔、准确

B. 积极评估拔管指征，尽可能缩短留管时间

C. 按时监测气囊压力，避免充气压力过低

D. 按需吸痰，每次吸痰时间不超过15s，且吸痰管外径小于气管导管内径的1/2，吸痰负压在10.6～16.0kPa

（2）经气管内插管吸痰，吸痰管最大外径不能超过气管导管的（　　），负压不可过大。

A. 1/2　　　　　　　　　　　　　　B. 1/3

C. 1/4　　　　　　　　　　　　　　D. 1/5

（3）吸痰时发现患者气道内有痰痂，以下做法正确的是（　　）。

A. 加强湿化

B. 通知医师给予纤维支气管镜治疗

C. 滴入生理盐水稀释痰液，使痰痂脱落

D. 暂不处理，待堵塞气管后更换插管

第三节　气管切开导管护理

气管切开术是通过切开颈段气管前壁，置入气管套管，使患者通过重新建立的人工气道进行呼吸的一种急救手术，用于解除上呼吸道梗阻引起的呼吸困难。其原理是通过置入的人工气道维持呼吸并吸出气管、支气管内的分泌物或其他梗阻物，保持呼吸道通畅。气管切开导管护理在预防感染、保障

生命通道安全方面尤为重要。

一、目的

（1）预防或解除呼吸道梗阻，保持呼吸道通畅。

（2）抽吸呼吸道分泌物，防止误吸。

（3）辅助通气，维持有效呼吸。

二、适应证

（1）各种原因的喉梗阻（Ⅲ～Ⅳ度喉梗阻）和颈段气管阻塞。

（2）各种原因的下呼吸道分泌物阻塞。

（3）口腔、颌面、咽、喉、颈部手术的前驱手术。

（4）各种原因造成的呼吸功能障碍。

三、护理

（一）护理要点

1.固定

固定方法有系带固定法、缝线固定法、敷料固定法。具体方法如下。

方法一：缝线固定法（图3-3-1）。

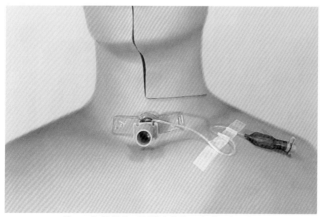

将PVC气管导管两侧翼直接缝于皮肤固定，气
囊延长管予"S"型高举平台法固定于肩侧

图3-3-1 缝线固定法

方法二：敷料固定法（图3-3-2）。

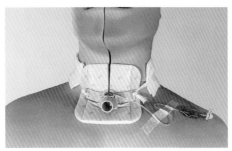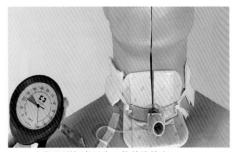

（a）将新型敷料完全覆盖于气管导管侧翼及气切伤口上，并暴露气管导管口（颈部两侧系带下各垫一块纱布保护皮肤）　　（b）定期监测气囊压力，使其维持在25～30 cmH$_2$O

图3-3-2　敷料固定法

方法三：系带固定法（图3-3-3）。

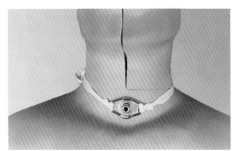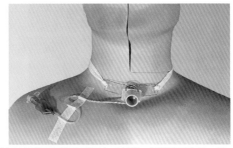

PVC或金属气管导管（系带固定法）：系带两端分别穿过导管两侧翼孔后固定于颈侧，松紧以可容纳一指为宜，气囊延长管予以"S"型高举平台法固定于肩侧

图3-3-3　系带固定法

2. 维护

（1）使用无菌纱布或医用气管切开泡沫敷料作为气管套管垫。无菌纱布气管套管垫应每日更换，如有潮湿、污染应及时更换；根据产品说明书使用泡沫敷料。应定时检查敷料及气管造瘘口周围皮肤，确保清洁干燥。

（2）每日清洁和消毒气管造瘘口和造瘘口周围皮肤。气管造瘘口清洁前宜进行气道吸引，保持气道通畅，清洁采用生理盐水，消毒采用含碘类或乙醇类皮肤消毒剂，消毒剂过敏者改用生理盐水。

3. 吸痰

（1）不宜频繁吸痰，以减少气管黏膜损伤。吸痰频率应根据分泌物量而定，如患者气切口可见痰液或闻及痰鸣音、SpO_2下降至95%以下、怀疑胃内容物反流误吸或上气道分泌物误吸、咳嗽排痰无力、需要获取痰液标本、带气囊的气管套管放气时等情况进行吸痰。

（2）吸痰管管径不宜超过气管内套管内径的1/2，宜选择有侧孔的吸引管，吸痰前后宜给予氧气吸入。

（3）吸痰前不宜向气道内滴入湿化液，仅在气道分泌物黏稠且常规治疗手段效果有限时，可在吸引时滴入湿化液。进食后30min内不宜进行气道吸引。

（4）每次吸痰前应检查负压，成人负压控制在400mmHg（53.3kPa）以内，小儿负压控制在300mmHg（40.0kPa）以内，痰液黏稠者可适当增加负压。插入吸痰管时应零负压，每次吸引应在15s内完成，连续吸引应＜3次。

（5）带气囊的气管套管气囊压力应维持在25～30cmH$_2$O，每4～6h监测气囊压力和放气1次，每次放气30min左右。

（6）吸痰过程中应观察患者呼吸、面色及痰液量、颜色和性质等，如有异常应立即暂停吸引。

（7）应评估吸痰后的效果，观察气道吸引后的不良反应。

4. 气道湿化

（1）气道湿化方式分为持续气道湿化和间歇气道湿化，湿化方式的选择应根据病情、活动度、呼吸道功能及痰液的颜色、性质和量等因素综合考虑。术后早期卧床期间可采取持续气道湿化，能下床时可采取间歇气道湿化。

（2）可使用注射器、滴瓶、雾化器、喷瓶等间断湿化装置向患者气道间歇滴入或喷入湿化液。持续气道湿化装置可采用微量泵、输液泵、输液装置、加温湿化系统或湿热交换器等将湿化液持续注入气道内。有明显血性痰液、痰液黏稠且痰液多的患者不应使用湿热交换器。

（3）气道湿化液可选用0.45%或0.9%氯化钠注射液；使用加温湿化系统时应选用灭菌注射用水。发生感染、痰液黏稠时，应遵医嘱使用黏液稀释剂、黏液促排剂等药物进行湿化。

5. 套管更换

（1）备好换管所需物品，确认需要更换气管套管的型号及规格。

（2）协助患者取适当体位，经气管套管和口腔充分吸引痰液。

（3）配合医师更换气管套管时，应同时观察患者面色、痰液及生命体征变化等。

（4）气管套管更换后，应检查套管固定是否正确及患者呼吸情况等，并做好记录。

6. 清洗与消毒

（1）每日气管内套管宜清洗消毒至少2次。

（2）气管内套管宜在流动水下清洗，清洗后的气管套管壁上应无肉眼可见的附着物，对光检查确认通畅。

（3）目前常用多酶稀释液浸泡3～5min，使内套管上附着的有机物被分解，再用3%过氧化氢浸泡时间≥15min，75%乙醇浸泡时间≥30min，2%戊二醛浸泡时间≥20min，消毒后用0.9%氯化钠注射液、无菌水、蒸馏水或冷开水彻底冲洗干净，待干燥后立即放回外套管内。

7. 拔管

（1）堵管前评估患者的意识状况、自主呼吸、咳嗽反射、吞咽反射、清理呼吸道的能力、痰液颜色、痰液性质、痰液量及有无肺部感染等；连续堵管 24～48h后，患者呼吸平稳，无憋气及缺氧症状，痰液能经口腔咳出，睡眠安稳，即可拔管。

（2）拔管后观察气管造瘘口胶布或张力性敷料是否固定牢固，伤口是否对合好；观察患者呼吸、咳痰、吞咽及进食等情况；备好床旁紧急气管切开用物，以防拔管后出现呼吸困难。

（二）常见并发症预防与处理

1. 气管造瘘口感染

（1）预防　保持气管造瘘口周围敷料清洁干燥，潮湿污染后及时更换。

（2）处理

① 观察感染的气管造瘘口，记录红肿、肉芽组织、渗出物、异常气味及不适主诉等，告知医师。

② 遵医嘱做好气管造瘘口清创和换药。

2. 出血

（1）预防

① 操作时动作轻柔；

② 密切观察痰液颜色及伤口敷料渗血情况。

（2）处理

① 通知医师，少量出血时，将气囊充气以防止血液进入气道，协助医师填塞凡士林油纱条或明胶海绵；

② 出血量较大时，检查伤口，协助医师结扎止血。

3. 皮下气肿

（1）预防　避免操作不当引起患者剧烈咳嗽。

（2）处理

① 密切观察患者皮下气肿范围有无变化，有无呼吸困难，及时通知医师；

② 皮下气肿一周没消失，必要时拆除缝合线，敞开伤口，行胸部CT检查，排除气胸和纵隔气肿，呼吸困难者行胸腔闭式引流。

（三）异常情况预防与处理

1. 气管套管堵塞

（1）预防

① 密切观察患者呼吸和痰液的变化，及时吸痰；

② 观察吸痰管插入时的阻力情况及可插入深度，及时调整湿化模式。

（2）处理

① 内套管堵塞时，取出内套管，继续予吸氧，清洗消毒内套管并重新置入；

② 外套管堵塞时，经口咽气道湿化、吸痰、吸氧，立即通知医师，做好换管或重新置管等用物准备；

③ 密切观察患者的生命体征变化并记录。

2. 气管套管脱管

（1）预防　颈部肿胀消退后或水肿加剧时及时调整固定带，固定带松紧以带子和皮肤之间刚能伸进一指为宜。

（2）处理

① 立即通知医师，将患者置于去枕仰卧位；用无菌持物钳撑开气管造瘘口；

② 使用面罩高流量吸氧，做好重新置管的用物准备和急救护理。

（四）健康教育

（1）告知患者和家属气管切开的目的、重要性、留置时间及注意事项等，包括置管后患者不能正常发音，需要使用纸和笔、文本转语音设备、眨眼或打手势等方式沟通；带管期间指导患者有效咳嗽，对于被迫体位为长时间仰卧位的患者，可定时叩击两侧胸廓促进排痰。

（2）告知患者和家属常见并发症、异常情况及其预防处理方法，如有敷料渗湿、脱落等，需及时告知医护人员处理。

四、操作要点

为保证气管导管通畅，减少并发症的发生，医护人员应定期进行气管切开导管护理，具体操作要点见表3-3-1。

表3-3-1　气管切开导管护理操作要点

要点	内容
评估要点	1. 特殊用物：泡沫敷料、气切纱布、气囊测压仪、听诊器、换药包。 2. 自身要求：严格手卫生，戴手套、外科口罩/医用防护口罩、一次性帽子、护目镜/防护面罩、隔离衣/防护服。 3. 环境要求：室温18～22℃，湿度50%～60%，拉床旁隔帘。 4. 患者：听诊双肺呼吸音，评估患者颈部皮肤、切口敷料、气管切开伤口。 5. 气管导管的种类、导管固定方式等
实施要点	1. 换药 （1）携用物至床旁，核对患者身份，解释气管切开导管护理目的。 （2）听诊患者呼吸音，确定是否需要吸痰。 （3）取去枕仰卧位或半卧位，暴露换药部位。 （4）戴清洁手套，取下气管切开导管口雾化罩及周围污染敷料，并观察切口及敷料渗血、渗液情况，脱手套，洗手。 （5）置弯盘于患者颌下，铺治疗巾于患者前胸部。 （6）打开换药包，备好生理盐水和络合碘棉球，气切纱布/泡沫敷料。 （7）戴无菌手套，将弯盘置于无菌巾上。 （8）用生理盐水棉球弧形清洁擦拭伤口（导管口—导管口周围—对侧导管翼—切口上方—对侧切口周围—切口下方—近侧切口周围，上下直径≥10cm），再用络合碘棉球消毒气管导管外露部分及瘘口周围皮肤，步骤同清洁方法。 2. 固定：将无菌气切纱布或新型敷料完全覆盖于气管导管侧翼及气切伤口上（气管导管侧翼缝在皮肤上时），持续雾化湿化可妥善固定气切雾化罩保护气管导管开口。如气管导管为系带法固定方式，则应将无菌气切纱布或新型敷料垫于气管导管两侧翼下方，并暴露气管导管口（颈部两侧系带下各垫一块纱布保护皮肤）
评价要点	1. 气管导管通畅。 2. 气管导管处敷料清洁，皮肤无感染、压痕。 3. 固定妥善、系带松紧度适宜。 4. 气囊压力大小合适。 5. 痰液黏稠度Ⅰ～Ⅱ度。 6. 患者可耐受

五、质量评价标准

为保障患者安全，提高气管切开导管护理质量，质控小组应定期对气管切开导管护理质量进行检查。气管切开导管护理质量评价标准见表3-3-2。

表3-3-2　气管切开导管护理质量评价标准

评价内容	评价		备注
	是	否	
1. 护士知晓气管切开导管目的及重要性			
2. 气管导管固定松紧适宜：系带一端绕颈部一圈在另一侧打死结，颈部两侧垫纱布于系带下，保护皮肤，固定带松紧度以带子和皮肤之间刚能伸进一指为宜			
3. 气管导管通畅，根据患者痰液黏稠度进行合理湿化			
4. 气管导管造瘘口处敷料干燥、固定无松脱；清洁，无渗血、渗液；切口处皮肤无感染、溃烂、压痕			
5. 气管导管气囊压力应维持在25～30cmH_2O。气囊压力测量时避免咳嗽、咳痰、憋气、呃逆、体位改变、躁动等情况			
6. 护士知晓金属气管内套管如何清洗消毒			
7. 护士知晓气管导管堵管注意事项；拔管前堵管24～48h			
8. 护士知晓气管导管的拔管指征；拔管后观察、记录			
9. 观察、记录患者生命体征、面色及痰液的性质、颜色和量等情况，至少每班1次（查看医嘱或护理记录）			
10. 护士知晓并发症及异常情况的评估判断、预防与处置，如气管堵管、气管脱管、气管造瘘口感染、出血、皮下气肿的异常表现与处理			
11. 健康教育 （1）患者和家属知晓气管切开术的目的和重要性。 （2）患者和家属知晓气管切开导管留置期间的注意事项			

六、测试题

试题1　患者，男性，60岁，因喉部鳞癌入院，入院时生命体征正常。入院第四日09:00在全麻下行喉全切术并淋巴结清扫术加气管切开术。12:30术毕回病房，去枕平卧6h，即时测体温37℃、脉搏88次/min、呼吸频率20次/min、血压100/70mmHg。切口敷料干燥、无渗血，喉部未闻及痰鸣音。遵医嘱每2h测一次生命体征。术后14h护士巡视病房发现患者喉部有痰鸣音，立即行吸痰护理。[（1）、（2）共用题干]

（1）气管导管气囊压力应维持在（ ），每 $4 \sim 6h$ 监测气囊压力和放气 1 次。

A. $10 \sim 15cmH_2O$　　　　　　　　B. $15 \sim 20cmH_2O$

C. $20 \sim 30cmH_2O$　　　　　　　　D. $30 \sim 40cmH_2O$

E. $25 \sim 30cmH_2O$

（2）护士为该患者吸痰，插入吸痰管时应零负压，每次吸引应在（ ）内完成，连续吸引应小于（ ）次。

A. 10s，2　　　　　　　　B. 15s，2

C. 20s，1　　　　　　　　D. 15s，3

E. 20s，3

试题 2　患者，女性，72 岁，因舌癌入院，在全麻下行左舌颌颈联合根治术 + 左股前外侧皮瓣移植修复术 + 气管切开术，手术历时 7h，于当日 16:00 术毕送入 ICU，测生命体征正常，患者痰多黏稠，术后医嘱予吸痰护理。［多选题，（1）～（3）共用题干］

（1）患者按需吸痰指征包括（ ）（多选题）。

A. 患者气切口可见痰液或闻及痰鸣音

B. SpO_2 下降至 95% 以下

C. 怀疑胃内容物反流误吸

D. 咳嗽排痰无力

E. 带气囊的气管套管放气时

（2）吸痰过程应观察患者的（ ）。

A. 呼吸　　　　　　　　B. 面色

C. 痰液颜色　　　　　　　　D. 痰液性质

E. 痰液量

（3）气管导管堵塞时，护士应（ ）。

A. 密切观察患者呼吸和痰液的变化，及时吸痰

B. 观察吸痰管插入时的阻力情况及吸痰管可插入深度，及时调整湿化模式

C. 内套管堵塞时，取出内套管，继续吸氧，清洗消毒内套管并重新置入

D. 外套管堵塞时经口咽气道湿化吸痰、吸氧，立即报告医师，做好换管或重新置管用物准备

E. 密切观察生命体征变化并做好记录

第四节　胸腔闭式引流管护理

胸腔闭式引流术是将引流管一端放入胸腔内，而另一端接入比其位置更低的水封瓶，以排除胸膜腔内的渗液、血液及气体，促进肺复张，消除术后残腔，重建胸膜腔内负压，维持纵隔的正常位置，促进肺功能恢复。胸腔闭式引流广泛地应用于血胸、气胸、脓胸的引流及开胸术后，对于疾病的治疗起着十分重要的作用。留置胸腔闭式引流管期间，必须保障引流的密闭性，除保持引流管与胸腔闭式引流瓶的连接紧密外，在胸腔闭式引流置管伤口处进行有效固定也至关重要。

一、目的

（1）引流胸腔内积气、血液和渗液。

（2）重建胸腔内负压，保持纵隔的位置正常。

（3）促进肺复张。

二、适应证

（1）中量、大量胸腔积气或积液患者。

（2）经胸腔穿刺术治疗，肺无法复张者。

（3）需使用机械通气或人工通气的气胸或血气胸者。

（4）拔除胸腔引流管后气胸或血胸复发者。

（5）开胸手术者。

三、护理

（一）护理要点

1.固定

（1）术后用缝线将胸腔引流管固定于胸壁，再使用专用固定器固定于引流管口周围皮肤上，并紧密连接引流管各连接处，以防引流管意外脱出或脱管。

（2）引流管不可固定于床或护栏上，以防因翻身、活动搬动时牵拉而脱出。

（3）对躁动不安的患者应有专人陪护，遵医嘱予以保护性约束，避免将胸腔引流管拔出。

（4）如引流管接的是引流袋，当引流袋满3/4时及时倾倒引流液，防止因重力作用将胸腔引流管带出。

2. 标识

（1）黄色标识，标识粘贴于距胸腔引流管末端2～5cm处。

（2）注明引流管名称、留置时间、置管者姓名。

3. 维护

（1）患者一般采取半卧位，以利于胸腔引流。

（2）妥善放置引流管，避免引流管扭曲、折叠、受压，保持引流通畅。

（3）引流管各连接处应保持密封，引流瓶内盛无菌生理盐水，长管浸入液面下3～4cm，并做好标记。引流瓶应低于胸部引流平面60～100cm，禁止高于引流平面，以免引流液逆流入胸腔导致感染。

（4）术后当日需1～2h挤压引流管1次，如引流液多者应15～30min挤压1次；观察长管中水柱波动幅度和水柱高度；定时检查引流管是否受压、扭曲、滑脱和堵塞。如挤压引流管或嘱患者用力咳嗽后，无水柱波动或液体、气体引流出，则应考虑为堵塞。

胸腔闭式引流管护理流程要点见图3-4-1。

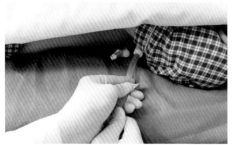
（a）胸部引流管评估

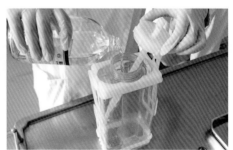
（b）引流瓶内倒入无菌生理盐水

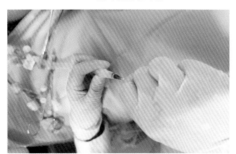
（c）分离引流瓶

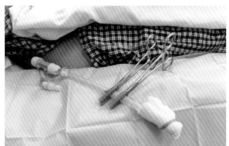
（d）纱布包裹引流管接口

图3-4-1

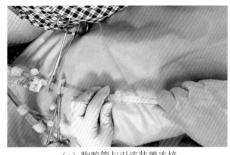
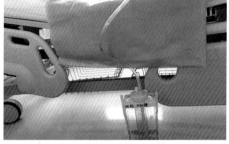

（e）胸腔管与引流装置连接　　　　　　　　（f）松开夹闭的胸腔管

图3-4-1　胸腔闭式引流管护理流程要点

4. 病情观察

（1）观察引流量、颜色及性质，以及水柱波动情况，有无溢气现象。每班交接班时在引流瓶上做标记，并记录引流量、颜色及性质。若引流物呈鲜红色，且持续3h以上≥4～5mL/（h·kg），则说明胸腔内有活动性出血，应立即报告医师处理；若引流物为脓性分泌物多为胸内感染；若为乳糜样液则可能是淋巴导管受损导致乳糜胸。

（2）观察患者生命体征的变化，尤其是心率和血压的变化，警惕胸腔内出血及感染。

（3）观察伤口敷料有无渗血、渗液或松脱，有无皮下气肿现象。

（4）引流瓶满3/4瓶或遵医嘱进行更换。

5. 拔管

胸腔引流管拔管时间一般可在术后48～72h，特殊患者需延长拔管时间，如脓胸患者。

（1）拔管指征

① 引流瓶中无气体溢出，引流液明显减少且颜色变浅，24h引流液量＜50mL，脓液＜10mL；

② 胸部X线显示肺复张良好、无漏气；

③ 患者无呼吸困难或气促，且呼吸音听诊正常。

（2）注意事项　拔管前嘱患者先深吸一口气，在深吸气末屏气，迅速拔管，并立即用凡士林纱布和厚敷料封闭胸壁伤口，包扎固定。

（3）拔管后护理　拔管后24h内，应注意观察患者有无胸闷、呼吸困难、发绀、切口漏气、渗液、出血和皮下气肿等，如发现异常及时处理。

（二）常见并发症预防与处理

1. 复张性肺水肿

（1）预防

① 肺长期（≥7天以上）被压缩的患者，首次排液量≤1000mL，抽液在500mL左右，尽可能少量、多次、间断性引流；

② 大量排气、排液、引流气体、液体时或术后，需密切观察患者，高度警惕复张性肺水肿的发生；

③ 严格掌握胸腔闭式引流负压吸引的适应证，若需负压吸引，其压力≤20cmH$_2$O（1.96kPa）；

④ 开胸手术双腔管麻醉时，要间歇性双肺通气，避免术侧肺长时间萎陷，麻醉苏醒过程中，手控气囊复张肺，速度缓慢，潮气量约600mL；

⑤ 控制输液量和输液速度，密切观察尿量，必要时进行中心静脉压监测及床头胸部X线片。

（2）处理

① 患者短时间内发生胸闷、气短、心悸、持续或频繁咳嗽，高度警惕复张性肺水肿的发生，立即停止有关操作，报告医师并协助处理，可向胸内注入200mL左右的气体或液体；

② 保持呼吸道通畅，采用患侧向上的侧卧位，利于患者排痰，根据患者病情采用不同的吸痰方式；

③ 鼻导管及面罩给氧时，吸氧浓度≥50%，同时加入祛泡剂（如50%酒精），轻度低氧血症者吸氧后即可纠正，进行气管内插管和气管切开者，选用呼气末正压机械通气，压力为5.0cmH$_2$O（0.49kPa）；

④ 进行深静脉置管，监测患者中心静脉压，有效控制输液量和输液速度，以维持血容量；

⑤ 遵医嘱应用肾上腺皮质激素，增加肺毛细血管膜的稳定性，同时应用利尿药（如呋塞米、氢氯噻嗪）、强心药（如西地兰）、氨茶碱等药物，纠正水电解质和酸碱失衡；

⑥ 酌情应用糖皮质激素，控制液体入量，严格监测病情与酸碱平衡。

2. 纵隔摆动

（1）预防

① 大量积液、积气引流时应控制引流速度，一般放500mL后夹管

5～10min，根据患者的情况再放500mL后再夹管，避免一次放气、放液过多过快；

②剧烈咳嗽者嘱勿用力过度，必要时应用镇静镇咳药。

（2）处理　迅速通知医师并协助抢救。

3. 皮下气肿

（1）预防

①引流管粗细适宜，切口大小适当；

②妥善固定引流管，并保留引流长度约100cm，以防患者翻身、活动时脱出胸腔。

（2）处理

①局限性皮下气肿，不需特殊处理，患者可自行吸收；若有疼痛、肿胀，应向患者解释原因，必要时遵医嘱给予镇痛药物；

②广泛性皮下气肿，患者可出现疼痛、呼吸困难等症状，通知医师，并协助进行患者皮下切开引流或粗针头穿刺，排出气体减轻症状。

4. 肺不张

（1）预防

①做好术前教育，解释术后咳嗽、咳痰对肺扩张的重要性；

②术后生命体征平稳后，嘱患者取半卧位，术后第一天鼓励患者下床活动；

③术后鼓励患者有效咳嗽、咳痰，定时翻身拍背；

④鼓励患者做吹气球动作，利于肺部扩张。

（2）处理　胸部X线片检查显示明显肺不张，可经鼻导管或支气管镜吸痰，必要时行气管切开，以利于引流液的排出及肺部扩张。

5. 血胸

（1）预防

①保持患者情绪稳定，避免躁动不安；

②减少变换体位次数；

③妥善固定引流管，避免摩擦血管而并发血胸。

（2）处理

①立即建立静脉通路，通过止血、扩容、抗感染等处理后出血停止；

②密切观察引流液的颜色、性质和引流量，如引流液为鲜红色且引流量

突然增多，患者出现休克等症状时，<u>应立即通知医师进行处理，必要时进行手术止血</u>。

6.胸腔内感染

（1）预防

① 按规程操作手术，胸腔闭式引流管放置低于胸腔60～100cm；

② 定时夹闭引流管，避免因引流时间过长引起伤口逆行感染；

③ 搬动患者时，先夹闭引流管，搬动完毕再松开，以防引流液倒流入胸膜腔；

④ 严格无菌操作，引流口敷料1～2天更换1次，如有脱落或污染时应及时更换，以免感染；

⑤ 密切观察患者体温变化。

（2）处理

① 根据致病微生物对药物的敏感性，遵医嘱应用有效的抗生素治疗；

② 对高热患者予以冰敷、乙醇擦浴等物理降温措施，鼓励患者多喝水，必要时遵医嘱予以药物降温；

③ 伤口有脓液渗出时，应勤换药，必要时行胸腔冲洗；

④ 全身支持疗法，如补充营养和维生素、维持水电解质平衡、纠正贫血。

7.气胸

（1）预防　在搬动患者或更换引流瓶前，应先夹住引流管，以免引起气胸。

（2）处理

① 若引流管与引流瓶连接处脱落，应立即夹闭引流管并更换引流装置，嘱患者用力咳嗽或做深呼吸，以排出进入的空气；

② 若引流管从胸腔滑脱，立即用凡士林纱布及无菌纱布按压创口，并通知医师。

（三）异常情况预防与处理

1.疼痛

（1）预防

① 调整引流管的位置，避免引流管与胸膜摩擦；

② 避免引流管过度牵拉。

（2）处理

① 适当调整引流管的位置或应用镇痛药；

② 予以局部封闭减轻疼痛。

2. 引流管阻塞

（1）预防

① 密切观察水封瓶内玻璃管水柱是否随患者呼吸节律上下波动，定时挤压引流管，保持引流通畅；

② 鼓励患者尽早下床活动，进行深呼吸、有效咳嗽，必要时每2h给予一次拍背体疗。

（2）处理　若水柱不波动，患者出现胸闷、气急等情况，应怀疑引流管阻塞，及时检查引流管有无扭曲受压、有无血凝块堵塞，如有血凝块堵塞应及时通知医师处理。

3. 非计划性拔管

（1）预防

① 妥善固定引流管，保留引流长度约100cm，以防患者翻身、活动时引流管脱出胸腔；

② 严格交接班，密切观察引流管是否脱落；

③ 做好患者及家属的健康教育，提高其防范意识及管道自护能力；

④ 严格遵守操作规程，治疗、护理中动作轻柔，注意保护导管，防止导管脱落。

（2）处理

① 若引流管与引流瓶连接处脱落，应立即夹闭引流管并更换引流装置；

② 若引流管从胸腔滑脱，立即用凡士林纱布及无菌纱布按压创口，并通知医师；若按压创口后患者迅速出现呼吸困难、皮下气肿等症状，应揭开纱布，排除胸腔气体；

③ 协助医师进一步处理。

（四）健康教育

（1）告知患者及其家属胸腔引流的目的、重要性、留置时间及注意事项。

（2）翻身时保证引流管长短适宜，在确保引流瓶低于胸廓出口平面的情况下可适当提起引流瓶。

（3）转运患者：双钳夹管后，引流瓶置于床上患者双下肢之间，防止滑脱。

（4）下床活动时引流瓶位置应低于膝关节，并保证引流瓶处于密封状态。

（5）鼓励患者深呼吸、咳嗽、变换体位，促进积液、积气的排出和肺复张。

四、操作要点

为保证引流效果，减少并发症的发生，医护人员应定期进行胸腔闭式引流管护理，具体操作要点见表3-4-1。

表3-4-1　更换胸腔闭式引流管护理操作要点

要点	内容
评估要点	1. 特殊用物：闭式引流装置、剪刀、垫巾。 2. 人员准备：具有执业资格的医护人员，穿戴整洁、洗手、戴口罩。 3. 评估引流液量、颜色及性质，引流管是否通畅，引流瓶低于胸部引流平面60～100cm；评估伤口，敷料干燥、固定，无渗血、渗液，无皮下气肿；挤压引流管时，在距胸腔引流管插管口10～15cm处，双手前后放置分别握住胸腔引流管，后面的手捏紧管道，同时，前面的手用力快速挤压管道，使气流反复冲击引流管口，然后再松开后面的手，通过负压引出胸腔内容物
实施要点	更换引流瓶： 1. 向患者及家属做好健康教育。 2. 协助患者取半卧位。 3. 打开引流装置，将无菌生理盐水倒入闭式引流瓶内，水平面与水位线平齐，长管没入无菌生理盐水中3～4cm，并保持直立。 4. 用两把止血钳夹闭胸腔引流管，将胸腔管与连接管从连接处分开，用络合碘棉签消毒引流管连接口。 5. 用无菌纱布包裹消毒后的引流管接口，放于无菌中单上。 6. 将胸腔引流管与新的引流装置正确连接，引流瓶低于胸壁引流口60～100cm。 7. 松开夹闭胸腔引流管的两把止血钳
评价要点	1. 管道置入处敷料干燥、固定无松脱；清洁无渗血、渗液、皮下气肿。 2. 管道引流通畅，长管内水柱波动（正常4～6cm），咳嗽时有无气泡逸出。 3. 引流瓶低于胸部引流平面60cm

五、质量评价标准

为保证引流效果，减少并发症的发生，质控小组应定期进行胸腔闭式引流管护理质量检查，质量评价标准见表3-4-2。

表3-4-2　胸腔闭式引流管护理质量评价标准

评价内容	评价		备注
	是	否	
1. 护士知晓胸腔引流的目的及重要性			
2. 管道标识规范：距胸腔引流管末端2～5cm处贴黄色引流管标识；注明引流管名称、留置时间、置管者姓名			
3. 管道置入处敷料干燥、固定无松脱；清洁无渗血、渗液、皮下气肿			
4. 管道引流通畅，无打折、受压、扭曲；观察长管内水柱波动（正常4～6cm），咳嗽时有无气泡逸出			
5. 护士知晓管道引流液收集装置的放置位置：引流瓶低于胸部引流平面60～100cm			
6. 护士现场评估引流液的量、颜色和性状是否正常；提问护士异常情况下引流液的量、颜色和性质			
7. 观察、记录患者生命体征及有无胸部疼痛、呕吐等症状，至少每4h 1次（查看医嘱或护理记录）			
8. 护士知晓留置胸腔引流管的拔管指征			
9. 护士知晓异常情况（引流管堵塞判断及处置，引流管脱出处置）的评估判断、报告与处置			
10. 健康教育 （1）患者和家属知晓留置的目的、时间及注意事项。 （2）患者和家属知晓胸腔闭式引流管留置期间的注意事项。 （3）患者和家属知晓插管后的注意事项			

六、测试题

试题1　患者，男性，69岁，因3个月前体检行胸部CT发现右下肺结节，无发热、胸闷、气促、呼吸困难、头痛、全身骨关节痛，就诊于当地医院，予以抗感染治疗，1个月前于我院复查CT提示：①右肺下叶背段纯磨玻璃结节同前：LU-RADS 4B类；② 右肺中叶内侧段少许炎症。门诊以"右下肺结节"收入院。积极完善术前准备，在全麻下行胸腔镜下右下肺肺段切除术，术中留置右侧胸腔引流管返回病房。[（1）～（3）共用题干]

（1）判断胸腔引流管是否通畅的最简单方法是（　　　）。

A. 检查引流管有无扭曲

B. 检查患者呼吸音是否正常

C. 观察水封瓶中长管内水柱波动情况

D. 观察水封瓶内有无血性液体

（2）胸腔闭式引流管的护理不正确的是（　　）。

A. 留置胸腔闭式引流管的患者一般取半卧位

B. 更换胸腔闭式引流瓶时，应双钳夹闭引流管，防止空气进入胸膜腔

C. 留置胸腔闭式引流管后，患者应减少活动，以免造成脱管

D. 如发生非计划性拔管时，应立即封闭引流口

（3）以下胸腔闭式引流术患者预防胸腔内感染错误的是（　　）。

A. 按流程操作手术，胸腔闭式引流管放置低于胸部引流平面50cm

B. 定时夹闭引流管，避免因引流时间过长引起伤口逆行感染

C. 搬动患者时，先钳闭引流管，搬动完毕再松开，以防引流液倒流入胸膜腔

D. 严格无菌操作，引流口敷料1～2天更换1次，如有脱落或污染时应及时更换，以免感染

试题2　患者，男性，16岁，4个月前无明显诱因出现胸闷、气促，无发热、盗汗、头痛、胸痛、骨关节痛等不适，就诊于当地医院，检查发现右侧气胸，予以胸腔闭式引流术等对症处理后症状好转。20天前患者再次出现胸闷，行CT检查发现右侧气胸而入住我院。完善术前准备后，在全麻下行胸腔镜下肺大疱缝扎术，术中留置右侧胸腔引流管返回病房。[（1）、（2）共用题干]

（1）如患者需排气、排液，引流气体、液体或术后，需密切观察患者，高度警惕（　　）的发生。

A. 复张性肺水肿　　　　　　　　B. 出血

C. 呼吸困难　　　　　　　　　　D. 剧烈咳嗽

（2）肺大疱术后胸腔引流管拔管指征不正确的是（　　）。

A. X线片显示肺复张良好　　　　B. 24h引流液小于50mL

C. 无呼吸困难及气促　　　　　　D. 引流瓶中有气泡溢出

第五节　胸腔/心包穿刺引流管护理

胸腔/心包穿刺引流是指借助穿刺针直接刺入胸腔/心包腔，达到引流出胸腔/心包内积液的诊疗技术。胸腔/心包穿刺必须在无菌技术下进行，穿刺部位不可过深，以免刺破心房、心室或冠状动脉造成心包腔大量积血。术后必须加强引流管护理，以减少心律失常、继发感染、气胸及腹部器官损伤等并发症的发生，对保证引流效果具有重要意义。

一、目的

（1）引流胸腔/心包腔内的积液，降低胸腔/心包腔内压，是急性心脏压塞的急救措施。

（2）通过穿刺抽取胸腔/心包积液，做生化测定涂片，寻找细菌和病理细胞，做结核分枝杆菌和其他细菌培养，以鉴别各种性质的胸腔/心包疾病。

（3）通过胸腔/心包穿刺注射抗生素等药物进行治疗。

二、适应证

（1）心包炎伴积液需要确定病因或者治疗者。

（2）胸腔/心包内大量积液有心脏压塞症状者。

三、护理

（一）护理要点

1. 固定

（1）胸腔/心包引流管置管用透明敷贴和（或）缝线固定，注意翻身时留有足够的长度，以防意外脱出。

（2）透明膜外的导管部分使用一次性无菌透明敷贴固定于皮肤表面，或使用"工"型胶布进行二次固定，定时检查固定是否妥当及受压处皮肤情况，防止管道牵拉、扭曲、打折，避免因管道压迫造成压力性损伤。

（3）引流袋悬挂于床侧边的挂钩上，低于穿刺点平面。具体方法见图3-5-1。

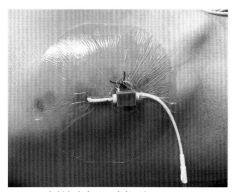 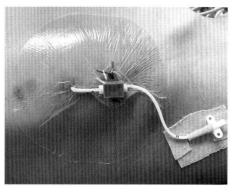

（a）以穿刺点为中心，消毒面积＞15cm×15cm，待干后用15cm×15cm透明敷贴覆盖穿刺部位　　（b）使用"工"型胶布进行二次固定

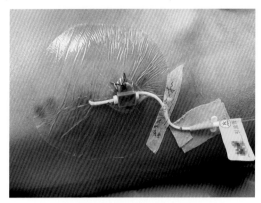

（c）贴好透明膜更换的标识和置管标识

图3-5-1　胸腔引流管固定

2. 标识

（1）胸腔/心包引流管用黄色标识，标识粘贴于距胸腔/心包引流管末端2～5cm处。

（2）注明引流管名称、留置时间、操作者姓名及胸腔/心包穿刺引流管置入和外露长度。

3. 病情观察

（1）观察引流液的量、颜色、性质。常规术后3h内引流液较多，之后引流液的颜色逐渐变淡。需动态观察某段时间引流液的量、颜色、性质的变化时，遵医嘱更换引流袋。

（2）密切观察患者生命体征、心律、心率、意识。

（3）根据患者胸腔/心包引流液的量更换引流袋，避免引流袋内液体超过3/4。

4. 拔管指征

在置管后48～72h，引流量明显减少，且颜色逐渐转为淡红色或黄色，引流量在30mL/d以下，即可拔除引流管。

（二）常见并发症预防与处理

1. 心包引流管

（1）出血

① 预防　置管时，穿刺针一旦抽到液体，立刻停止进针，缓慢送入柔软

的导引钢丝，可降低出血的发生风险。

② 处理

a.观察意识，每小时监测1次生命体征；重点观察心率、心律变化。

b.每小时观察引流液的量、颜色和性质；

c.必要时，配合医师及时拔管，出现心搏骤停需立即抢救。

d.积极完善开胸的术前准备，进行交叉合血、备血等。

（2）心律失常

① 预防　选择合适的穿刺角度和深度，可有效降低心律失常的发生率。

② 处理

a.密切观察心电波形的变化；

b.遵医嘱使用抗心律失常药物；

c.发生室颤时，立即进行电除颤。

（3）迷走神经反射

① 预防　密切观察患者生命体征的变化，备好阿托品等抢救药物。

② 处理

a.发现患者血压降低、心率进行性减慢、面色苍白、出汗、恶心、呕吐等症状时，需警惕迷走神经反射；

b.立即停止穿刺；

c.如果症状不能缓解，遵医嘱予阿托品治疗。

（4）心脏压塞或心脏破裂

① 预防

a.穿刺点选择在积液量较多且离心包最近的部位；

b.术前超声定位，或超声引导下穿刺，测量穿刺部位至心包的距离，确定进针深度，缓慢进针。

② 处理

a.患者新出现烦躁、胸闷、呼吸困难、出汗和意识模糊等症状，或症状加重，需警惕心脏压塞或心脏破裂；

b.密切观察引流液的量、颜色、性质，引流出血性、可凝液体，要高度重视；

c.使用止血剂，不能轻易拔除引流管；

d.若出血不止，则应立即配合医师做好开胸止血的术前准备工作。

2.胸腔引流管

（1）导管相关性感染

① 预防

a.定时维护管道，严格无菌操作，落实管道风险评估；

b.加强导管相关知识的宣教，提高患者依从性；

c.对于不配合的患者需进行健康教育，必要时进行保护性约束。

② 处理　患者一旦出现体温升高、胸痛加剧等症状时，应及时报告医师，遵医嘱应用抗生素治疗。

（2）复张性肺水肿

① 预防

a.观察并记录24h引流液的量、颜色、性质；

b.引流不宜过快，第一次放液不超过600mL，24h内不超过1000mL。

② 处理

a.患者短时间内发生胸闷、气促、心悸、持续或频繁咳嗽，应高度警惕复张性肺水肿的发生，需立即停止有关操作，报告医师并协助医师向胸内注入200mL左右的气体或液体；

b.保持呼吸道通畅，采用健侧卧位，利于患者排痰，根据患者病情采用不同的吸痰方式；

c.必要时，给予吸氧及呼吸支持治疗；鼻导管及面罩给氧时，吸氧浓度≥50%，轻度低氧血症者吸氧后即可纠正；若患者病情较严重，需进行气管内插管和气管切开，选用呼气末正压机械通气，压力为$5.0cmH_2O$（0.49kPa），以维持肺泡开放，降低肺泡表面张力，提高氧分压至临床可以接受的水平；

d.维持血容量，必要时进行深静脉置管，监测患者中心静脉压，有效控制输液量和输液速度，控制液体入量。

e.遵医嘱应用糖皮质激素，做好用药的观察与护理，维持体液与酸碱平衡。

（三）异常情况预防与处理

1.堵管

（1）预防

① 每班进行导管交班，密切观察引流液的颜色、性质和量。

② 观察引流管液面可随患者呼吸运动、脉搏节律出现1cm左右的波动；

③ 每次抽液完毕，注射肝素生理盐水充满整个引流导管可预防堵塞。

（2）处理

① 用无菌钳夹闭引流管近端，由近至远挤压引流管，松开无菌钳，观察有无液体流出；

② 立即报告医师，由医师根据患者病情决定是否进行溶栓、拔管或重新置入引流管；

③ 用穿刺时的导引钢丝或多功能穿刺针芯浸泡消毒后重新插入引流导管内疏通，或调整导管的位置。

2. 非计划性拔管

（1）预防　进行二次固定；每班进行导管交接，检查导管固定缝线是否完好，固定是否妥善；加强患者和家属的宣教，强化其预防导管脱出的意识。

（2）处理

① 报告医师，立即予以无菌纱布覆盖，防止空气进入胸腔/心包腔；

② 安慰并协助患者取平卧位或健侧卧位，避免大幅度翻身活动；

③ 密切观察引流液的性质、颜色、量，由医师根据患者病情决定是否重新置入引流管；

④ 密切观察患者生命体征的变化，加强巡视，严格床旁交接班。

（四）健康教育

（1）告知患者和家属胸腔/心包引流的目的、重要性、留置时间及注意事项。

（2）卧床时保持引流袋位置正确，指导患者在床上活动，根据穿刺点平面高度的变化随时调节引流袋悬挂高度，确保引流管低于穿刺点平面10～15cm。

（3）翻身、活动时，夹闭引流管，妥善固定，保证引流管长短适宜，避免牵拉，防止引流管滑脱。

（4）拔管后，保持穿刺处敷料干燥，若有敷料渗湿、脱落，需报告医师并进行更换，预防伤口感染。

四、操作要点

为保证引流效果，减少并发症的发生，医护人员应定期进行引流管护理，具体操作要点见表3-5-1。

表3-5-1　胸腔/心包引流管护理操作要点

要点	内容
评估要点	1. 特殊用物：一次性使用中心静脉导管包（单腔）、抗反流引流袋、利多卡因、10mL注射器、20mL注射器、肝素盐水（肝素钠注射液5000 U+0.9%氯化钠100mL）。 2. 评估患者生命体征、穿刺部位、配合程度、引流液量、颜色及性质、引流管是否通畅，引流袋高度在穿刺平面下10～15cm。
实施要点	1. 以穿刺点为中心，络合碘消毒2遍，消毒面积大于>15cm×15cm。 2. 使用15cm×15cm透明敷贴覆盖穿刺部位，再在透明敷贴外导管部分使用一次性无菌透明敷贴固定于皮肤表面或者使用"工"型胶布进行二次固定，定时检查是否固定妥当。 3. 协助患者取平卧位，调整引流袋位置，引流管低于穿刺点平面10～15cm。 4. 规范标识，将黄色标识粘贴于距引流管末端2～5cm处；注明引流管名称、留置时间、置管者姓名及引流管置入和外露长度。 5. 做好患者和家属预防导管脱出和脱出后处理的宣教
评价要点	1. 固定妥善。 2. 导管引流通畅，无打折、受压、扭曲。 3. 引流管低于穿刺点平面10～15cm

五、质量评价标准

保障患者安全，提高胸腔/心包引流管护理质量，质控小组应定期对胸腔/心包引流管护理质量进行检查。质量评价标准见表3-5-2。

表3-5-2　胸腔/心包引流管护理质量评价标准

评价内容	评价		备注
	是	否	
1. 护士知晓胸腔/心包引流的目的及重要性			
2. 管道标识规范：距胸腔/心包引流管末端2～5cm处贴黄色引流管标识；注明引流管名称、留置时间、置管者签名及胸腔/心包引流管置入和外露长度			
3. 敷料清洁干燥、固定无松脱；导管穿刺点无渗血、渗液			
4. 导管引流通畅，无打折、受压、扭曲；护士知晓拔管指征；拔管前夹闭引流管24h			
5. 护士知晓引流液收集装置悬挂位置：引流管低于穿刺点平面10～15cm			

续表

评价内容	评价		备注
	是	否	
6. 护士现场评估引流液的量、颜色和性质是否正常；提问护士异常情况下引流液的量、颜色和性质			
7. 每1～2h观察、记录患者生命体征、有无胸痛和呼吸困难等症状（查看医嘱或护理记录）			
8. 护士知晓引流管堵塞判断及处置，引流管脱出处置，引流管引流异常表现与处理，心脏压塞急救或其他并发症处理			
9. 健康教育 （1）患者和家属知晓留置胸腔/心包引流管的目的和重要性。 （2）患者和家属知晓留置胸腔/心包引流管的注意事项。 （3）患者和家属知晓拔管后的注意事项。 （4）拔管后保持引流管敷料干燥、固定，避免抓挠穿刺伤口，预防伤口感染			

六、测试题

试题1　患者，男性，65岁，因胸闷、气促5年余，加重1个月，门诊拟"胸闷、气促查因"收入院，入院后完善三大常规检验，心电图、胸部X线片、心脏彩超等相关检查，提示患者有大量胸腔积液，为明确诊断及减轻患者不适症状，医师在无菌环境下行床旁胸腔穿刺引流术。[（1）～（3）共用题干]

（1）胸腔穿刺引流，第一次放液不超过（　　）mL，24h内不超过（　　）mL。

A. 500，800　　　　　　　　　　B. 600，800

C. 600，1000　　　　　　　　　　D. 400，800

E. 400，1000

（2）若患者在下床时，胸腔引流管不小心从伤口脱出应（　　）。

A. 捏紧导管　　　　　　　　　　B. 更换引流导管

C. 用手捏紧放置引流管口处皮肤　　D. 将引流管立即插入伤口

E. 立即缝合伤口

（3）下列有关胸腔引流管的护理，错误的是（　　）。

A. 严格无菌操作

B. 妥善固定

C. 保持管道密封

D. 观察、记录引流的量和性状

E. 搬运患者时引流袋应高于胸腔引流口

试题2　患者，女性，57岁，因心包积液留置心包引流管第二天。[（1）～（3）共用题干]

（1）心包引流管用（　　）标识，标识粘贴于距心包引流管末端（　　）cm处。

A. 黄色，4～7　　　　　　　　　B. 蓝色，5～6

C. 黄色，2～5　　　　　　　　　D. 红色，2～5

E. 红色，5～7

（2）需适当限制患者在床上活动范围，随床头抬高或降低，引流袋适当抬高或降低，确保引流管低于穿刺点平面（　　）cm。

A. 10～15　　　　　　　　　　　B. 7～10

C. 5～7　　　　　　　　　　　　D. 15～20

E. 8～10

（3）若留置心包引流管期间发生出血并发症时，下列处理错误的是（　　）。

A. 每小时监测一次患者生命体征

B. 每小时观察引流袋内引流液的量、颜色和性质

C. 必要时，配合医师及时拔管、抢救

D. 积极完善开胸的术前准备，包括交叉配血等

E. 插入引导导丝，重新调整导管的位置

第六节　腹腔引流管护理

腹腔引流管是放置于腹腔的一种管道，根据目的可分为治疗性引流管和预防性引流管。一方面放置腹腔引流管有利于引流或排出积存于腹腔内的液体，包括血液、脓液、炎性渗液、胆汁、分泌液等。另一方面腹腔引流管也

加重了消化道瘘、肠粘连、腹腔感染的机会。腹腔引流管护理非常重要，其护理质量直接影响到患者的手术效果及术后的恢复。

一、目的及适应证

（一）治疗

（1）为诊断明确的腹腔内污染或感染（如阑尾周围脓肿、弥漫性粪水性腹膜炎）提供出口。

（2）人工建立一个控制性外瘘（如十二指肠残端缝线闭合口漏），控制其他手段不能控制的感染源。

（二）预防

（1）预防腹腔感染复发，如引出残留的浆液和血液防止脓肿形成。

（2）监控预计可能发生的吻合口瘘，如结肠吻合口、十二指肠闭合口及胆囊管闭合口的引流。

（3）方便及时发现术后出血和吻合口瘘等并发症。

二、护理

（一）护理要点

1. 标识

（1）腹腔引流管用黄色标识，标识粘贴于引流管末端2～5cm处。

（2）注明引流管名称、留置时间、置管者姓名及引流管置入和外露长度。

2. 固定与维护

（1）腹腔引流管置管时行皮肤缝合固定，若患者躁动不安，需进行二次固定，以防引流管意外脱出，避免引流管扭曲、打折、受压。

（2）定期更换引流袋。一次性普通引流袋每日更换，一次性抗反流引流袋每7天更换；注意遵循无菌技术操作原则，引流袋悬挂于床旁，引流管应低于出口平面，防止逆行感染。

（3）保持引流通畅，术后每1～2h挤捏管道一次，双手握住引流管出口处10～15cm，一只手用力捏住引流管，使引流管暂时处于闭塞状态，另一只手匀速快速挤压引流管，挤压时由上至下，两手交替。在病情允许的情况下，患者尽量采取半坐卧位，有利于引流。

（4）妥善固定导管，患者翻身、下床时，防止引流管牵拉脱出，如导管脱出，切勿回插，及时告知医师。判断是否重新置管。

3. 病情观察

观察引流液的量、颜色、性质，正常色泽为淡红色或暗红色，后期为黄色、清亮液，每日0～100mL，如腹腔引流液出现金黄色或深绿色，提示胆瘘；出现稀薄的肠内容物或粪便类的臭味或渗出物，提示肠瘘；放置胰周的引流管出现透明、清亮或大米汤样液体，提示胰瘘；若引流管口或引流袋有鲜红色血液，引流量＞100mL/h或＞500mL/24h，提示出血，及时报告医师，并采取监测生命体征、补液等对症治疗。

4. 拔管指征

（1）无菌手术的体腔渗血引流　预防性引流物如渗出液(血)已停止或引流量＜30～50mL/d，可于手术后24～48h内拔除。

（2）脓肿引流　在脓腔缩小，引流量＜10mL/d，可更换细引流管，使伤口由肉芽组织所填充，防止皮肤层过早愈合。造影检查或通过B超、CT或MRI观察脓腔是否消失，再决定引流管能否拔除。

（3）肝、胆、胰、十二指肠及泌尿系手术缝合处附近引流管，一般保留至术后5～7天，一切引流液停止时可拔除。

（二）并发症及其预防与处理

1. 出血

（1）预防

① 术后避免剧烈活动，避免牵拉引流管；

② 给予腹带加压，咳嗽时双手保护伤口，降低腹内压；

③ 保持引流管的通畅，密切观察引流管液体的量、颜色、性质。

（2）处理

① 遵医嘱应用止血药如维生素K_1、氨甲环酸、血凝酶等；

② 输血，改善贫血，监测血常规；

③ 密切监测患者的生命体征。

2. 感染

（1）预防

① 妥善固定引流管和引流袋，保持引流通畅，避免受压、扭曲、堵塞造成引流不畅或引流液不能及时排出；

② 注意观察引流液的颜色、量、性质、有无残渣；

③ 注意观察引流管周围皮肤有无红肿、渗出；

④ 定期更换引流袋，严格注意无菌操作原则；

⑤ 做好患者及家属的健康教育，患者无论在床上或下床活动时，引流管和引流袋位置应低于耻骨联合，防止引流液反流；

⑥ 密切监测生命体征，注意体温的变化。

（2）处理

① 发热时，遵医嘱予以物理或者药物降温，留取血培养标本；

② 遵医嘱合理使用抗生素。

3. 消化道瘘

（1）预防

① 保持引流管的通畅，密切观察引流液的颜色、量、性质；

② 定期监测患者的生命体征；

③ 做好充分引流，必要时进行引流管冲洗，保持引流管通畅，使外漏液及时引出体外；

④ 采取有效的营养支持、封堵瘘管和维持内环境稳定等措施促进瘘管愈合。

（2）处理

① 遵医嘱用药；

② 协助做好术前准备。

4. 肠粘连、肠梗阻

（1）预防

① 注意腹部体征，观察有无术后并发症的发生；

② 检查患者全身情况及引流管有无明显渗出液，尽早拔除引流管。

（2）处理

① 遵医嘱用药；

② 协助做好术前准备。

（三）异常情况预防与处理

1. 非计划性拔管

（1）预防

① 加强培训，提高护士防范非计划性拔管的风险意识；

② 妥善固定，由置管者做好标记，详细记录管道名称、留置时间、留

置长度、置管者，观察和记录引流管引流液的性质、量，发现异常，及时处理；

③ 加强对意识障碍、躁动、有拔管史、依从性差的患者的观察，作为重点交接班内容详细交接；

④ 做好患者及家属的健康教育，提高其防范意识及管道自护能力；

⑤ 严格遵守操作规程，治疗、护理中动作轻柔，注意保护导管，防止导管脱落。

（2）处理　发生非计划性拔管→应紧急处理并报告医师→协助医师进一步处理，必要时重新置管→密切观察病情变化→查找原因→做好记录及交接班→防止再次拔管→报告不良事件。

2.拔管困难

（1）预防

① 手术固定时需细致；

② 保持引流通畅。

（2）处理　尽早拔除引流管；拔管时应进行相应的解释告知，做好心理护理。疼痛时可给予相应镇痛措施；不要急于强行拔管，强行拔管可能拔断引流管导致引流管残端滞留腹腔内或撕破大网膜致腹腔内出血甚至撕破肠壁、胆管壁致弥漫性腹膜炎，严重时需再次手术。

3.引流管断裂

（1）预防　拔除时必须均匀用力，遇到阻力时严禁暴力拔管。

（2）处理　若引流管断裂时，可在B超等引导下行手术取出，不可盲目夹取，以免加重脏器或组织损伤。

（四）健康教育

（1）告知患者和家属放置引流管的目的、重要性、留置时间及注意事项。

（2）卧床时保持引流袋位置低于腋中线，下床活动时，引流袋位置低于引流管出口。

（3）翻身、活动时，要保护引流管，保证引流管长短适宜，避免牵拉，防止引流管滑脱。

（4）注意观察引流液的颜色、量、性质，如有异常及时告知医师。

（5）导管意外脱出后，不可自行回插，及时告知医务人员。

（6）拔管后，若有敷料渗湿、脱落，需报告医师更换，预防伤口感染。

三、操作要点

为保证引流效果，减少并发症的发生，医护人员应定期进行腹腔引流管护理，具体操作要点见表3-6-1。

表3-6-1　腹腔引流管护理操作要点

要点	内容
评估要点	1. 特殊用物：抗反流引流袋、固定胶布。 2. 人员准备：具有执业资格的医护人员，穿戴整洁、洗手、戴口罩。 3. 评估患者配合程度；腹部有无疼痛、腹肌紧张及压痛、反跳痛；引流液量、颜色及性质；引流管是否通畅；敷料有无渗湿
实施要点	1. 向患者及家属做好健康教育。 2. 协助患者取平卧位。 3. 取无菌巾垫于引流管下方。 4. 检查抗反流引流袋是否漏气、有效期及连接是否紧密，置床旁备用。 5. 洗手、戴手套，取无菌血管钳在引流管接口上端约5cm处夹闭，分离引流袋。 6. 消毒引流管接口。 7. 接引流袋，松开血管钳。 8. 引流管预留足够长度，引流袋悬挂于床旁。 9. 必要时更换引流管标识，标识贴于引流管末端，距引流袋接口2～5cm处标识管道名称、置管日期、置管者
评价要点	1. 管道置入处敷料干燥、固定无松脱；清洁，无渗血、渗液、皮下气肿。 2. 腹腔管引流通畅。 3. 引流管位置（平卧时远端引流管低于腋中线，坐位、站立位或活动时低于切口平面30cm）

四、质量评价标准

为保障患者安全，提高腹腔引流管护理质量，质控小组应定期对腹腔引流管护理质量进行检查。质量评价标准见表3-6-2。

表3-6-2　腹腔引流管护理质量评价标准

评价内容	评价		备注
	是	否	
1. 护士知晓放置腹腔引流管的目的及重要性			
2. 管道标识规范：距引流管末端2～5cm处贴黄色引流管标识；注明引流管名称、引流管置入及外露长度；引流袋标明更换时间			

续表

评价内容	评价		备注
	是	否	
3. 管道置入处无渗血、渗液，敷料干燥、固定无松脱			
4. 管道引流通畅，无打折、受压、扭曲，如为夹闭状态，提问护士夹闭原因、目的、要求、时间段及其他注意事项；护士知晓拔管指征			
5. 引流袋悬挂于床旁，低于腹腔引流管切口平面30cm，平卧时远端引流管低于腋中线，坐位、站立位或活动时引流管低于切口平面30cm，以防逆流引起感染			
6. 护士现场评估引流液的量、颜色和性质是否正常；提问护士异常情况下引流液的量、颜色和性质			
7. 观察生命体征及腹部体征（查看医嘱或护理记录），每班一次			
8. 护士知晓异常情况的评估判断、报告与处置（引流管堵塞判断及处置，引流管脱出处置）			
9. 健康教育 （1）患者和家属知晓腹腔引流的目的、重要性。 （2）患者和家属知晓留置的时间及置管期间的注意事项。 （3）患者和家属知晓拔除腹腔引流管后的注意事项			

五、测试题

试题　患者，男性，52岁，因"原发性肝癌"在全麻下行右半肝切除术，术后留置腹腔引流管，现为术后第一天。［多选题，（1）～（5）共用题干］

（1）对该患者，需观察（　　）。

A. 引流液的颜色、量和性质　　　B. 腹部体征

C. 有无发热　　　　　　　　　　D. 生命体征

（2）以下情况中提示该患者可能存在腹腔出血的是（　　）。

A. 引流管口有鲜红色血液，量多且流速快

B. 引流袋内鲜红色血液量＞100mL/h

C. 引流袋内鲜红色血液量＞500mL/24h

D. 腹腔引流管内无明显引流液，但腹腔穿刺抽出不凝固血液

（3）为该患者更换引流袋，以下正确的是（　　　）。

A.分离时注意用力的方向，防止拔出引流管

B.分离接口前要夹紧引流管，以防引流液漏出

C.由外向内消毒

D.严格无菌操作

（4）该腹腔引流管的护理，不正确的是（　　　）。

A.每日定期用生理盐水冲管

B.引流管位置改变或脱出后，立即重新置管

C.留置引流管期间，定期为患者更换无菌引流袋

D.长期留置腹腔引流管的患者，每周更换引流管一次

（5）为该患者进行导管宣教正确的是（　　　）。

A.卧床时保持引流管位置低于腋中线

B.翻身活动时要保护引流管，避免牵拉

C.导管脱出后，先立即报告医生，再处置患者

D.拔管后，保持敷料清洁干燥，如有渗湿，及时更换，预防伤口感染

第七节　胆道T型引流管护理

胆道T型引流管引流是利用T型引流管（简称T管）将患者的胆汁引流至体外的一种胆道外科引流方法。T管因外形似英文字母"T"字而得名，全长约40cm，有两臂伸出，材质首选橡胶管，常用的型号为12～22号。一般情况置于胆总管，极个别置于肝总管或左右肝管汇合部，短臂通向肝管和十二指肠，长臂从腹壁戳口穿出体外引流胆汁。若护理不当，可导致非计划性拔管、腹腔感染等，优质的护理是保障患者安全、促进快速康复的关键。

一、目的

（1）引流胆汁和减压　防止因胆总管内压力增高、胆汁渗漏引起胆汁性腹膜炎。

（2）引流残余结石　排出胆道残余结石，尤其是泥沙样结石，亦可经T管造影、胆道镜取石。

（3）支撑胆道　防止胆总管切开处粘连、狭窄。

二、适应证

（1）肝外胆管结石患者行胆总管探查T管引流术。

（2）胆管狭窄修复整形T管引流术患者。

（3）肝门部胆管癌、壶腹部周围癌等患者行姑息性手术或行根治性切除及胆道重建手术T管引流。

（4）肝外胆管囊性扩张、管径在1.2～1.5cm以上，行胆肠吻合术T管引流。

（5）胆管肿瘤切除术T管引流。

三、护理

（一）护理要点

1. 固定

（1）术后用缝线将T管固定于腹壁，腹带包扎保护，必要时使用导管固定贴、"工"型胶布或"E"型胶布高举平台法在腹壁进行二次固定，以防引流管意外脱出。

（2）不可固定于床上，以防因翻身、活动搬动时牵拉而脱出。

（3）对躁动不安的患者应有专人陪护，遵医嘱予以保护性约束，避免将T管脱出。

（4）引流袋满3/4及时倾倒引流液，防止因重力作用将T管带出。

具体方法见图3-7-1、图3-7-2。

方法一："E"型胶布固定法

 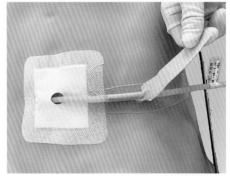

（a）准备"E"型胶布　　　　（b）两侧胶布高举平台法固定导管，无张力贴合皮肤

图3-7-1

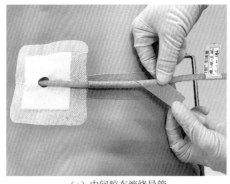

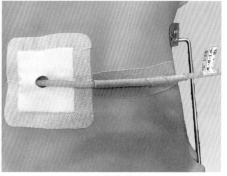

（c）中间胶布缠绕导管

（d）整体效果

图3-7-1 "E"型胶布固定法

方法二："工"型胶布固定法

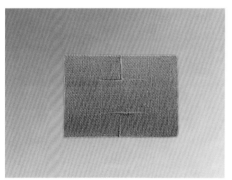

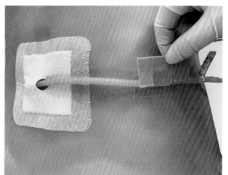

（a）准备"工"型胶布

（b）无张力固定一侧胶布

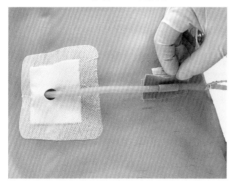

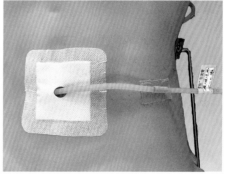

（c）另一侧胶布用高举平台法固定导管

（d）整体效果

图3-7-2 "工"型胶布固定法

2.标识

（1）T管用黄色标识，标识粘贴于距T管末端2～5cm处。

（2）注明引流管名称、留置时间、置管者姓名，采取划线标记T管置入及外露长度。

3.维护

（1）避免引流管扭曲、折叠、受压，保持引流通畅。

（2）可定时挤捏引流管，防止管道因血凝块、絮状物或泥沙样结石阻塞。

（3）如有泥沙样结石阻塞，可用无菌生理盐水缓慢低压冲洗，勿加压冲洗。

（4）当引流量超过1200mL/d时，遵医嘱予以抬高T管至高于引流管切口平面20～30cm，以减慢T管流速。

4.病情观察

（1）引流液的量、颜色、性质　正常成人每日的胆汁分泌量为800～1200mL，术后胆汁的引流量呈"少—多—少"的规律，术后24h引流量为300～500mL，恢复饮食后，可增至600～700mL/d，以后逐渐减少至每日200mL左右。若胆汁突然减少甚至无胆汁流出，则可能出现引流管受压、扭曲、折叠、阻塞或脱出，应立即检查并通知医师处理。如胆汁过多，达1000mL/d，提示胆道下端有梗阻。若胆汁稀薄，提示肝功能不良；正常胆汁色泽呈黄色或黄绿色，清亮无沉渣。术后1～2天胆汁呈混浊的淡黄色，以后逐渐加深呈清亮黄色。如胆汁混浊，应考虑结石残留或胆管炎症未完全控制；如胆汁呈红色，提示胆道出血可能。

（2）生命体征　尤其是心率和血压变化，警惕胆道出血及感染。

（3）腹部体征　观察患者腹部有无腹肌紧张、压痛、反跳痛等腹膜刺激征的表现。

（4）伤口　T管周围皮肤覆盖无菌纱布，保持局部干燥，防止胆汁浸润皮肤引起炎症反应。

5.预防感染

（1）定期更换引流袋，更换时严格无菌操作技术。

（2）防止逆行感染，一般情况下，平卧时引流管的高度低于腋中线，引流袋悬挂于床旁；坐位、站立或活动时引流管的高度应低于T管切口平面

30cm，以防胆汁逆流引起感染。

6. 夹管

（1）夹管时间　一般术后2周左右，患者无腹痛、腹胀、发热，胆汁色泽正常，可试夹T管。先行抬管试验：术后5天左右即可开始抬高T管，可将引流袋置于上衣第二粒纽扣位置，高于T管切口，抬高1周，若无腹痛、腹胀等不适，可试行夹管。

（2）夹管方法　每日三餐前2h夹管，餐后1h松开，若无腹痛、腹胀等不适，持续3～5天后可白天夹闭，晚上松开，若仍无腹痛、腹胀等不适，5～7天后，可全天夹管。夹管期间出现腹痛、腹胀、发热等不适，及时松开。

7. 拔管

何时拔除T管取决于是否形成T管窦道，医师进行评估，一般在术后2周至2个月，有合并症除外。

（1）拔管指征

① 患者无腹痛、发热；

② 黄疸消退；

③ 血常规、血清黄疸指数正常，皮肤、巩膜黄染消退，大便颜色正常；

④ 引流量减少，颜色为深黄色、黄色、墨绿色，清亮，无脓液、沉渣及絮状物；

⑤ 胆道造影或胆道镜证实胆管无狭窄、结石、异物，胆道通畅；

⑥ 完全夹管试验无不适，可考虑拔管。

（2）注意事项

① 拔管方法　拔除T管前常规造影，造影后T管应开放2～3天，使造影剂完全排出，24h后根据情况决定拔管；拔管后残留窦道用凡士林纱布填塞，1～2天可自行闭合。

② 拔管后1周内，应警惕胆汁渗漏至腹腔致胆汁性腹膜炎，应注意观察体温、黄疸及腹痛情况，以便及时处理。

③ 若胆道造影发现有结石残留，则需保留T管6周以上，再经T管行胆道镜取石或其他处理。

④ 年老体弱、低蛋白血症、长期使用激素者可适当延长T管留置时间，待窦道成熟后再拔出。

（二）常见并发症预防与处理

1. 出血

（1）预防

① 密切监测患者生命体征、腹部症状体征变化及引流量的颜色；

② 患者有面色苍白、冷汗、脉搏细数、血压下降等休克征象，应立即报告医师，配合医师进行抢救。

（2）处理

① 关闭 T 管；

② 吸氧，保持呼吸道通畅；

③ 心电监护仪监测生命体征变化、观察大便颜色等；

④ 遵医嘱补液、止血、输血治疗；

⑤ 观察患者出血量，若每小时出血量＞100mL，持续3h以上，或患者有血压下降、脉搏细速等休克征象，立即报告医生并配合抢救。

2. 胆瘘

（1）预防

① 观察腹腔引流情况，若患者切口敷料有黄绿色胆汁样污染，每小时有约50mL胆汁从腹腔引流管管口流出，提示有胆瘘，立即报告医师处理；

② 预防胆汁性腹膜炎。

（2）处理

① 及时报告医师进行处理；

② 及时更换切口敷料；

③ 防止胆汁刺激和损伤皮肤，在腹壁涂保护剂，保持皮肤干燥；

④ 取半坐卧位，充分引流，保持引流通畅，将漏出的胆汁充分引流至体外。

3. 黄疸

（1）预防 观察和记录大便的颜色，监测血液中胆红素的含量，了解胆汁是否流入十二指肠。如若黄疸加重，可能有胆汁引流不畅，及时报告医师处理。

（2）处理

① 遵医嘱肌内注射维生素 K_1；

② 嘱患者修剪指甲，防止因黄疸致皮肤瘙痒时抓破皮肤；

③ 避免用碱性皂液洗澡，宜用温水擦洗皮肤，保持皮肤清洁。

（三）异常情况预防、判断与处理

1. 堵管

（1）判断　引流管引流通畅时，由上至下挤捏引流管出现引流液波动，有引流液流出。如引流管液面无波动，挤捏亦无液体流出且有阻力，提示T管堵塞。

（2）处理

① 用无菌钳夹闭T管近端，由上至下挤压引流管，松开无菌钳，观察有无引流液流出；

② 立即报告医师，由医师根据患者病情决定是否进行冲管。

2. 非计划性拔管

（1）预防

① 有效固定管道，改进固定方法，每班检查；

② 认真做好非计划性拔管风险评估；

③ 对家属及患者做好宣教，告知其预防导管脱出的方法及注意事项，取得其理解与配合。

（2）处理

① 一旦脱出，应立即报告医师，予以无菌纱布覆盖腹部置管口；

② 安慰并协助患者取平卧位或健侧卧位；

③ 密切观察引流液的性状、颜色、量，应尽可能在12h内使用大小合适的硅胶管在无菌操作技术原则下沿原有的T管窦道插至胆总管，插管后用缝线固定于腹壁；

④ 密切观察患者腹部体征、生命体征的变化，加强巡视，严格床旁交接班；

⑤ 必要时予以保护性约束。

（四）健康教育

（1）告知患者和家属T管引流的目的、重要性、留置时间及注意事项。

（2）卧床时保持引流袋位置正确，指导患者适当下床活动，引流袋悬挂于床旁，低于T管切口平面30cm。

（3）尽量穿宽松柔软的衣服，以防引流管受压。翻身、活动时，要提起引流管，妥善固定，保证引流管长短适宜，避免牵拉，防止引流管滑脱。

（4）带T管出院患者的护理

① 日常生活中避免提重物或过度活动，以免牵拉T管而致其脱出。及时

倾倒引流液，防止因重力作用将T管带出。

②淋浴时，用保鲜膜覆盖引流管处，以防增加感染的机会。

③保护管道标识，以便观察其是否脱出，引流管口每周换药1次，周围皮肤涂皮肤保护膜加以保护。

④出现腹痛、腹胀，或发热、巩膜黄染，及时就医。

（5）拔管后注意事项：腹部敷料干燥、固定，若有敷料渗湿、脱落，需报告医师更换，避免抓挠腹部伤口，预防伤口感染。

四、操作要点

为保证引流效果，减少并发症的发生，医护人员应定期进行引流管护理，具体操作要点见表3-7-1。

表3-7-1　T型引流管护理操作要点

要点	内容
评估要点	1. 用物评估。 2. 人员准备：具有执业资格的医护人员，穿戴整洁、洗手、戴口罩。 3. 评估患者配合程度；有无疼痛、腹肌紧张及压痛、反跳痛；引流液量、颜色及性质；引流管是否通畅；敷料有无渗湿；T管周围皮肤有无胆汁浸湿情况
实施要点	1. 向患者及家属解释操作目的。 2. 病情允许，协助患者取平卧位。 3. 取无菌巾垫于引流管下方。 4. 检查引流袋质量。 5. 洗手、戴手套。用无菌纱布包裹引流管接口处，取无菌血管钳在上端约5cm处夹闭，分离引流袋。 6. 消毒引流管接口。 7. 连接引流袋，松开血管钳。 8. 观察引流效果。 9. 固定引流管。 10. 必要时更换引流管标识及伤口敷料。 11. 健康宣教
评价要点	1. 严格遵循无菌技术操作原则。 2. 管道清洁，标识清晰，固定良好。 3. 引流管通畅；引流袋位置合适。 4. 与患者沟通好，无操作并发症发生。 5. 患者掌握防脱管的护理知识

五、质量评价标准

为保障患者安全，提高T型引流管护理质量，质控小组应定期对T型引流管护理质量进行检查。T型引流管护理质量评价标准见表3-7-2。

表3-7-2　T型引流管护理质量评价标准

评价内容	评价		备注
	是	否	
1.管道标识清晰、完整，粘贴位置合理			
2.引流管妥善固定			
3.管道引流通畅，无打折、受压、扭曲；患者体位符合要求，利于引流			
4.管道清洁，无血渍/分泌物			
5.管道置入处敷料干燥、固定无松脱			
6.护士关注患者生命体征及腹部体征（现场考核或查看护理记录）			
7.护士知晓引流管引流的目的及作用；正确评估引流液的量、颜色和性质；掌握异常情况原因分析及处理			
8.护士知晓T管留置时间、夹管时机及拔管指征			
9.护士、患者及家属知晓夹管流程及拔管时间			
10.护士、患者及家属知晓导管意外拔除防范措施及紧急处理措施			

六、测试题

试题1　患者，女性，70岁，因右上腹疼痛，为持续性钝痛，伴恶心、寒战、发热，体温39.5℃，无腹泻、腹胀，皮肤巩膜黄染，门诊以"胆总管结石"收入院。积极完善术前准备，在全麻下行胆囊切除、胆总管切开取石T管引流术，术后留置腹腔引流管和T管各一根返回病房。[（1）～（3）共用题干]

（1）患者术后留置T管，关于T管的固定，下列中不妥的是（　　）。

A.术后用缝线将T管固定于腹壁，护士可使用胶布在患者腹壁进行二次固定

B.为了防止脱出，护士指导患者将T管固定于床上

C. 对躁动不安的患者予以保护性约束，避免将 T 管脱出

D. 指导患者平卧时将引流袋悬挂于床旁，坐位、站立或活动时引流管的高度应低于 T 管切口平面 30cm

（2）在 T 管引流过程中，护士观察到下列情况，属于异常的是（　　　）。

A. 术后第 1 天，T 管引流出淡黄色胆汁约 350mL，第 3 天，胆汁颜色加深，量增加至 500mL

B. 胆汁混浊，含有泥沙样结石

C. 术后第 5 天，胆汁稀薄，引流量达 1000mL

D. 术后第 8 天，胆汁减少至 200mL

（3）下列异常情况的处理，正确的是（　　　）。

A. 发现引流管阻塞，用生理盐水加压冲洗

B. T 管意外脱出，予以无菌纱布覆盖腹部置管口，不需要其他处理

C. 带管期间患者出现腹痛、腹胀，应及时应用镇痛药

D. 发现腹腔引流管内有胆汁样液体引流出，应立即报告值班医师

试题 2　患者，男性，35 岁。胆道术后留置 T 管 1 根，今为术后第 7 天，恢复良好，准备出院。[（1）～（3）共用题干]

（1）因病情需要，患者需带 T 管出院，关于出院指导，正确的是（　　　）。

A. 带管期间不可以洗澡

B. 注意保持引流通畅，不可夹闭 T 管

C. 出现腹痛、腹胀属正常现象，不需特殊处理

D. 发现 T 管引流出血性液体，应及时就医

（2）拔除 T 管的指征是（　　　）。

A. 术后一周，疼痛消失

B. 术后一周，引流量减少

C. 术后二周，引流量减少，造影显示胆道通畅

D. 术后体温正常，白细胞不高

（3）T 管拔除的注意事项，不包括的是（　　　）。

A. 拔除 T 管前应常规行 T 管造影

B. 造影后立即夹闭 T 管

C. 对长期使用激素、低蛋白血症的患者，拔管时间应延长

D. 如造影发现结石残留，应于保留 T 管 6 周后行胆道镜取石

第八节　鼻胆引流管护理

经内镜逆行性胰胆管造影术（endoscopic retrograde cholangiopancreatography，ERCP）是指将十二指肠镜插至十二指肠降部，找到十二指肠乳头，由活检管道内插入造影导管至乳头开口部，注入造影剂后X线摄片，以显示胰胆管的技术。而经内镜鼻胆管引流术（endoscopic nasobiliary drainage，ENBD）是在ERCP基础上建立起来的，是目前较为常用的内镜胆道引流技术。此方法是将一长约250cm的6-8Fr聚乙烯导管在内镜直视下经十二指肠乳头插入胆管中，另一端经十二指肠、胃、食管、咽等从鼻孔引出体外，从而建立起的胆汁体外引流途径，鼻胆管引流护理是非常重要的一环。

一、目的

（1）降低ERCP后高淀粉酶症及胰腺炎发生率。

（2）及时排出ERCP术后的残余造影剂及胆汁，连接的防逆流引流袋也能减少其内容物反流，从而减少感染，预防胆管炎。

（3）便于引流出胆总管残余的结石。

（4）有利于胆汁的收集，Oddi括约肌测压可了解患者Oddi括约肌的功能及是否存在感染等。

二、适应证

（1）急性梗阻性化脓性胆管炎。

（2）胆管狭窄、结石或肿瘤引起的胆管梗阻。

（3）胆道结石嵌顿。

（4）胆源性胰腺炎。

（5）胆瘘的预防。

（6）行药物灌注治疗的胰胆管疾病。

（7）预防ERCP术后胆管炎。

三、禁忌证

（1）急性胰腺炎。

（2）碘过敏。

（3）心功能不全。

（4）重度食管静脉曲张并有出血倾向者。

（5）消化道无法通过内镜者等。

四、护理

（一）护理要点

1. 固定

（1）采用体外双固定，用胶布将鼻胆管固定于面部，先用"Y"型胶布在鼻翼处固定牢靠，再用"工"型胶布固定于面颊处，加强二次固定，以防引流管意外脱出。

（2）衣领处用安全夹固定过长的鼻胆管，不可固定于床上，以防因翻身、活动搬动时牵拉而脱出。

（3）对意识不清或躁动不安的患者应有专人陪护，必要时遵医嘱予以保护性约束，避免鼻胆管脱出。

（4）引流袋满3/4及时倾倒引流液，防止因重力作用将鼻胆管带出。

（5）固定时尽量使管子在鼻腔的中央，减少与皮肤的接触，降低对鼻腔侧壁的压力，预防压力性损伤发生。

（6）胶布有卷边或松动时及时更换固定胶布，以防管道脱出。

具体方法见图3-8-1。

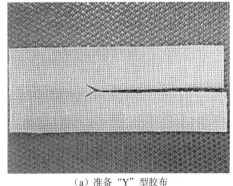

（a）准备"Y"型胶布

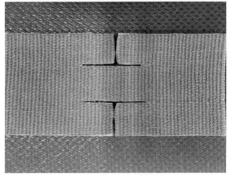

（b）准备"工"型胶布

图3-8-1

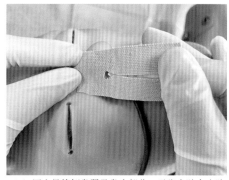

（c）固定导管侧鼻翼及鼻头部分，无张力贴合皮肤

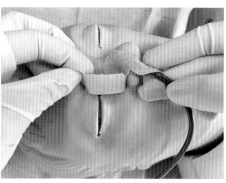

（d）"Y"型胶布一侧缠绕导管

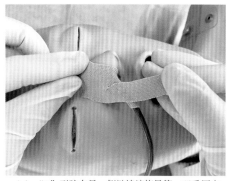

（e）"Y"型胶布另一侧继续缠绕导管，双重固定

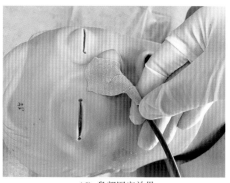

（f）鼻部固定效果

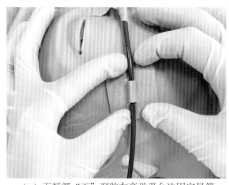

（g）面颊部"工"型胶布高举平台法固定导管

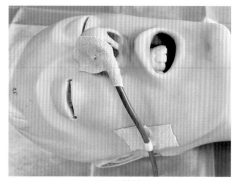

（h）整体效果

图3-8-1　鼻胆管引流固定

2. 标识

（1）鼻胆管用黄色标识，标识粘贴于距鼻胆管末端2～5cm处。

（2）注明引流管名称、留置时间、置管者姓名，对管道刻度做好标记，准确测量鼻胆管置入及外露长度。

3. 引流

（1）避免引流管扭曲、折叠、受压，保持引流通畅。

（2）鼻胆管末端接口使用一次性静脉医用三通开关连接，引流袋与无菌胶管连接医用三通开关直管出口，侧口使用肝素帽封住开口，以保证引流系统处于密闭状态。进行造影、留取胆汁标本、鼻胆管冲洗、更换引流袋等操作时可调整三通开关，可预防引流过程中对床单元的污染、减少引流冲洗操作时间，提升患者舒适感。

（3）如有泥沙样结石阻塞，可用无菌生理盐水缓慢低压冲洗，勿加压冲洗。

（4）患者活动时引流袋高度低于腰部位置，平卧时引流袋置于床沿以下位置。

4. 病情观察

（1）观察引流液的颜色、量、性质。正常为清亮无渣、深绿色或棕褐色液体，胆汁分泌量一般为 $800 \sim 1200$mL/d。术后 $1 \sim 2$ 天鼻胆管内胆汁可能混有少许杂质，经 $3 \sim 4$ 天胆汁恢复清亮。随着胆管下端梗阻解除、炎症减轻，胆汁颜色逐渐转淡。如出现暗红色或鲜红色可能存在胆道内出血。如含脓性或絮状物质提示可能感染。若引流量过少，观察鼻胆管有无阻塞，主要原因可能为胆汁黏稠、杂质过多等。

（2）观察患者生命体征变化，尤其是心率和血压变化，警惕胆道出血及感染。

（3）术后当天禁食，术后3h及次日晨检查血、尿淀粉酶1次，如有升高应复查至正常；如超过正常值限高的3倍且伴腹痛，应警惕急性胰腺炎。观察患者体温变化，有无腹痛、恶心、呕吐、寒战，观察皮肤、巩膜黄染有无改善。

（4）预防感染。长期带管者，定期更换引流袋，更换时严格遵守无菌操作规范。

5. 拔管

长期鼻胆管引流可因胆汁丧失过多出现水、电解质紊乱。临床上一般将其作为暂时性引流手段，引流期不宜超过1个月，引流时间依病情而定。

拔管指征：①体温、血象恢复正常；②胆汁引流量、颜色、性质恢复正常；③腹痛、腹胀缓解3天以上。

注意事项：拔管时反折鼻胆管，嘱患者屏气，防止胆汁误吸。

（二）常见并发症预防与处理

1. 出血

（1）预防

① 监测生命体征、腹部体征变化及引流液的颜色；

② 患者如有面色苍白、冷汗、脉搏细数、血压下降等休克征象，应立即报告医师，配合进行抢救。

（2）处理

① 观察患者出血量，若引流液中仅含有少量血丝，则继续密切观察患者；若出现血性引流液，则应立即报告医师处理。

② 遵医嘱补液、止血、输血治疗；

③ 吸氧，保持呼吸道通畅；

④ 心电监护仪监测生命体征变化、观察大便颜色等；

⑤ 夹闭鼻胆管。

2. 急性胰腺炎

（1）预防

① 嘱患者术后禁食24h；

② 密切监测患者血、尿淀粉酶指标；

③ 观察患者有无腹痛、腹胀、发热等现象；

④ 遵医嘱预防性使用生长抑素等抑制胰液分泌药物等。

（2）处理　嘱患者禁食禁饮，完善相关检查，对症处理。

3. 感染

（1）预防

① 观察患者有无发热、腹痛、黄疸等；

② 监测患者血液指标，有无白细胞升高等表现；

③ 密切监测患者生命体征及尿量，尤其是心率、血压值，观察有无感染性休克指征；

④ 观察引流液颜色、性质等，如含脓性物质或絮状物质，提示可能感染。

（2）处理

① 可在无菌操作条件下，使用抗生素溶液进行鼻胆管的冲洗，用20mL注射器，动作轻柔，压力不宜大，速度不宜快；

② 普通引流袋应每天更换，接头应当做好消毒；

③ 遵医嘱使用抗生素等药物；

④ 遵医嘱予以降温、补液等对症治疗。

4.吸入性肺炎

（1）预防 加强口腔护理，及时清除口腔分泌物。

（2）处理

① 协助患者取半卧位；

② 勤拍背，鼓励咳嗽；

③ 拔管时先抽尽胆汁，用止血钳夹住管子，以免管内残留胆汁流入气管内。

5. 黄疸

（1）预防 观察和记录大便的颜色，监测血液中胆红素的含量，了解胆汁是否流入十二指肠，如若黄疸加重，可能有胆汁引流不畅，及时报告医师处理。

（2）处理

① 遵医嘱肌内注射维生素K_1；

② 嘱患者修剪指甲，防止因黄疸导致皮肤瘙痒时抓破皮肤；

③ 避免用碱性皂液洗澡，宜温水擦洗皮肤，保持皮肤清洁。

6. 水电解质紊乱

（1）预防

① 记录24h尿量，保持出入量平衡；

② 及时复查电解质。

（2）处理

① 口服或静脉补充电解质；

② 鼓励患者进食、多饮水。

7. 恶心呕吐

（1）预防

① 保持口腔卫生，做好口腔护理；

② 术后禁食24h，之后由流质食物逐渐过渡到半流质食物、普通饮食，嘱患者清淡饮食。

（2）处理

① 轻微不适者可嘱患者适量下床活动，促进胃肠蠕动；

② 呕吐严重者遵医嘱予以甲氧氯普胺等止呕药物治疗。

（三）异常情况预防/判断与处理

1. 堵管

（1）判断　通畅的引流管每日均有引流液流出。如引流袋24h内引流胆汁突然减少甚至无胆汁流出，则可能有受压、扭曲、折叠、阻塞或脱出，应立即检查，并通知医师处理。

（2）处理　立即报告医师，由医师根据患者病情决定是否进行冲管。如有泥沙样结石或絮状物或血凝块阻塞时，可放置导丝进行清理或用无菌盐水缓慢低压冲洗，勿加压冲洗。若效果不理想，可考虑更换新的引流管进行引流。

2. 非计划性拔管

（1）预防

① 有效固定管道，改进固定方法，每班检查；

② 认真做好管道风险评估；

③ 对家属及患者做好宣教，告知留置导管的目的和重要性，取得其理解与配合；

④ 告知患者避免管道脱出的方法，如咳嗽、打喷嚏时注意管道固定等。

（2）处理

① 一旦脱出，应立即报告医师；

② 医师评估是否需要重新置入鼻胆管；

③ 密切观察患者腹部体征、生命体征的变化，加强巡视，严格床旁交接班；

④ 根据患者病情进行保护性约束。

（四）健康教育

（1）告知患者和家属腹腔引流的目的、重要性。

（2）患者或家属知晓留置的时间及置管期间的注意事项：卧床时保持引流袋位置正确；翻身、活动时，要提起引流管，妥善固定，保证引流管长短适宜，避免牵拉，防止引流管滑脱。

（3）告知患者术后应禁食24h，无特殊不适可进流质食物。

（4）出院后应注意休息，保持生活规律，避免过度劳累和剧烈活动。戒烟酒，保持良好的饮食习惯，少食多餐，避免暴饮暴食，应食用低脂、低胆固醇、高维生素食物，多饮水。

（5）如有发热、呕吐、腹痛、腹胀及皮肤黄染等情况，应及时到医院就诊。

五、操作要点

为保证引流效果，减少并发症的发生，医护人员应定期进行鼻胆引流管护理，具体操作要点见表3-8-1。

表3-8-1　鼻胆引流管引流护理操作要点

要点	内容
评估要点	1. 特殊用物：抗反流引流袋。 2. 人员准备：具有执业资格的医护人员，穿戴整洁、洗手、戴口罩。 3. 患者评估：生命体征是否正常；有无疼痛、腹肌紧张及压痛、反跳痛；引流液量、颜色及性质；引流管是否通畅
实施要点	1. 向患者及家属做好健康教育。 2. 协助患者取平卧位。 3. 取无菌巾垫于引流管下方。 4. 检查抗反流引流袋完好性、有效期及连接是否紧密，置床旁备用。 5. 洗手、戴手套，取无菌血管钳在引流管接口上端约5cm处夹闭，分离引流袋。 6. 消毒引流管接口，用无菌纱布包裹。 7. 连接引流袋，松开血管钳。 8. 使用导管固定贴固定，引流管预留足够长度，引流袋悬挂于床旁。 9. 必要时更换引流管标识，标识贴于引流管末端，距引流袋接口2～5cm处标识管道名称、置管日期、置管者
评价要点	1. 引流管接口处衔接紧密，保持密封状态。 2. 患者直立时引流袋高度低于腰部位置，平卧时引流袋置于床沿以下位置。 3. 鼻胆管引流通畅，无扭曲、折叠、受压等，胆汁引流正常。 4. 引流管固定妥善、无松脱，标识清晰

六、质量评价标准

为保障患者安全，提高鼻胆管护理质量，质控小组应定期对鼻胆管护理质量进行检查。鼻胆管引流管护理质量评价标准见表3-8-2。

表3-8-2 鼻胆管引流管护理质量评价标准

评价内容	评价		备注
	是	否	
1. 护士知晓留置鼻胆管引流管的目的及重要性			
2. 管道标识规范：距引流袋接口2~5cm处贴黄色引流管标识；注明引流管名称；引流袋标明更换时间；鼻胆管置入及外露长度			
3. 管道固定妥善，未对患者鼻腔造成压迫引起压力性损伤			
4. 管道引流通畅，无扭曲、折叠、受压等；护士知晓鼻胆管留置时间；拔管指征			
5. 引流袋悬挂于床旁，平卧时鼻胆管远端不可高于腋中线，坐位、站立位或活动时应低于患者腰部，以防胆汁逆流引起感染			
6. 护士现场评估引流液的量、颜色和性质是否正常；提问护士异常情况下引流液的量、颜色和性质			
7. 观察生命体征及腹部体征（查看医嘱或护理记录）			
8. 护士知晓异常情况的评估判断、报告与处置：引流管堵塞判断及处置，引流管脱出处置，引流管引流异常表现与处理			
9. 健康教育 （1）患者和家属知晓鼻胆管引流的目的、重要性。 （2）患者和家属知晓留置的时间及置管期间的注意事项。 （3）患者和家属知晓出院后注意事项			

七、测试题

试题1 患者，男性，54岁，因右上腹疼痛伴皮肤、巩膜黄染4天，以"梗阻性黄疸"收入住院，完善相关检查后，入院第三天行内镜逆行胰胆管造影术引流，减黄后再考虑手术治疗，术后留置鼻胆管一根。[（1）~（3）共用题干]

（1）患者术后返回病房后，责任护士予以健康宣教，正确的是（ ）。

A.患者术后应禁食12h，无特殊不适可正常饮食

B.卧床时可将管道固定于床单上，避免翻身时使管道脱出

C.患者引流袋内液体每日倾倒，按需更换引流袋

D.管道脱出5cm以内，患者不可自行送回鼻腔，应立即呼叫护士处理

（2）在鼻胆管引流过程中，护士予以管道护理，不妥的是（ ）。

A.妥善固定引流管，并予以二次固定，防止管道脱出

B. 观察引流液的颜色、量、性质，并及时完善护理记录单

C. 每日更换管道标识

D. 每班交接，观察患者鼻部有无管道压迫，防止压力性损伤形成

（3）下列异常情况的处理，正确的是（　　）。

A. 怀疑管道堵塞时，予以生理盐水加压冲洗，检查管道是否堵塞

B. 患者诉腹痛，立即使用镇痛药物

C. 发现引流袋内出现少许红色液体，立即报告医师，并建立静脉通路

D. 患者心率增快时，嘱患者绝对卧床休息

试题2　患者，女性，71岁，上腹痛伴黄疸10天余，考虑胆总管胰段占位性病变、梗阻性黄疸，行ERCP留置鼻胆管引流21天。[（1）、（2）共用题干]

（1）关于引流液，异常的是（　　）。

A. 术后第一天引流量约100mL

B. 引流液颜色为棕褐色

C. 引流液中含泥沙样物质

D. 术后一周引流量达800mL/d

（2）患者拔管出院，予以健康宣教，不包括的是（　　）。

A. 生活规律，戒烟酒

B. 避免暴饮暴食，建议低脂、低盐、少渣饮食

C. 出现发热、再度皮肤黄染，立即就医

D. 可适当活动，逐渐增加活动量，到疲劳为止

第九节　肠造口护理

　　肠造口指将肠管从腹腔拉到腹壁，在腹壁形成一个人工开口，使肠腔与腹壁相通，以便将粪便由此排出体外。根据造口目的分为空肠造口、回肠造口、结肠造口、减压肠造口。根据时间分为临时造口、永久造口。根据肠造口形式分为单腔造口、双腔造口、袢式造口三种。文献报道显示肠造口术后1年内，造口相关并发症发生率为21%～70%，包括造口出血、造口水肿、造口缺血/坏死、皮肤黏膜分离、造口回缩、造口狭窄、造口脱垂、造口旁疝、造口周围皮肤损伤、造口周围肉芽肿及造口周围毛囊炎等。高质量的造口护理是提高患者术后生活质量、改善其生命结局的重要保障。

一、目的

（1）促进肠道排泄物输出。

（2）肠道减压、减轻梗阻。

（3）保护远端肠管吻合口。

（4）促进肠道疾病的痊愈。

（5）进行肠内营养。

二、适应证

（1）直肠癌或肛管癌切除术后，转流粪便。

（2）外伤性直肠破裂者，做暂时性造口。

（3）直肠感染、狭窄及梗阻者。

（4）肠腔闭塞而无法做切除吻合的患者。

（5）因胃、食管的各种病变导致不能正常进食者，可通过空肠造口进行肠内营养。

三、护理

（一）护理要点

1. 评估

造口评估的项目和内容见表3-9-1。

表3-9-1　造口评估的项目和内容

评估项目	评估内容
位置	□右上腹　□右下腹　□左上腹　□左下腹　□上腹部　□切口正中　□脐部
类型	按时间：□永久造口　　□临时造口 按开口模式：□单腔造口　□双腔造口　　□袢式造口
颜色	□鲜红色　□苍白　□暗红色或淡紫色　□黑褐色或黑色
高度	造口理想高度为1～2cm，若造口高度过于平坦或回缩，易引起潮湿相关性皮肤损伤；若突出或脱垂，会造成佩戴困难或造口黏膜出血等并发症
形状	□圆形　□椭圆形　□不规则形
大小	可用量尺测量造口基底部的宽度。若造口为圆形应测量直径，椭圆形宜测量最宽处和最窄处，不规则的可用图形来表示
黏膜皮肤缝合处	□松脱　□分离　□出血　□增生　□其他异常情况

续表

评估项目	评估内容
造口周围皮肤	□颜色正常、完整　□红　□肿　□破溃　□水疱　□皮疹　□其他___
袢式造口支撑棒	□松脱　□移位　□压迫黏膜和皮肤
排泄物	□黏稠、黄绿色的黏液或水样便，量约1500mL □褐色、糊样便或软便 一般术后 48～72h开始排泄，若排泄物含有血性液体或术后5天仍无排气、排便等均为异常

2. 造口护理

（1）手术当天使用一次性造口袋。

（2）术后第一天由造口治疗师或造口专科护士评估患者造口及周围皮肤情况，选择合适的造口袋。第一次床旁更换造口袋时，让患者触摸自己的造口，教会其观察造口的大小、高度、颜色、造口周围皮肤情况等。

（3）术后第3天第二次更换造口袋，介绍造口护理用品的使用，鼓励家属和患者参与，指导患者/家属观察造口功能情况，予以饮食指导。

（4）术后第5～7天第三次更换造口袋，由患者或家属更换造口袋，护士在床旁指导，逐步让患者/家属掌握造口袋的更换流程和技巧。

（5）出院前第四次更换造口袋，责任护士对患者/家属更换造口袋的流程予以评价，了解患者家属对肠造口护理相关知识的掌握情况及造口护理用品的使用情况，不足之处再次宣教，并告知患者及家属复诊的时间及注意事项，居家护理过程中并发症的观察及处理等。

肠造口袋的更换及固定方法具体如下（图3-9-1）：

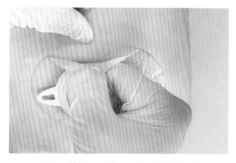

（a）一手轻按腹壁，一手将旧的造口袋
由上往下揭除

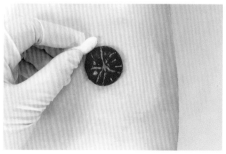

（b）清洁造口周围皮肤

图3-9-1

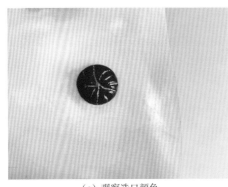

（c）观察造口颜色

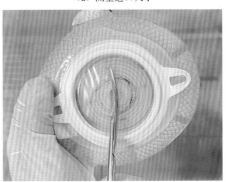

（d）测量造口大小

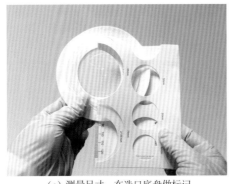

（e）测量尺寸，在造口底盘做标记

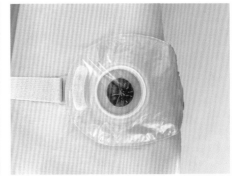

（f）裁剪：剪切造口底盘

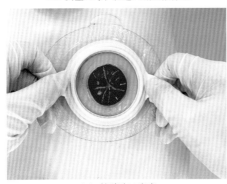

（g）粘贴造口底盘

（h）装造口袋，用腰带固定

图3-9-1　肠造口袋更换和固定

（二）常见并发症的预防与处理

1. 造口出血

在术后72h内多见，多数是造口黏膜与皮肤连接处的毛细血管及小静脉出血，有时出血量较多。

（1）预防

① 造口底盘孔径大小裁剪合适；

② 避免创伤，清洗动作轻柔。

（2）处理

① 去除造口袋；

② 评估出血部位、量；

③ 造口浅表渗血时用纱布压迫止血；

④ 出血量多时，用1‰肾上腺素溶液浸湿的纱布压迫或云南白药粉外敷后纱布止血；

⑤ 活动性出血时，协助医师缝扎止血；

⑥ 黏膜摩擦出血时，护肤粉喷洒压迫止血，使用软质材料清洗。

2. 造口缺血性坏死

由于供应造口部位的肠管血液循环受影响，术后48h内易发生黏膜缺血性坏死，是严重的早期并发症。

（1）预防

① 造口底盘开口孔径不宜太小，尤其是术后初期存在造口水肿时；

② 避免穿过于紧身的衣物，避免造口受压；

③ 进食营养丰富的食物，注意食物多样化，保证摄入足量膳食纤维及充足水分。

（2）处理

① 评估缺血/坏死的范围、肠黏膜的颜色及肠功能是否正常；

② 去除造口周围碘仿纱布，或将缺血区域缝线拆除 1～2 针，观察血运恢复情况；

③ 造口局部缺血/坏死范围＜2/3者，可在缺血/坏死黏膜上涂撒造口护肤粉；

④ 造口缺血/坏死范围≥2/3或完全坏死者，应报告医师，必要时行急诊手术重置造口；

⑤ 选用二件式透明造口袋。

3. 皮肤黏膜分离

指造口和相连接的黏膜、皮肤之间出现愈合不良，常发生于术后早期。

（1）预防

① 术前做好造口定位；

② 术后可使用腹带，减轻腹部切口及造口周围的张力；

③ 及时拆除患者造口根部的油纱或纱布；

④ 避免大便污染根部造成肠管与周围皮肤愈合不良；

⑤ 加强营养；

⑥ 糖尿病患者，需注意血糖的监测和控制；

⑦ 更换造口袋时，注意观察造口及造口周围皮肤情况，及时发现有无皮肤黏膜分离。

（2）处理

① 评估分离的范围、大小、深度、渗液量、基底组织情况及有无潜行，清洗造口后，评估伤口，去除黄色腐肉和坏死组织部分；

② 浅层分离，擦干创面后撒护肤粉，再涂防漏膏后贴造口袋；

③ 深层分离，用藻酸盐敷料充填伤口。

4. 造口狭窄

造口狭窄是较常见的并发症，表现为造口开口细小，难以看见黏膜，患者往往主诉便条变细，排便困难，甚至出现不完全性肠梗阻的症状；或者表现为造口皮肤开口正常，但直肠指诊时肠管周围组织紧缩，手指难以进入。

（1）预防

① 术后2周开始，每日用示指插入造口内扩张造口，上午、下午各1次；

② 对黏膜缺血、坏死、回缩、皮肤黏膜分离者术后应定时随访，每次换造口袋时扩张1次；

③ 忌用锐器扩张；

④ 多食粗纤维食物，保持大便通畅。

（2）处理

① 评估狭窄的表现及程度，用小指扩张造瘘口，深度2～3cm，保留3～5min，频率1～2次/天或更换造口袋时；

② 小指进入顺利后，可换其他手指扩张，然后逐步使用2个手指进行扩张；

③ 手指扩张无效者，低渣饮食，防止梗阻，诱发肠梗阻时，应禁食后急诊就医；

④ 必要时行手术治疗。

5. 造口回缩

造口内陷低于皮肤表层，术后早晚期均可发生。造口回缩容易引起排泄物的渗漏，导致造口周围皮肤损伤，增加护理难度。

（1）预防

① 保持切口周围干燥清洁，预防感染；

② 避免用力咳嗽、做下蹲运动、提重物等，以免支撑管脱落；

③ 术后应均衡膳食，避免过度肥胖。

（2）处理

① 评估回缩的程度、造口底盘和周围皮肤的浸渍情况；

② 回肠造口选用凸面底板加腰带固定，抬高造口基底部，保护皮肤不受排泄物的刺激；

③ 过度肥胖者可减轻体重，必要时手指扩张，预防造口狭窄的发生。

6. 造口脱垂

造口肠袢自腹部皮肤的过度突出，长度可达数厘米至20cm以上不等。单腔造口和袢式造口均可发生，但后者较前者多见，可能会引起造口水肿、出血、溃疡、肠扭转、阻塞或缺血性坏死。

（1）预防

① 注意造口部位的选择、腹壁通道的建立方法及肠外置的方法；

② 结肠经造口处外置时，应特别注意保证肠管的血供良好。

（2）处理

① 评估肠管脱出时间、长度、套叠、水肿、血供等情况；

② 选择一件式造口袋，造口袋的大小以能容纳脱垂的肠管为准，底盘内圈裁剪合适，其大小以突出肠管最大的直径为准；

③ 袢式造口的远端脱垂，回纳后用奶嘴塞住造口，奶嘴固定在底板上，对结肠造口者，排泄物排空后可用腹带或束裤加以支持固定；

④ 教会患者自行回纳脱垂的肠管，避免剧烈活动；

⑤ 脱垂的黏膜有糜烂、坏死或脱垂伴旁疝时，应选择行手术治疗。

7. 造口水肿

造口肿大、黏膜水肿，早期多见，轻度可自行消退。

（1）预防

① 加强营养，纠正低蛋白血症；

② 造口袋底板内圈裁剪要合适；

③ 使用松紧适宜的腹带；

④ 更换造口袋时常规检查支撑棒的情况;

⑤ 密切观察黏膜的颜色,避免缺血性坏死。

(2)处理

① 应评估水肿发生的时间、肿胀程度、造口血运及排泄情况等;

② 术后轻度水肿时注意卧床休息即可;

③ 严重水肿用50%硫酸镁溶液或3%氯化钠溶液湿敷,每日3次湿敷,改用二件式造口袋。

8.刺激性皮炎

刺激性皮炎是术后常见并发症,多由于粪水经常接触而引起造口周围皮肤的糜烂。

(1)预防

① 提倡造口术前定位;

② 正确选择、佩戴造口用品;

③ 造口袋粘贴后应体位保持10～15min后再自主活动;

④ 回缩者可选择凸面底板,底板内圈的大小应合适;

⑤ 及时排放造口袋内容物;

⑥ 均衡饮食;

⑦ 做好皮肤护理。

(2)处理

① 温水冲洗清洁皮肤;

② 使用护肤粉、防漏膏、保护膜等产品,防止皮炎恶化;

③ 选用合适的造口底盘。

9.过敏性皮炎

皮肤接触部位出现红斑、丘疹、水肿、脱皮、水疱。

(1)预防

① 询问过敏史,并明确过敏原,避开过敏原,必要时行皮肤贴布试验,更换造口用品的品牌;

② 使用皮肤保护剂。

(2)处理

① 更换造口用品的品牌;

② 使用皮肤保护剂,局部可外涂类固醇药物(洁肤霜),在粘贴底板前

将皮肤清洗干净，擦干后贴袋；

③ 必要时口服抗组胺药物。

（三）健康教育

1. 饮食

（1）回肠造口饮食 每日饮用充足（＞1500mL）的液体：水、汤、果汁等；食物应充分咀嚼，以帮助消化，避免进食太快而吞入空气；防止暴饮暴食，定时定量进食；多吃新鲜水果。

（2）结肠造口饮食 饮食均衡，无特别限制，少吃易胀气、易产生恶臭的食物，少吃刺激性食物。

（3）不宜选择或者应少吃的食物

① 易产气的食物 豆类、卷心菜、萝卜、红薯、坚果、碳酸饮料等。

② 易产生臭味的食物 洋葱、蒜、韭菜等。

③ 易产生腹泻的食物 辣椒、咖喱、冷食、牛奶、油腻食物等。

④ 易造成造口堵塞的食物。

2. 造口袋的清理方法

（1）及时排放，排泄物至造口袋的1/3 ～ 1/2满即可。

（2）造口底盘发白或卷边时宜尽快更换，造口底盘渗漏时应立即更换。

3. 造口袋的保存

（1）置于阴凉干燥、通风处保存。

（2）避免放入冰箱。

（3）避免在阳光下直晒，参考产品包装上的保存温度提示。

（4）避免重压造口底盘及造口袋，存放数量不宜过多。

4. 日常生活指导

（1）沐浴 当手术的切口缝线、切口完全愈合，体力恢复后，就能沐浴，最好选择无香精的中性浴液。结肠造口者可将造口袋揭除后沐浴，回肠造口者宜佩戴造口袋沐浴；游泳前造口袋周围可粘贴防水胶布或弹力胶布。

（2）衣着 柔软、宽松、富有弹性的服装即可，所用腰带不宜太紧，弹性腰带不压迫造口。

（3）锻炼 根据身体的耐受力选择一些力所能及的运动，避免剧烈的运动，如打拳、举重、摔跤等。

（4）旅游 旅游是有益身心的事，无论坐船、飞机、火车，对造口均不会有影响。但要带齐造口用品放在随身行李内，以便随时更换；要处理好更换下的造口用品，注意环保。

（5）饮食　无特殊饮食禁忌，回肠造口和造口狭窄者避免进食木耳、菌菇、芹菜等难消化及纤维过长易成团的食物。

（6）性生活　体力恢复后可尝试恢复性生活，性生活前排空造口袋或更换新的造口袋，并检查造口袋的密闭性。

（7）社会活动　当手术切口愈合、体力恢复后，可回归工作和社交，但应避免从事搬运、建筑等重体力劳动。

四、操作要点

为保证引流效果，减少并发症的发生，医护人员应定期进行肠造口护理，具体操作要点见表3-9-2。

表3-9-2　肠造口护理操作要点

要点	内容
评估要点	1. 特殊用物：造口袋及底盘、造口测量尺、专用剪刀、生理盐水或温水棉球、软湿布、柔软的卫生纸或湿纸巾、污物袋、油性万能笔等。
	2. 人员准备：具有执业资格的医护人员，穿戴整洁、洗手、戴口罩。
	3. 按照评估项目和内容每日进行造口评估，及时发现造口及周围有无异常情况
实施要点	1. 向患者及家属做好健康教育。
	2. 协助患者取平卧体位。
	3. 揭除旧的造口袋，揭除造口底盘时，动作要轻柔，一手轻按腹壁，从上至下，慢慢撕除。
	4. 用生理盐水或温水棉球、软湿布、柔软的卫生纸或湿纸巾由外向内清洁周围皮肤及造口，再用纱布、软布或柔软的卫生纸蘸干造口周围皮肤。
	5. 观察造口周围皮肤状况，有无红、疹、破损等，观察黏膜的颜色。
	6. 使用造口测量尺分别测量造口根部大小和形状，因造口大小会有所改变，须每次测量，以便掌握造口的正确尺寸。
	7. 将测量的尺寸在造口底盘上做标记，在撕去剥离纸之前，将底盘对准造口，检查开口大小是否合适。造口袋底盘剪裁的大小应以造口根部的形状或大小为标准，再加1～2mm，以便让造口有一定的活动余地。
	8. 在确认皮肤已完全干燥后，撕去底盘的剥离纸，对准造口由下而上粘贴，轻压内侧周围，再由内向外轻轻加压。
	9. 从下至上，将造口袋的接口嵌入底板的环形沟槽内。
	10. 指导患者在更换造口袋后，要继续按压底盘20min，30min内勿做弯腰、下蹲等动作
评价要点	1. 造口及造口周围皮肤有无并发症发生。
	2. 底盘修剪适宜、粘贴完好，未造成机械性损伤

五、质量评价标准

为保障患者安全，提高肠造口护理质量，质控小组应定期进行肠造口护理的检查。肠造口护理质量评价标准见表3-9-3。

表3-9-3 肠造口护理质量评价标准

评价内容	评价		备注
	是	否	
1. 护士知晓更换造口袋的目的及重要性			
2. 护士对患者全身情况及造口局部情况评估准确，造口及造口周围皮肤无并发症发生			
3. 造口袋更换流程符合操作规范：造口底盘及造口袋使用正确；底盘修剪适宜、底盘粘贴完好；造口袋移除动作轻柔，未造成机械性损伤；造口护理用品使用正确			
4. 护士现场评估引流液的量、颜色和性质是否正常；提问护士异常情况下引流液的量、颜色和性质，能回答正确			
5. 护士知晓根据不同的造口类型及患者的需求选择合适的造口底盘及造口袋			
6. 护士知晓根据不同造口类型及患者需求选择合适的造口护理用品			
7. 观察、记录患者神志、生命体征、造口的颜色、造口的高度、造口袋排出液体情况等，每班1次（查看医嘱或护理记录）			
8. 护士知晓造口相关处置与上报制度、会诊制度			
9. 健康教育 （1）患者和家属知晓使用造口袋的目的和重要性。 （2）患者及家属知晓造口袋使用注意事项。 （3）患者及家属知晓造口患者饮食相关注意事项。 （4）患者及家属知晓肠造口的并发症观察及处理流程等			

六、测试题

试题1 患者，女性，78岁，因诊断为卵巢癌+结肠癌，在某医院行右侧子宫附件切除+结肠部分切除+大网膜切除+乙状结肠造口术。术后连续2天造口底盘频繁渗漏，造口周围疼痛，严重影响睡眠，送来急诊。[（1）～（3）共用题干]

（1）分诊护士首先判断该患者最可能为（　　）。

A. 造口水肿　　　　　　　　　　B. 造口缺血

C. 造口回缩　　　　　　　　　　D. 造口周围皮炎

（2）发生造口周围疼痛的原因，不正确的是（　　）。

A. 没有使用合适的造口用品　　　B. 没有掌握好防漏膏的使用方法

C. 造口底盘开口裁剪过小　　　　D. 没能掌握造口袋的粘贴技巧

（3）分诊护士最恰当的处理是（　　）。

A. 重新选用新的造口袋

B. 评估造口有无皮炎，根据严重程度决定最恰当的处理方式

C. 撒上皮肤保护粉

D. 重新指导患者更换造口袋的技巧

试题2　患者，男性，60岁，身高1.8m。因直肠癌，于1个月前在当地医院行直肠根治手术（低位吻合术）+临时性回肠造口术。因造口周围皮肤糜烂而就诊。造口评估：患者是临时性的袢式回肠造口，造口位于右下腹，造口周围凹陷，1～7点位置皮肤糜烂，造口排出黄色水样便，使用婴儿护垫遮盖造口，患者主诉造口周围疼痛，造口袋粘贴不稳，每天需要更换6～8次。［（1）～（3）共用题干］

（1）分诊护士首先判断出现诸类问题的原因是（　　）。

A. 造口位置不恰当　　　　　　　B. 换袋技巧不熟练

C. 皮肤没有清洁干净　　　　　　D. 造口本身的问题

（2）根据患者目前的情况，造口袋类型最合适的是（　　）。

A. 平面造口袋　　　　　　　　　B. 凸面造口袋

C. 一件式造口袋　　　　　　　　D. 两件式造口袋

（3）指导患者在更换造口袋后，要继续按压底盘（　　），（　　）内勿做弯腰、下蹲等动作。

A. 5min，10min　　　　　　　　B. 10～15min，20min

C. 5min，30min　　　　　　　　D. 10～15min，30min

E. 20min，30min

第十节　肝脓腔引流管护理

肝脓腔置管引流术是在超声引导下行穿刺置管，导管前端置于脓腔的低位，引流管固定于皮肤，末端外接无菌引流装置，将脓液引出体外的一项技术。肝脓腔引流管最常用于细菌性肝脓肿和阿米巴性肝脓肿引流，是有效的

肝脓肿外科治疗手段。肝脓腔置管引流术的并发症有腹水、腹腔出血、感染等，做好引流管护理可有效减少并发症的发生，有利于患者术后康复。

一、目的

（1）引流出肝脓腔内的脓液。

（2）冲洗肝脓腔和注入抗生素。

二、适应证

超声引导下经皮肝穿刺脓肿置管引流术适用于单个较大的肝脓肿。

三、护理

（一）护理要点

1.固定

脓腔引流管置管时行皮内缝合固定，在穿刺处皮肤贴上透明敷贴，再进行二次固定，以防引流管意外脱出。具体方法见图3-10-1。

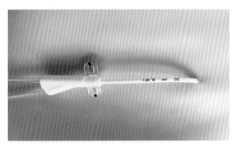

（a）检查导管刻度

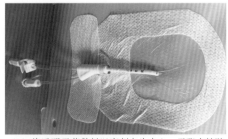

（b）将透明无菌敷料以穿刺点为中心，无张力粘贴

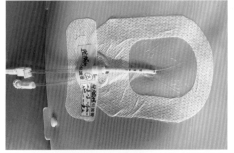

（c）写并贴管道标识，包括名称、日期、管道置入的长度和置管者姓名

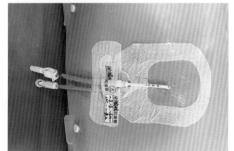

（d）使用剪裁好的"人"字弹性宽胶布行二次固定

图3-10-1　肝脓腔引流管固定

2. 标识

（1）将黄色标识粘贴于距脓腔引流管末端2～5cm处，注明引流管名称、留置时间、置管者姓名、脓腔引流管置入及外露长度。

（2）如行脓腔持续冲洗，则需挂"引流管冲洗"标识牌。

3. 引流

（1）通常取半坐卧位，根据肝脓肿的发生部位，采取左侧卧位或右侧卧位，借助重力作用使引流更彻底。

（2）引流袋悬挂于床旁，低于置管出口水平。

（3）避免引流管扭曲、打折、受压，可定时向下挤压引流管。

4. 冲洗

（1）方法　使用20～50mL注射器抽吸脓液，尽可能抽吸干净，再用生理盐水反复低压冲洗，至引流液较清澈为止，再遵医嘱注入敏感抗生素。

（2）注意事项

① 操作时注意无菌原则；

② 冲洗时注意动作宜轻，冲洗液及药液宜缓慢注入；

③ 一次冲洗的液体量一定要小于脓腔的体积，并注意冲入量和抽吸量的平衡；

④ 边冲洗边抽吸，避免造成脓腔内压力过高；

⑤ 持续脓腔冲洗时，速度不宜过快，应使脓腔始终处于低压状态，确保冲洗引流液出量不小于入量。

5. 病情观察

（1）观察引流液的量、颜色、性质、气味等，一般脓液呈黄色、黄绿色、暗红色等，术后1～2天内略带血性。若引流液颜色鲜红，提示有脓腔出血可能。

（2）监测患者生命体征的变化，尤其注意观察有无突发的高热、寒战、脉搏增快、大汗淋漓等感染中毒症状。

（3）检查上腹部、肝区及右下胸局部体征的变化，有无上腹部右季肋区局部膨隆、皮温增高、腹肌紧张、呈持续性钝痛/胀痛，或反射性右侧腰背部痛，随着呼吸和咳嗽加剧。

（4）遵医嘱将首次肝穿刺的脓液送检，做细菌培养和药物敏感试验。

6. 拔管指征

（1）脓液引流量＜10mL/d，超声检查脓腔直径＜2cm。

（2）脓腔冲洗者，待冲洗出液体变清澈即可拔管。

7.拔管后护理

密切监测患者生命体征，定期更换伤口敷料，注意伤口恢复情况，若引流口有脓液或者血性液流出，及时报告医生并协助处理。

（二）常见并发症预防与处理

1.感染性休克

（1）预防

① 密切观察生命体征，有无胸痛、腹痛及胸腹部体征，对体温≥39℃的患者，应给予物理降温或药物降温，鼓励患者多饮水；

② 严格控制冲洗液的量、速度、压力，以免造成感染播散；

③ 合理安排抗菌药物。

（2）处理

① 遵医嘱应用强力敏感抗生素，长期应用抗生素者，慎防二重感染；

② 积极抗休克治疗；

③ 遵医嘱给予高热量、高蛋白、丰富维生素、易消化的食物，必要时静脉补液或少量输血和血浆，维持水电解质平衡，纠正低蛋白血症；

④ 给予护肝和维持血糖稳定等治疗措施。

2.出血（或腹腔出血）

（1）预防 观察患者生命体征，有无胸痛、腹痛及胸腹部体征，若引流液颜色鲜红，需警惕出血（或腹腔出血）。

（2）处理

① 报告医师行超声检查；

② 积极完善术前准备。

3.胸腔积液和局部脓肿

（1）预防

① 患者血压平稳后取半坐卧位，以利于呼吸和引流；

② 保持引流管通畅，观察、记录脓腔引流液的颜色、性质和量；

③ 指导患者有效地咳嗽、排痰，必要时行雾化吸入，严密观察呼吸情况，保持呼吸通畅。

（2）处理

① 报告医师行胸腹部超声检查，了解胸腔积液和局部脓肿情况，必要时

行胸腔穿刺引流和脓肿切开引流术；

② 遵医嘱给氧；

③ 遵医嘱给予对症支持治疗。

（三）异常情况预防与处理

1. 堵管

（1）预防

① 生理盐水或甲硝唑注射液多次或持续冲洗脓腔，注意无菌操作原则，观察并记录脓腔冲洗的出入量；

② 每班判断是否堵管，堵管判断方法：a.挤压引流管时引流管液面无波动；b.注射器抽吸引流管中的液体无流动；c.持续冲洗液滴入后流出不畅。

（2）处理

① 首先确认引流管在体内深度是否正常，标记线与皮肤的距离有无变化，如有明显脱出，通知医师并判断是否再次置管；

② 使用注射器少量、低压、多次注射生理盐水后接引流袋，并观察引流液流出的量，直至引流恢复到正常量即可；

③ 接负压引流装置进行引流。

2. 非计划性拔管

（1）预防

① 妥善二次固定好引流管，防止管道受压、扭曲和折叠；

② 进行风险评估，做好防管道脱落的标识；

③ 做好相关宣教工作和应急预案。

（2）处理

① 观察引流液的性质、颜色、量，由医师根据患者病情决定是否重新置入引流管；

② 密切观察患者生命体征，有无胸痛、腹痛及胸腹部体征的变化，加强巡视，严格床旁交接班。

（四）健康教育

（1）告知患者和家属肝脓腔引流的目的、重要性、留置时间、感染中毒症状和引流管堵塞的识别及其他注意事项。

（2）指导患者保持引流袋位置正确，保证引流管长短适宜，避免牵拉，防引流管滑脱。

（3）告知患者保持穿刺处敷贴干燥、固定、平整和清洁，置管期间不能淋浴，防伤口感染。

四、操作要点

为保证引流效果，减少并发症的发生，医护人员应定期进行肝脓腔引流管护理，具体操作要点见表3-10-1。

表3-10-1　肝脓腔引流管更换引流袋护理操作要点

要点	操作要点
评估要点	1. 特殊用物：一次性换药包、抗反流引流袋。 2. 人员准备：具有执业资格的医护人员，穿戴整洁、洗手、戴口罩。 3. 患者评估：生命体征，有无突发高热等感染中毒症状，上腹部、肝区及右下胸局部体征等变化；评估引流液量、颜色及性质，引流管是否通畅；评估头部敷料有无松脱及渗液情况
操作要点	1. 更换引流袋 （1）向患者及家属做好健康宣教。 （2）协助患者取平卧位。 （3）患者右腹下垫无菌巾。 （4）取无菌血管钳在引流管接口上端约5cm处夹闭，分离引流袋。 （5）消毒引流管接口，用无菌纱布包裹。 （6）接引流袋，松开血管钳。 （7）调整引流袋位置，悬挂在床旁，引流袋不能高于出口。 2. 固定 （1）由医师将引流管缝合固定在皮肤上（医师置管时固定）。 （2）将带孔透明无菌敷料以穿刺点为中心，无张力粘贴。 （3）进行二次固定。 3. 标识 （1）将黄色标识粘贴于距脓腔引流管末端2～5cm处，注明引流管名称、留置时间、置管者姓名及脓腔引流管置入和外露长度。 （2）行脓腔持续冲洗，需挂"引流管冲洗"标识牌
评价要点	管道引流通畅，固定妥善，无打折、受压、扭曲

五、质量评价标准

为保障患者安全，提高肝脓腔引流管护理质量，质控小组应定期对肝脓腔引流管护理质量进行检查。肝脓腔引流管护理质量评价标准见表3-10-2。

表3-10-2　肝脓腔引流管护理质量评价标准

评价内容	评价		备注
	是	否	
1. 护士知晓肝脓腔引流管引流的目的及重要性			
2. 管道标识规范：肝脓腔引流管末端2～5cm处贴黄色引流管标识；注明引流管名称、留置时间、置管者签名及肝脓腔引流管置入和外露长度			
3. 管道置入处敷料干燥、无松脱、清洁、无渗血、渗液			
4. 管道引流通畅，无打折、受压、扭曲			
5. 护士知晓肝脓肿引流拔管指征、挤压引流管方法			
6. 护士知晓持续脓腔冲洗注意事项：速度不宜过快，脓腔始终处于低压状态，确保冲洗引流液出量不小于入量，判断堵管方法			
7. 护士知晓引流液的量、颜色和性质的评估			
8. 护士知晓异常情况的评估判断、报告与处置：引流管堵塞判断及处置、引流管脱出判断及处置、引流管引流异常表现与处理			
9. 护士观察、记录患者生命体征，上腹部、肝区及右下胸局部体征，至少每班1次，高热患者按高热处理（查看医嘱或护理记录）			
10. 健康教育 （1）患者和家属知晓肝脓腔引流的目的和重要性。 （2）患者和家属知晓留置肝脓腔引流期间的注意事项。 （3）患者和家属知晓拔除肝脓腔引流管后的注意事项			

六、测试题

试题1　患者，男性，45岁，因右季肋部疼痛1个月余，乏力、食欲减退、体重下降、低热2周，急诊以"肝脓肿"入院。积极完善术前准备，在超声引导下行经皮肝穿刺脓肿置管引流术，术后留置一根脓腔引流管。［（1）～（5）共用题干］

（1）患者留置肝脓腔引流管，为预防堵管，错误的做法是（　　　）。

A. 生理盐水或含甲硝唑的生理盐水多次或持续冲洗脓腔，注意无菌操作，观察并记录脓腔冲洗的出入量

B. 定时夹管，防止过多的引流液流出

C. 挤压引流管时观察液面波动的情况

D. 注射器抽吸引流管中的液体观察液体的流动性

E. 持续冲洗液滴入后流出通畅

（2）肝脓腔引流管引流护理要点是（　　）。

A. 脓腔引流置管时行皮内缝合固定，在穿刺处皮肤贴上透明敷贴，再进行二次固定，以防引流管意外脱出

B. 避免引流管扭曲、打折、受压，可定时向下捏挤引流管，令积结于引流管口、管壁上的脓液或血块随压力的增加而排出

C. 通常取半坐卧位，根据肝脓肿的发生部位，采取左侧卧位或右侧卧位，借助重力作用使引流更彻底

D. 引流袋悬挂于床旁，低于置管出口水平

E. 以上全对

（3）肝脓肿置管引流术后的健康教育，错误的选项是（　　）。

A. 告知患者和家属肝脓腔引流的目的、重要性、留置时间、感染中毒症状和引流管堵塞的识别及其他注意事项

B. 指导患者保持引流袋位置正确，保证引流管长短适宜，避免牵拉，防止引流管滑脱

C. 引流袋无须更换

D. 告知患者出现意外拔管，需立即报告医护人员

E. 告知患者保持穿刺处敷贴干燥、固定、平整和清洁，置管期间不能淋浴，以防伤口感染

（4）肝脓腔引流管冲洗的注意事项，错误的选项是（　　）。

A. 操作时注意无菌操作

B. 冲洗时注意动作宜轻，冲洗液及药液宜缓慢注入

C. 一次冲洗的液体量一定要小于脓腔的体积，并注意冲入量和抽吸量的平衡

D. 边冲洗边抽吸，避免造成脓腔内压力过高

E. 持续脓腔冲洗，速度不宜过快，使脓腔始终处于低压状态，确保冲洗引流液出量小于入量

（5）肝脓腔引流管引流堵管处理措施，错误的选项是（　　）。

A. 使用注射器高压多次注射生理盐水，直至恢复通畅

B. 使用注射器少量、低压，多次注射生理盐水后接引流袋，并观察引流液流出的量，直至恢复到正常量即可

C. 首先确认引流管在体内深度是否正常，标记线与皮肤的距离有无变化，如有明显脱出，通知医师并判断是否再次置管

D. 引流袋悬挂于床旁，低于置管出口水平

E. 接负压引流装置进行引流

试题2　患者，男性，56岁，肝脓肿切开引流术后，留置脓腔引流管一根，术后第3天，体温39.0℃，脉搏106次/min，呼吸28次/min，血压90/54mmHg，SpO₂ 88%，烦躁，面色和皮肤苍白，肢端湿冷，初步诊断：感染性休克。（多选题）

为预防感染性休克，护理人员早期可采取的护理措施是（　　　）。

A. 密切观察生命体征，有无胸痛、腹痛及胸腹部体征的改变，每4h监测患者体温1次，对体温≥39℃的患者，应给予物理降温或药物降温，鼓励患者多饮水

B. 严格控制冲洗的量、速度、压力，以免造成感染播散

C. 遵医嘱给予高热量、高蛋白、丰富维生素、易消化的食物，必要时静脉补液或少量输血和血浆，维持水电解质平衡，纠正低蛋白血症

D. 给予护肝和维持血糖稳定等治疗措施

E. 合理安排抗菌药物，行疼痛护理

第十一节　肾脏/膀胱造瘘管护理

肾造瘘术是指通过穿刺或切开肾实质，把导管送到肾盏内，引流尿液、脓液、血液等及便于窦道形成的一种手术，是上尿路引流的重要手段之一，同时可对肾实质进行压迫止血。膀胱造瘘术常规于耻骨联合上方行穿刺，置入造瘘管，是一种便捷的膀胱引流方法。但护理不当可引起导管脱落、周围溢液、感染、引流不畅等并发症，提高肾脏/膀胱造瘘管护理的质量，可减少并发症，提高患者生活质量。

一、目的

1. 肾造瘘管

（1）引流尿液、脓液、血液、残石，便于窦道形成。

（2）控制和缓解由上尿路梗阻引起的感染。

（3）保护肾功能。

（4）为再次手术保留操作通道。

2. 膀胱造瘘管

（1）解除下尿路梗阻，确保尿液引流通畅。

（2）下尿路手术后，尿流改道以确保尿道伤口愈合。

二、适应证

1. 肾造瘘管

（1）各种梗阻性或原因不明的上尿路感染、肾积水（脓）等疾病。

（2）经皮肾镜碎石取石术术后患者。

2. 膀胱造瘘管

（1）尿潴留或尿道损伤导尿未成功者。

（2）某些下尿路手术需要尿流改道者，如尿道成型术。

（3）动力性排尿困难者（如神经源性膀胱）。

（4）留置导尿管引起严重感染者（如出现睾丸附睾炎）。

三、护理

（一）护理要点

1. 固定

（1）严防造瘘管意外脱出，指导患者变更体位时注意保护好引流管，勿使管道扭曲及过度牵拉，可以使用导管固定贴进行二次固定（图3-11-1）。

（2）肾、膀胱造瘘管应避免受压、扭曲、折叠、牵扯等，保持引流管通畅。

（3）肾造瘘管位置不得高于造瘘口平面。患者取平卧位时，妥善固定肾、膀胱造瘘管，使引流袋扣于床边并低于造瘘口位置。患者取站位时，引流袋置于同侧大腿外侧。

（4）多饮水，根据病情适当增加饮水量，起到自行冲洗作用，防堵管。

2. 标识

（1）将黄色标识粘贴于距肾、膀胱造瘘管末端2～5cm处。

（2）注明引流管名称、留置时间、置管者姓名，注明肾、膀胱造瘘管置入长度。

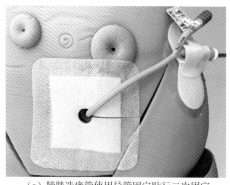
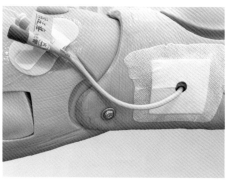

（a）膀胱造瘘管使用导管固定贴行二次固定　　　　（b）肾造瘘管使用导管固定贴行二次固定

图3-11-1　肾/膀胱造瘘管固定

3. 观察

（1）观察引流液的量、颜色、气味、性质。

（2）观察造瘘口处敷料情况，如有渗湿应及时更换。

（3）监测患者生命体征，观察有无腰痛、发热等症状。

4. 拔管

（1）肾造瘘管

① 患者拔管前，夹闭其肾造瘘管24h，无腰痛、腰胀，无发热等临床症状方可拔除，必要时在拔管前，向患者的肾造瘘管内注射造影剂，观察其膀胱和肾盂的通畅性，对于膀胱和肾盂通畅性较好的患者可为其拔除肾造瘘管。

② 在拔管后4天内，叮嘱患者在病情允许下多饮水、勤排尿，避免憋尿，以免膀胱过度充盈。

③ 拔管后患者取健侧卧位。

（2）膀胱造瘘管

① 暂时性膀胱造瘘管：根据不同手术选择适合的拔管时机，尿道狭窄、外伤致尿道断裂行尿道吻合术留置造瘘管后，待尿道损伤愈合后进行排尿性尿道造影，如果排尿正常且没有尿液外渗可拔管，拔管后嘱患者定时排尿。

② 永久性膀胱造瘘管：应定期更换造瘘管，如有堵塞、感染等情况应随时更换。

（二）常见并发症预防与处理

1.肾造瘘管

（1）感染

① 预防

a.术前遵医嘱进行尿液培养，选用恰当的抗生素；

b.保持导尿管和肾造瘘管畅通；

c.定时进行引流袋更换，以防引发逆行感染；

d.病情允许情况下，指导患者适当增加饮水量。

② 处理

a.遵医嘱进行尿培养，高热患者行血培养及药敏试验，为患者提供敏感抗生素；

b.保持引流管通畅；

c.密切观察患者生命体征变化，补充液体，积极预防和处理感染性休克。

（2）出血

① 预防

a.术后适当卧床休息，避免剧烈活动；

b.严密观察引流液的量、颜色、性质。

② 处理

a.若引流尿液表现为淡红色，无须采取处理措施，继续观察；

b.若引流液持续呈鲜红色且引流量过多，需警惕有无活动性出血，应立即报告医师予以对症处理；

c.动态监测生命体征，遵医嘱予以止血处理，指导患者卧床休息，避免剧烈活动；

d.必要时遵医嘱予以夹闭肾造瘘管、持续膀胱冲洗、输血，行介入治疗等。

（3）尿液外渗

① 预防

a.保持引流通畅，防止尿液碱性沉积；

b.必要时协助医师更换引流管。

② 处理

a.出现肾造瘘管周围漏尿、局部敷料渗湿时可指导患者保持健侧卧位或头高位（根据实际情况），以利尿液自然引流，避免造瘘管受压、扭曲，保持肾造瘘管通畅，准确记录引流液量、颜色、性质，轻捏造瘘管，必要时用无菌生理盐水低压冲洗造瘘管；

b. 出现腰痛、腰胀、局部敷料渗湿、发热可予以开放造瘘管，及时更换敷料，遵医嘱使用抗生素，注意保持导尿管及肾造瘘管通畅，病情需要时予以夹闭造瘘管（检测D-J管、自然尿路或导尿管是否通畅）；

c. 少量液体外渗可自行吸收，大量液体外渗须做肾周引流，腹水较多者可行腹腔穿刺引流。

2. 膀胱造瘘管

（1）感染

① 预防

a. 患者的瘘口及管道周围要随时保持清洁与干燥，随时清除分泌物；

b. 应用无菌敷料进行覆盖，并及时更换敷料；

c. 患者洗澡时，嘱其务必保护好造瘘口，洗完澡后要及时消毒造瘘口并更换纱布。

② 处理　遵医嘱行膀胱冲洗、尿培养检查，并应用敏感抗生素。

（2）膀胱痉挛

① 预防

a. 要正确指导患者深呼吸、放轻松，禁止做用力排尿动作；

b. 保持情绪稳定。

② 处理　必要时可肛塞双氯芬酸钠栓剂，以缓解膀胱刺激症状。

（3）尿液外渗

① 预防

a. 减少膀胱刺激，如抗感染治疗；

b. 保持引流通畅。

② 处理

a. 膀胱挛缩患者可以长时间地开放造瘘管，同时不必采取夹管处理；

b. 膀胱尚具有功能的患者，白天的大部分时间要将管道夹闭，每隔2～3h开放造瘘管1次，在夜间则不进行夹管，以减少尿液外渗的发生。

（三）异常情况预防与处理

1. 堵管

（1）预防　定期更换造瘘管，保障其通畅，嘱患者每日饮水2500～3000mL。

（2）处理

① 对轻微堵塞的患者，可轻捏造瘘管，以恢复造瘘管的通畅；

② 对严重堵塞的患者，使用10～15mL的无菌生理盐水低压冲洗造瘘管，以恢复造瘘管的通畅；

③ 如引流管结壳形成，需更换造瘘管。

2. 非计划性拔管

（1）预防

① 妥善固定；

② 加强对高危（如意识障碍、躁动、有拔管史、依从性差）患者的观察，作为重点交接班对象；

③ 做好患者及家属的健康教育，提高其防范意识及管道自护能力；

④ 严格遵守操作规程，治疗、护理中动作轻柔，注意保护导管，防止导管脱落；

⑤ 加强培训，提高护士防范非计划性拔管的风险意识。

（2）处理

① 报告医师，立即予以无菌纱布覆盖造瘘口，以防感染；

② 安慰并协助患者取平卧位或健侧卧位，避免造瘘部位大幅度活动；

③ 密切观察病情变化，由医师根据患者病情决定是否重新置入引流管；

④ 必要时予以保护性约束。

3. 拔管困难

（1）预防 依据患者的情况定时为患者更换造瘘管，最长留置时间不能超过1个月，在导管发生阻塞时需随时更换造瘘管。

（2）处理

① 要注意不能暴力拔管，可以应用血管钳先分离造瘘管与造瘘口周围的皮肤，在实施操作中注意动作要轻柔，将导管慢慢拔出来；

② 若经过检查明确患者的结石体积属于较大的，可在膀胱镜下取石，将结石取出来再进行拔管；

③ 如果患者的病情需要，可以将膀胱造瘘口切开并整体取出后缝合切口。

（四）健康教育

1. 肾造瘘管

（1）告知患者和家属肾/膀胱造瘘管引流的目的、重要性、留置时间及注意事项。

（2）患者行经皮肾穿刺造瘘术后，适当卧床休息，不可剧烈活动，一旦出现引流管尿液持续变红等症状需要继续保持卧床状态。

（3）病情允许情况下多饮水，每日饮水量以2500～3000mL为佳，不得进食刺激性食物，不抽烟、喝酒，多食富含纤维的食物，排便时不可用力。

（4）指导患者做好肾造瘘管固定工作，不可用力牵拉，防止出现导管脱落现象，放置双J管期间避免剧烈的腰部运动如下蹲、弯腰等动作，防止出现支架管移位等现象。

（5）拔管后，保持造瘘口敷料干燥固定，若有敷料渗湿、脱落，需立即更换，有尿意及时排出，勿憋尿。

（6）复查。定期行尿常规、X线或B超检查，若出现腰痛、寒战、高热、血尿等症状及时就诊。

2. 膀胱造瘘管

对于留置永久性膀胱造瘘管的患者来说，健康教育尤其重要。

（1）着装　可将造瘘管自裤门处引出、在裤腿适当部位缝制和集尿袋大小相宜的口袋，将集尿袋隐蔽其中。

（2）夹管　膀胱挛缩患者可以长时间开放引流管，不必采取夹管的处理；膀胱具有功能的患者，白天大部分时间要将管道夹闭，每隔2～3h放开尿管一次，在夜间则不进行夹管。

（3）皮肤　瘘口处皮肤黏膜红肿时，给予莫匹罗星软膏局部涂抹；瘘口处皮肤湿疹样改变时，使用氧化锌软膏涂抹。

（4）管道　每日观察引流尿液的颜色、性质、量及膀胱造瘘管外露长度，一旦发现管道脱出或堵管，应及时前往医院重新插管。

（5）饮水　日摄水量为2500～3000mL，保持日尿量在2000mL以上，且尿液清亮无色或微黄为宜，昼夜均匀饮水，平均分配日饮水量，入睡前饮水约500mL，避免夜间尿液浓缩，目的在于增加尿量、稀释尿液，达到内冲洗的效果。

（6）随访　出院后的第1个月每周进行电话随访，了解患者居家遵医行为、日常生活和家庭支持情况，解决自护过程中的问题。之后，每月在更换造瘘管的时段提前进行电话随访和提醒，并在换管时给予病情观察、巩固指导和复检。

四、操作要点

为保证引流效果，减少并发症的发生，医护人员应定期进行肾脏/膀胱造瘘管护理，具体操作要点见表3-11-1。

表3-11-1 肾脏/膀胱造瘘管护理操作要点

要点	内容
评估要点	1. 特殊用物：血管钳、抗反流引流袋、一次性导管固定贴。 2. 人员准备：具有执业资格的医护人员，穿戴整洁、洗手、戴口罩；核对患者信息，取得配合。 3. 患者评估：患者病情是否稳定；造瘘管是否通畅；管道固定情况；留置引流管及更换引流袋时间；引流尿液的量、颜色及性质；造瘘口敷料有无松脱及渗液
实施要点	1. 更换引流袋 （1）核对患者信息，向患者及家属做好健康教育。 （2）拉屏风，协助患者取健侧卧位或平卧位，注意保暖。 （3）充分暴露引流管与引流袋连接处，管道衔接处铺无菌巾。 （4）用血管钳夹闭引流管近端，分离引流管与引流袋接头，将引流管置于无菌巾上。 （5）取碘伏棉球螺旋式消毒引流管接口。 （6）无菌连接引流袋，松开血管钳，观察引流情况。 （7）将引流管妥善固定，平卧时引流袋低于床面；站位时引流袋低于耻骨联合。 2. 固定 （1）行皮肤缝合固定或球囊内注水固定（均为医师置管时固定）。 （2）使用导管固定贴二次固定（注意不要弯曲折叠）。 3. 标识：距引流管末端2～5cm处贴贴黄色引流管标识，注明引流管名称、留置时间、置管者签名、引流管置入及外露长度
评价要点	1. 妥善固定，标识清晰。 2. 管道置入处敷料干燥、固定无松脱；清洁无渗血、渗液。 3. 患者平卧时，将引流袋挂于床边，低于造瘘口位置；站位时，引流袋扣于同侧大腿外侧

五、质量评价标准

为保障患者安全，提高肾脏/膀胱造瘘管护理质量，质控小组应定期对肾脏/膀胱造瘘管护理质量进行检查。肾脏/膀胱造瘘管护理质量评价标准见表3-11-2。

表3-11-2　肾脏/膀胱造瘘管护理质量评价标准

评价内容	评价		备注
	是	否	
1. 护士知晓肾脏/膀胱造瘘引流的目的及重要性			
2. 管道标识规范：距引流管末端2～5cm处贴黄色引流管标识，注明引流管名称、留置时间、置管者签名及引流管置入和外露长度			
3. 管道置入处敷料干燥、固定无松脱，清洁无渗血、渗液			
4. 管道引流通畅，无打折、受压、扭曲			
5. 护士知晓肾、膀胱引流管留置时间、拔管前注意事项			
6. 护士知晓管道及引流袋固定位置：引流管不得高于造瘘口处；平卧时将引流袋挂于床边低于造瘘口位置；站位时引流袋扣于同侧大腿外侧			
7. 护士知晓评估引流液的量、颜色和性质，记录引流液量、颜色和性质、生命体征等情况			
8. 护士知晓异常情况的评估判断、报告与处置：引流管堵塞判断及处置、引流管脱出处置、引流管引流异常表现与处理			
9. 健康教育 （1）患者和家属知晓肾脏/膀胱造瘘引流的目的和重要性。 （2）患者和家属知晓肾脏/膀胱造瘘管留置的时间及置管期间的注意事项。 （3）患者和家属知晓拔管后的注意事项			

六、测试题

试题1　患者，男性，70岁，既往前列腺增生10年，口服药物治疗。1天前饮酒后出现不能自行排尿，下腹部胀痛，于急诊室试行导尿失败，医师在无菌操作下行膀胱穿刺造瘘术，留置膀胱造瘘管一根。[（1）、（2）共用题干]

（1）患者留置膀胱造瘘管术后护理，下列不妥的是（　　　）。

A. 造瘘管接引流袋，并妥善固定

B. 定时用1∶5000呋喃西林行高压膀胱冲洗

C. 敷料渗液后及时更换

D. 站位时，引流袋置于大腿外侧

（2）患者诉下腹部胀痛，尿意明显，膀胱造瘘管内未见尿液排出，以下处理正确的是（　　）。

A. 更换造瘘管，以恢复造瘘管通畅

B. 使用10～15mL生理盐水低压冲洗造瘘管，以恢复造瘘管通畅

C. 嘱患者多饮水

D. 造瘘管通畅后，一次放出尿量大于1000mL

试题2　患者，男性，55岁，因右侧腰痛1个月余，发热4天，入院诊断为"肾脓肿（右）"，入院后积极抗感染，体温正常后，在全麻下行经皮右肾穿刺造瘘术，术后留置肾造瘘管一根、导尿管一根。[（1）、（2）共用题干]

（1）患者肾造瘘管引流出乳白色液体，术后护理不妥的是（　　）。

A. 密切观察患者生命体征变化，补充液体

B. 遵医嘱进行尿培养，高热时行血培养及药敏试验，依照培养结果为患者提供敏感抗生素

C. 保持引流管通畅

D. 使用生理盐水定时冲洗肾造瘘管

（2）患者术后首次下床活动，责任护士对其进行非计划性拔管预防宣教，不妥的是（　　）。

A. 妥善固定，使用导管固定贴进行二次固定

B. 应避免受压、扭曲、折叠、牵扯等，保持引流管通畅

C. 肾造瘘管位置不得高于造瘘口平面

D. 取站位时，引流袋置于同侧大腿外侧；下床活动时，可将引流管夹闭

第十二节　腹膜透析导管护理

腹膜透析是治疗终末期肾病的主要肾脏替代治疗方法之一，是利用患者自身腹膜的半透膜特性，通过弥散和对流的原理，规律、定时地向腹腔内灌入透析液并将废液排出体外，以清除体内潴留的代谢产物、纠正电解质和酸碱失衡、超滤过多水分。腹膜透析导管是腹膜透析患者的"生命线"，临床上有四种常用的腹膜透析导管，分别为Tenck-hoff直管、卷曲管、Swan-neck直管、Swan-neck卷曲管。留置腹膜透析导管的常见并发症主要有腹膜透析导管周围漏、透析液流出不畅、皮肤出口或隧道感染等。因此，如何加强腹膜透析导管的护理，有效提高腹膜透析患者的治疗效果及降低并发症已成为目前临床关注的重点问题。

一、目的

（1）清除体内代谢产物、毒性物质。

（2）纠正水、电解质平衡紊乱。

二、适应证

（1）慢性肾衰竭需行腹膜透析者。

（2）急性肾损伤需行腹膜透析者。

（3）急性药物和毒物中毒需行腹膜透析者。

三、护理

（一）护理要点

1. 固定

具体方法见图3-12-1。

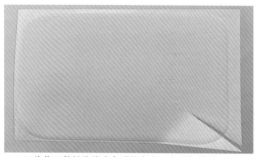

（a）将伤口敷料裁剪成合适的大小，右下角剪开2～3cm

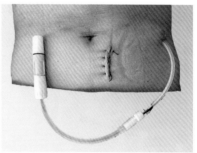

（b）伤口消毒：络合碘消毒后，待干燥；生理盐水再次清洗，待干燥

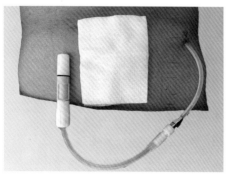

（c）先将缝线处伤口覆盖

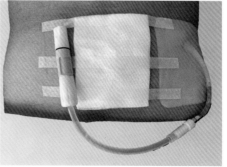

（d）敷料覆盖腹膜透析导管出口处及部分短管，敷料右下角交叉固定

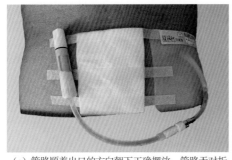
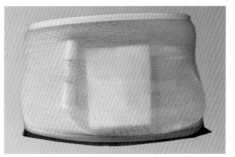

（e）管路顺着出口的方向朝下正确摆放，管路无对折　　　　（f）短管保护套再次固定保护

图3-12-1　腹膜透析导管固定

2. 标识

统一使用黄色标识和白色腹膜透析导管外管保护套。

3. 维护

（1）早期（＜6周）出口处护理原则

① 常规每周换药1次，操作过程必须严格遵守无菌原则，如洗手、戴口罩；

② 注意不要让清洁剂流入出口处和隧道里，否则会延长伤口的愈合时间；

③ 坚持使用无菌敷料覆盖出口处；

④ 导管必须固定好，避免牵拉损伤；

⑤ 切口愈合、拆线前不要洗澡，之后可以在肛袋保护下淋浴，不能盆浴，不能让出口处浸泡在水里；

⑥ 如果伤口出现渗液、损伤、感染或出血，及时告知医师进行处理，增加换药频次。

（2）长期（＞6周）出口处护理原则

① 每天或隔日沐浴换药1次，如果出现感染，至少每天换药1次；

② 勿让清洁剂流入出口处和隧道里，否则会延长伤口的愈合时间；

③ 洗澡时使用淋浴，不能盆浴；

④ 导管必须固定好，避免牵拉；固定时要顺着腹膜透析导管和外接导管的自然走势，不要扭曲、压折，避免造成机械性损伤；

⑤ 如果出现痂皮，不能强行去除，可用生理盐水软化后轻轻去除；

⑥ 出口处出现感染应及时报告给医师，协助进行处理。

4. 病情观察

（1）观察导管出口处皮肤是否完好，有无红肿、结痂、分泌物，有无疼痛、瘙痒等症状。

（2）观察管路出入液是否通畅，有无受压、扭曲、渗漏等，短管开关有无破裂。

（3）出口处评估三步法——"一看二按三挤压"。一看：看腹透管隧道出口处有无红肿。二按：按压腹透管隧道出口处有无疼痛。三挤压：挤压腹透管隧道出口处有无渗液、分泌物。

5. 拔管指征

（1）已成功接受肾移植或各种原因导致患者选择接受长期血液透析治疗者。

（2）腹膜功能衰竭、超滤失败者。

（3）难治性腹膜炎或隧道严重感染者。

（4）真菌性腹膜炎、结核性腹膜炎者。

（二）常见并发症预防与处理

1. 腹膜透析导管移位

（1）预防

① 注意术前排空膀胱，置入导管时应避开网膜，导管末端置于直肠子宫陷凹或直肠膀胱陷凹；

② 防止电解质紊乱导致肠蠕动异常，积极治疗慢性肠炎，及时纠正肠功能紊乱，适当运动，保持大便通畅；

③ 避免导致腹腔压力增高的因素，如长时间下蹲或剧烈咳嗽等；

④ 避免反复牵拉腹膜透析导管。

（2）处理

① 适当增加活动，病情允许可踮脚、下楼梯；

② 遵医嘱使用轻泻剂，保持大便通畅；

③ 配合医师行腹膜透析导管胃镜钳复位术；

④ 若导管移位仍未恢复，需手术重新置管或复位。

2. 腹膜透析相关性腹膜炎

（1）预防

① 腹膜透析置管术前：告知患者发生腹透相关腹膜炎的危害性，完善置管前准备，确定理想的出口位置。

② 腹膜透析置管术后：出口处保持干燥无菌至完全愈合，通常需要2周左右的时间，妥善固定腹膜透析管，避免牵拉损伤出口处。

③ 加强患者宣教：教会患者正确的洗手方法、腹膜透析换液操作和出口处护理，换液环境必须保持洁净，并戴好口罩。

（2）处理

① 立即留取标本送检。

② 经验性治疗：选择覆盖革兰阳性菌和革兰阴性菌的抗生素。

③ 后续治疗：获得微生物培养和药敏试验结果后，立即调整抗生素的使用，抗生素治疗疗程至少需要2周。

（三）异常情况预防、判断与处理

1. 透析液灌入或引流困难

（1）预防　指导患者按照腹膜透析换液"六步法"规范操作；指导患者勿过度引流，引流时间在15min内，引流时呈细线即可关闭引流，尽量不要放到成滴水状。

（2）判断　透析液灌入或引流超时，一次换液超过30min。

（3）处理

① 检查蓝夹子、短管开关是否打开；

② 检查管路是否有扭曲或压折；

③ 改变体位，如坐位改成站位，看引流是否有改善；

④ 患者如有便秘，可在医师的指导下服用缓泻剂；

⑤ 以上处理如未解决，考虑网膜或纤维蛋白堵塞，需及时告知医师进行处理。

2. 漏液

（1）预防　指导患者按照规范，每次操作前仔细检查管路、开关是否出现异常情况，以防未及时发现而引发腹膜炎。指导患者每次操作后按照导管自然走势妥善固定导管，不要对折；告知患者出口处护理时禁用酒精以防导管老化破裂；指导患者尽量选择松紧带的裤子，尽量避免使用皮带，以防皮带头扎破腹膜透析导管；禁止将剪刀、刀片等锋锐的物品靠近腹膜透析导管。

（2）判断　由于短管开关闭合不良或透析导管破裂，短管、钛接头脱落，导致患者外管保护套、衣物渗湿。

（3）处理　立即停止操作，用蓝夹子将近皮肤侧的透析管夹住，破损处可用无菌纱布、碘伏帽包装袋包裹。立即来医院进行处理，更换外接短管、预防性使用抗生素等。

3. 连接短管接头被污染

（1）预防　加强患者培训，操作考核过关方可单独操作；指导患者在短管连接或断开时高度集中注意力，按照规范操作手法进行操作；安抚患者不要过度紧张，避免引起手抖污染短管接口；告知患者如因高血压、糖尿病等原因引起视物模糊要及时告知医师就诊。

（2）判断　维护、换药等操作时，双手触碰了短管接头。

（3）处理　立即停止操作，关闭连接短管；更换一个新的碘伏帽；进行管口消毒或更换新的短管。

4. 透出液呈红色

（1）预防　告知患者在月经周期前可能出现红色透出液的情况，不必紧张；日常避免剧烈活动或搬运重物。

（2）判断　正常的透出液颜色为清亮的黄色或淡黄色，如出现洗肉水样的颜色或者更深的红色则为异常。

（3）处理　量少，呈浅红色，无需特殊处理；如量多，颜色较深，可立即用1～2袋低温（32～33℃）的腹透液进行腹腔冲洗，一般2～3天可缓解。如未缓解，及时报告医师处理。

（四）健康宣教

（1）告知患者和家属腹膜透析的目的、重要性及注意事项。

（2）告知患者腹膜透析居家注意事项：物品准备、环境准备、操作者自身准备及换液的要求。

（3）培训、考核患者及家属规范的出口处护理及腹膜透析换液，预防腹膜透析相关并发症的发生。

（4）告知患者及家属每日护理的要点：每日记录体重、血压、尿量及超滤量。

（5）告知患者及家属日常注意事项。

① 遵医嘱执行换液操作。

② 妥善固定腹膜透析导管，避免牵拉。

③ 禁止盆浴，洗澡后及时进行出口处护理。

④ 进食低盐、低脂、优质蛋白质、低磷食物。

⑤ 保持大便通畅，防治便秘及腹泻。

⑥ 遵医嘱用药。

⑦ 按时复诊。

四、操作要点

为保证治疗效果，减少并发症的发生，医护人员应定期进行腹膜透析导管护理，具体操作要点见表3-12-1。

表3-12-1　腹膜透析导管护理操作要点

要点	内容
评估要点	1. 特殊用物：生理盐水、纱布、胶布。 2. 环境：关闭门窗和风扇，拉上窗帘。 3. 人员准备：具有执业资格医护人员，穿戴整洁、洗手、戴口罩。 4. 患者评估：出口处有无红、肿、痛、分泌物等感染症状（一看二按三挤压）；评估腹膜透析导管是否通畅、扭曲、破裂等
实施要点	1. 向患者及家属做好健康宣教。 2. 协助患者取舒适姿势。 3. 轻柔地取下伤口上的旧纱布，如纱布与伤口粘在一起，可用生理盐水浸湿纱布粘连的地方，即可顺利取下纱布。 4. 消毒：用棉签蘸取络合碘，以出口处为圆心，由内向外环形擦洗，注意不要让络合碘渗入到出口处或隧道里。 5. 固定：将合适的敷料覆盖在腹膜透析导管出口处（>6周出口处情况良好的患者可不覆盖敷料），并将腹膜透析导管交叉固定，腹膜透析导管朝下，注意无牵拉、对折。 6. 标识：统一使用黄色标识和白色腹膜透析导管外管保护套。 7. 出口处良好者可无敷料覆盖，如出口处有肉芽或者感染症状应用合适的伤口敷料覆盖，水胶体敷料、薄型透明敷料可一周更换1次，无菌纱布敷料隔日更换1次，感染特殊伤口遵医嘱。详细记录换药时间及换药者签名
评价要点	1. 导管固定妥善，标识规范。 2. 腹膜透析导管出口处皮肤完好，无红肿、结痂、分泌物。无疼痛、瘙痒症状。 3. 腹膜透析导管引流通畅，无受压、扭曲、渗漏，短管开关无破裂。 4. 未发生感染等并发症

五、质量评价标准

为保障患者安全，质控小组应定期对腹膜透析导管护理的护理质量进行检查。质量评价标准见表3-12-2。

表3-12-2 腹膜透析导管的护理质量评价标准

评价内容	评价		备注
	是	否	
1. 护士知晓留置腹膜透析导管的目的及重要性			
2. 管道标识规范：使用腹膜透析导管外用保护套；注明引流管名称			
3. 腹膜透析导管出口处干燥、妥善固定；清洁，无渗血、渗液			
4. 腹膜透析导管引流通畅，无对折、受压、扭曲			
5. 护士知晓出口处换药频率：<6周为早期出口处护理，1周1次，长期出口处护理>6周，每天或隔日换药1次，感染者至少每日换药1次			
6. 护士知晓出口处感染的症状：红、肿、痛、分泌物，知晓出口处评估三步法——"一看二按三挤压"			
7. 护士现场评估腹膜透析导管出口处皮肤是否正常；提问护士异常情况下引流液的量、颜色和性质			
8. 观察、记录患者出口处护理情况（查看医嘱或护理记录）			
9. 护士知晓异常情况的评估判断、报告与处置：腹膜透析导管脱落的处理、接口污染的处理			
10. 健康教育 （1）患者和家属知晓留置腹膜透析导管的目的和重要性。 （2）患者和家属知晓留置腹膜透析导管的注意事项。 （3）患者和家属知晓拔管后的注意事项			

六、测试题

试题 患者，女性，59岁，因恶心、呕吐、双下肢水肿3个月，肌酐700μmol/L，门诊以"慢性肾功能不全（CKD5期）"入院。为行肾脏替代治疗，在局麻下行腹膜透析置管术，术后留置腹膜透析导管。[（1）～（5）共用题干]

（1）患者行腹膜透析置管术后，腹膜透析导管出口处早期是指（ ）。

A. <2周   B. <4周

C. <6周   D. <8周

（2）患者行腹膜透析置管术后居家护理时，长期出口处护理频率正确的是（ ）。

A. 每周换药1次   B. 每天或隔日换药1次

C. 不用护理　　　　　　　　　　D. 出口处感染时每周换药

（3）患者居家行腹膜透析时，出现腹痛、透出液浑浊，考虑腹透相关性腹膜炎，其处理正确的是（　　）。

A. 疑似腹膜炎应立即留取标本送检

B. 尽快使用经验性抗生素治疗，选择覆盖革兰氏阴性菌和革兰氏阳性菌的药物

C. 抗生素治疗疗程至少2周

D. 以上均是

（4）腹膜透析导管移位的预防，下列正确的是（　　）。

A. 适当运动，保持大便通畅

B. 避免导致腹压增高的因素，如长时间下蹲、剧烈咳嗽等

C. 避免反复牵拉腹膜透析导管

D. 以上均是

（5）腹膜透析透出液颜色正常的是（　　）。

A. 红色　　　　　　　　　　　　B. 清亮的黄色或者淡黄色

C. 乳白色　　　　　　　　　　　D. 浑浊的黄色

第十三节　腰椎置管（腰大池引流）护理

腰大池持续引流是指从蛛网膜下腔腰大池置入引流管，将脑脊液持续不断地引流到体外的密闭、无菌的技术。常用于脑脊液漏、脑膜炎、蛛网膜下腔出血，也可用于进展型硬膜下积液和假性脑膜膨出等的辅助治疗。临床上留置腰大池引流管患者，容易出现低颅压症、颅内感染、引流管堵塞、颅内积气、神经根刺激症状等并发症，医护人员的规范化护理，一定程度上可以减少甚至避免其发生。

一、目的

（1）监测和降低颅内压。

（2）减少脑脊液循环。

（3）引流血性脑脊液，恢复脑脊液循环。

（4）用于治疗颅内感染。

二、适应证

（1）蛛网膜下腔出血、脑室内出血、颅内积血严重者。

（2）动脉瘤性蛛网膜下腔出血手术或介入治疗后，特别是颅内动脉瘤手术中动脉瘤再次破裂者。

（3）脑积水、颅内感染者。

（4）自发性、外伤性或术后脑脊液漏者，特别是颅后窝或经蝶手术后。

（5）术中脑脊液外引流，用于显露动脉瘤或肿瘤者。

（6）大骨瓣开颅术后难治性颅内高压，未出现迟发性颅内血肿，脑室穿刺不成功或引流不畅者。

（7）脑积水行脑室腹腔分流术后效果欠佳者。

三、护理

（一）护理要点

1. 固定

（1）将腰大池引流导管沿脊柱侧向头部方向延长固定（使用透明敷贴固定），从肩侧伸出并固定于床旁有刻度的固定架上，对躁动不安的患者，应给予适当约束和镇静，以防引流管意外脱出。

（2）避免引流管扭曲、打折、受压。

（3）引流管接引流器，引流管理想布置模型是"n"型，即引流管出口后逐渐升高，至穿刺部位上10～20cm处转为水平走向，然后下降20～30cm导入引流器。引流管口必须高于椎管水平3～4cm，引流袋低于椎管水平，根据病情和医嘱调节悬挂高度。具体方法见图3-13-1。

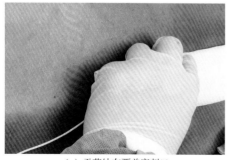
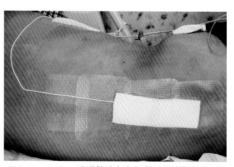

（a）无菌纱布覆盖穿刺口 （b）10cm×12cm透明敷贴完全包裹无菌纱布及引流管

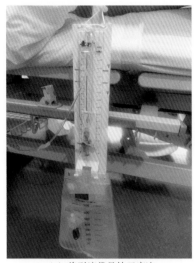

（c）将引流袋悬挂于床边

图3-13-1 腰大池引流管固定

2. 标识

（1）腰大池引流管用黄色标识，标识粘贴于距腰大池引流管末端2～5cm处。

（2）注明引流管名称、留置时间、置管者姓名及引流管置入和外露长度。

3. 病情观察

（1）严密观察患者神志、瞳孔、生命体征变化，注意有无头痛、呕吐、肢体活动障碍、脑膜刺激征等。

（2）观察引流液的量、颜色、性质。正常脑脊液无色透明，无沉淀。术后1～2天略带血性，后转为清亮。根据医嘱和病情调节流速、流量，一般以2～5滴/min为宜，10～15mL/h，24h引流量控制在250～350mL（以医嘱为准），发现异常及时报告医师。

（3）视患者引流袋内脑脊液引流量倾倒，引流袋满3/4即倾倒脑脊液，必要时更换引流袋。

4. 拔管指征

（1）患者颅内压正常、脑脊液颜色清亮，脑脊液各项检查指标恢复正常。

（2）头颅CT检查无脑室扩大，无脑积水。

（3）引流管留置时间一般3～7天，不超过14天；拔管前夹闭引流管24～48h，患者生命体征正常，无意识、瞳孔改变，无头痛、呕吐等颅高压症状。

（二）常见并发症预防与处理

1. 颅内感染

（1）预防

① 保持引流系统密闭和无菌，伤口敷料干燥、固定，如有渗血、渗液、松脱应及时报告医师处理；

② 更换引流袋时，严格遵循无菌技术操作原则；

③ 搬动或改变患者体位时应夹闭引流管，防止引流液逆流感染；

④ 引流管留置时间一般3～7天，不超过14天；

⑤ 拔管后防止置管口脑脊液漏。

（2）处理

① 监测患者体温每4h一次；

② 配合医师采集脑脊液生化、常规、培养标本；

③ 严格遵医嘱使用抗生素；

④ 密切观察患者意识、瞳孔的变化，评估有无脑膜刺激征。

2. 颅内出血

（1）预防

① 观察患者生命体征及意识、瞳孔变化，每1～2h一次。若患者出现脉搏慢、呼吸深慢、血压升高、意识变差、双侧瞳孔不等大，脑脊液颜色鲜红且500mL/24h，需警惕患者颅内出血；

② 避免颅内压增高的因素，应保持呼吸道通畅，预防便秘，防止抽搐，及时处理患者躁动等。

（2）处理

① 立即报告医师；

② 遵医嘱紧急脱水、止血治疗；

③ 保持呼吸道通畅，给氧；

④ 条件允许时，外出行CT检查；

⑤ 积极完善术前准备，包括交叉合血、备头皮等。

3. 低颅压性头痛

（1）预防

① 观察患者生命体征及意识、瞳孔变化，每1～2h一次，若患者出现血压低、头痛，需警惕患者低颅压头痛；

② 避免腰大池引流管引流速度过快，引流袋悬挂位置过低；

③ 输液量维持每天1500～2000mL。

（2）处理

① 立即报告医师；

② 患者取平卧位；

③ 加快补液速度；

④ 减慢引流管引流速度，同时提高引流袋悬挂位置；

⑤ 嘱患者多饮水。

（三）异常情况预防与处理

1. 引流管堵塞

（1）预防

① 保持引流通畅，确保无打折、受压、扭曲、成角或堵塞，密切观察引流液的性质、颜色、量，引流管液面有无波动；

② 嘱患者尽量保持引流有效的体位，活动幅度不可过大。

（2）处理　立即报告医师，由医师根据患者病情决定是否进行溶栓、拔管或重置引流管。

2. 非计划性拔管

（1）预防

① 规范管路的固定方法，选择合适的固定敷料，加大背部延长管的缓冲长度；

② 每班观察引流管置入长度，翻身时先将引流管安置妥当再进行翻身，做好床旁交接班；

③ 对意识不清、烦躁患者进行保护性约束，必要时遵医嘱使用镇痛、镇静药物；

④ 对患者家属、陪护进行宣教，并在床头贴警示标识或卡片，提高健康教育知晓率；

⑤ 发现敷料局部卷边、渗血、渗液、贴膜松脱或管路固定不合格时，应及时告知医师换药。

（2）处理

① 报告医师，立即予以无菌纱布覆盖置管口；

② 安慰并协助患者去枕平卧；

③ 密切观察引流液的性质、颜色、量，检查引流管残端是否完整，置管口有无脑脊液漏，由医师根据患者病情决定是否重新置入引流管；

④ 密切观察患者神志、瞳孔、生命体征的变化，加强巡视，严格床旁交接班；

⑤ 根据患者病情及实际情况进行保护性约束。

（四）健康教育

（1）告知患者和家属腰大池引流的目的、重要性、留置时间及注意事项。

（2）卧床时保持引流袋位置正确，指导患者适当限制活动范围及引流袋悬挂高度。

（3）翻身、活动时，要夹闭腰大池引流管，妥善固定，保证引流管长短适宜，避免牵拉，防止引流管滑脱。

（4）拔管后，保持穿刺处敷料干燥、固定，若有敷料渗湿、脱落，需报告医师更换，避免抓挠伤口，预防感染。

四、护理操作要点

为保证引流效果，减少并发症的发生，医护人员应定期进行腰椎置管（腰大池引流）护理，具体操作要点见表3-13-1。

表3-13-1　腰椎置管（腰大池引流）观察及护理要点

要点	内容
观察要点	1. 严密观察病情变化。置管后去枕平卧6h，12h内密切观察患者神志、瞳孔、生命体征，24h后根据病情定时监测。 2. 保持引流通畅。妥善固定腰椎置管，平卧时引流管口必须高于椎管水平3～4cm，引流袋则低于椎管水平，加强巡视，对于躁动患者可给予适当的约束或镇静。 3. 严格控制引流速度。 （1）避免引流过量，防止继发枕骨大孔疝、颅内出血、低颅压。 （2）引流量为10～15mL/h。 （3）根据引流量调节引流袋的高度或开关。 （4）密切观察引流液的颜色。 4. 加强营养，进食高蛋白、高纤维素、高热量的食物，维持输液量1500～2000mL/d
预防感染	1. 严格无菌操作。 2. 一般患者采取仰卧位，抬高床头15°～20°，若改变体位，引流袋重新调节高度，防止脑脊液反流

续表

要点	内容
健康指导	1. 患者应卧床休息，不要随意更换体位及调节引流开关。 2. 躁动患者可予以保护性约束。 3. 引流袋不能高于穿刺点。 4. 减少探视和人员流动

五、质量评价标准

为保障患者安全，提高腰椎置管（腰大池引流）护理质量，质控小组应定期对腰椎置管（腰大池引流）护理质量进行检查。腰椎置管（腰大池引流）护理质量评价标准见表3-13-2。

表3-13-2 腰椎置管（腰大池引流）护理质量评价标准

评价内容	评价		备注
	是	否	
1. 护士知晓腰大池引流的目的及重要性			
2. 管道标识规范：距腰大池引流管末端2～5cm处贴黄色引流管标识；注明引流管名称、留置时间、置管者签名及腰大池引流管置入和外露长度			
3. 管道置入处敷料干燥、固定无松脱；穿刺点清洁，无渗血、渗液			
4. 管道引流通畅，无打折、受压、扭曲			
5. 护士知晓腰大池引流管留置时间：持续引流一般不超过2周；拔管前夹闭引流管24～48h			
6. 护士知晓管道引流液收集装置悬挂位置：平卧时引流管口必须高于椎管水平3～4cm，引流袋低于椎管水平			
7. 护士知晓评估引流液的量、颜色和性质是否正常（提问护士异常情况下引流液的量、颜色和性质）			
8. 每1～2h观察、记录患者的神志、瞳孔、生命体征，有无头痛、呕吐等症状（查看医嘱或护理记录）			
9. 护士知晓异常情况的评估判断、报告与处置：引流管堵塞、脱出判断及处置			
10. 健康教育 （1）患者和家属知晓腰椎置管（腰大池引流）的目的和重要性。 （2）患者和家属知晓留置腰椎置管（腰大池引流）后的注意事项。 （3）患者和家属知晓拔管后的注意事项			

六、测试题

试题1 患者，男性，49岁，因"头部外伤后意识不清伴呕吐3h"以"创伤性重型颅脑损伤"入院。头颅CT显示右侧额颞叶脑挫裂伤并出血，量约15mL，蛛网膜下腔出血，颅内积气，右颞骨骨折，右颞顶头皮血肿。入院2h后复查头颅CT显示右侧额颞叶出血量增加，量约40mL，中线向左侧偏移约1.0cm。遂急诊在全麻下行颅内血肿清除术，术后给予止血、脱水降颅压、抗感染及营养神经等治疗。术后第4天，患者意识逐渐好转，呈嗜睡状态，能回答简单问题，为了解颅内情况，行腰椎穿刺术，测初压180mmH$_2$O，脑脊液常规及生化显示白细胞数655×10^6/L，葡萄糖2.05mmol/L，蛋白0.61g/L。为了排放血性脑脊液和防治感染，在局麻下行腰穿脑脊液持续引流术。[（1）～（4）共用题干]

（1）该患者行腰穿脑脊液持续引流术后，应粘贴（　　）。

A.红色标识　　　　　　　　　B.绿色标识

C.黄色标识　　　　　　　　　D.紫色标识

（2）今天是患者置入腰大池引流管第2天，引流的速度最适宜控制在（　　）。

A.10～15mL/h　　　　　　　B.20～25mL/h

C.30～35mL/h　　　　　　　D.40～45mL/h

（3）该患者腰大池引流管留置时间为（　　）。

A.持续引流一般不超过3天

B.持续引流一般不超过5天

C.持续引流一般不超过7天

D.持续引流一般不超过14天

（4）对于该患者腰大池持续引流的护理，不正确的是（　　）。

A.避免引流管扭曲、打折、受压

B.一般以8～10滴/min引流速度为宜

C.根据病情和医嘱调节悬挂高度

D.观察引流液的量、颜色、性质

试题2 患者，男性，37岁，脑脊液鼻漏12天，为防治颅内感染，减轻脑脊液鼻漏，在局麻下行腰穿脑脊液持续引流术后返回病房。[（1）～（3）

共用题干]

（1）关于腰大池引流管的健康教育，下列说法正确的是（多选题）（　　）。

A.告知患者和家属腰大池引流的目的、重要性、留置时间及注意事项

B.卧床时保持引流袋位置正确

C.翻身活动时，要夹闭腰大池引流管并妥善固定

D.拔管后，要保持穿刺处敷料干燥、固定

（2）关于预防腰大池引流管拔管，下列说法正确的是（多选题）（　　）。

A.规范管路的固定方法，加大背部延长管的缓冲长度

B.翻身时先将引流管安置妥当再进行翻身

C.对意识不清、躁动患者进行保护性肢体约束，必要时遵医嘱使用镇痛镇静药物

D.发现敷料局部卷边、渗血、渗液、贴膜松脱或管路固定不合格时，应及时告知医师换药

（3）拔除腰大池引流管前夹闭引流管时要注意观察患者（　　）。

A.意识

B.瞳孔

C.生命体征

D.意识、瞳孔、生命体征、颅高压症状等

第十四节　关节腔灌洗引流管护理

关节腔灌洗引流是在关节部位经穿刺套管插入或切开关节囊，在关节腔内置入两根塑料管或硅胶管，一根为灌注管，一根为引流管，持续滴入生理盐水或加有抗菌药物的生理盐水进行冲洗，将残留在关节腔中及滑膜上的异物、变性组织、游离体通过灌注冲洗和负压吸引排出体外。关节腔灌洗引流是治疗化脓性关节炎和骨髓炎的有效方法，加强灌洗引流护理可预防并发症，促进患者快速康复。

一、目的

（1）充分引流，清洗关节腔。

（2）清除无菌性或感染性炎症反应，减轻软骨面的磨损和疼痛。

（3）关节减压，避免骨骺或骨干血运障碍。

（4）调整滑液渗透压，利于软骨修复。

二、适应证

（1）化脓性关节炎。

（2）骨关节术后、内固定术、假体置换术后感染。

（3）污染严重的开放性骨关节损伤。

三、护理

（一）护理要点

1. 固定

（1）术后用缝线将关节腔灌洗管和引流管缝合于皮肤上，予以棉垫包裹，必要时使用导管固定贴、"工"型或"E"型胶布，用高举平台法在关节周围进行二次固定（图3-14-1、图3-14-2），以防引流管意外脱出。

（2）变换体位时应妥善安置引流管，不可固定于床上或衣物上，以防因翻身、活动、穿脱衣物时牵拉而脱出。

（3）躁动不安的患者应有专人陪护，必要时遵医嘱予以保护性约束，避免非计划性拔管。

（4）引流袋3/4满时及时倾倒，防止因重力作用将出水管带出。

方法一："E"型胶布固定法（图3-14-1）。

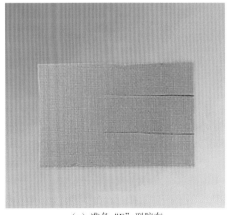 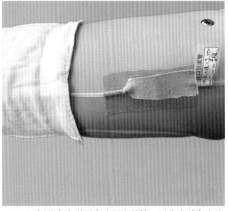

(a) 准备 "E" 型胶布 　　(b) 两侧胶布高举平台法固定导管，无张力贴合皮肤

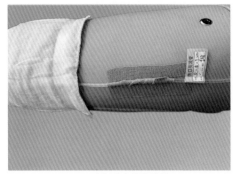

（c）中间胶布缠绕导管

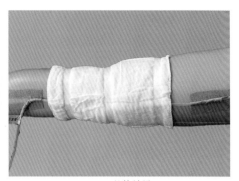

（d）整体效果

图3-14-1　关节腔灌洗引流固定（一）

方法二："工"型胶布固定法（图3-14-2）。

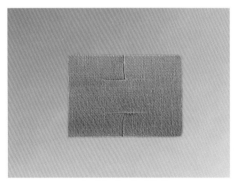

（a）准备"工"型胶布

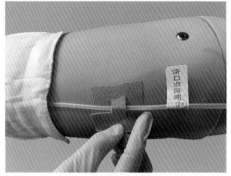

（b）无张力固定一侧胶布

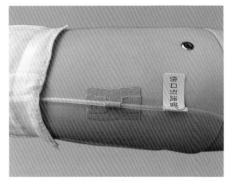

（c）另一侧胶布对导管作高举平台法固定导管

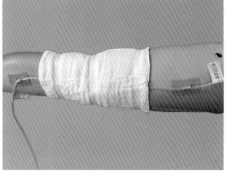

（d）整体效果

图3-14-2　关节腔灌洗引流固定（二）

2. 标识

（1）灌洗管和引流管均采用黄色标识，入水管标识粘贴于距伤口2～5cm处，引流管标识粘贴于末端2～5cm处。

（2）注明引流管名称、留置时间、置管者姓名，采取划线标记灌洗/引流管置入及外露长度。

（3）冲洗液应独立置于输液架上，并悬挂关节腔灌洗引流警示标识，防止误输入静脉内。

3. 引流

（1）妥善固定冲洗、引流装置，防止松动及脱出，避免引流管扭曲、折叠、受压，负压维持在65～80mmHg，保持引流通畅。

（2）冲洗液悬挂于伤口上方60～70cm，引流瓶（袋）低于伤口下50cm。根据病情决定冲洗液的量及速度，术后1～2天引流管易被脓液、凝血块、坏死组织等堵塞，应快速持续冲洗，每日冲洗量为8000～10000mL，速度为每分钟80～100滴，每2～3h快速冲洗1次，使液体直线冲入关节腔；持续冲洗3天后，冲洗液可酌情减至4000～5000mL/d；10天后因肉芽组织生长、病灶变小，冲洗液可减至2000～2500mL/d。

（3）定时倾倒引流液，注意无菌操作，负压吸引装置或引流袋满3/4时应及时倾倒，以免引起反流或因重力作用致出水管脱出。

4. 病情观察

（1）密切观察生命体征变化　术后按硬膜外麻醉后护理，予去枕平卧6h，持续低流量给氧，床边心电监测，每30min监测一次血压、心率、呼吸、SpO_2，按术后常规监测体温，密切观察面色、意识，做好记录。

（2）观察引流液的量、颜色、性质　如引流液颜色为深红色，说明伤口渗血较多，应报告医师，遵医嘱在静脉补液中加入止血药，可暂停负压吸引，改为引流瓶（袋）收集引流液，当伤口渗血减少后，再用负压吸引装置。应准确记录出入量，冲入量与流出量应基本平衡。

（3）在冲洗过程中，应及时更换冲洗液、倾倒引流液，操作时严格遵守无菌操作规程，每日更换负压引流器。中心负压吸引瓶每日用消毒液浸泡消毒，防止逆行感染。

（4）肢端血运观察　每班注意观察下肢末梢血运及运动、感觉情况，如发现下肢远端出现皮肤苍白、发绀、厥冷、疼痛、感觉减退或麻木等异常情况，应及时通知医师并妥善处理。

5. 体位

术后尽量采取平卧位，常规用软枕抬高患肢20cm，以利于静脉和淋巴回流，减轻患肢肿胀，膝后可垫一软枕，使患肢保持屈曲10°～30°处于关节功能位，防止感染扩散、畸形及病理性脱位，减轻肌肉痉挛及疼痛，减少关节软骨面的压力及软骨破坏，防止非功能性挛缩或僵直。

6. 拔管

（1）拔管指征　冲洗时间视病情而定，一般为2～3周，当患者体温稳定于正常范围，伤口炎症消退，引流液清亮透明、无沉淀、持续3次细菌培养结果阴性后即可拔管。

（2）拔管方法　先停止灌洗或拔除灌洗管，引流管继续负压吸引1～3天，患者无明显发热、疼痛、肿胀等现象后拔除引流管，拔管后皮肤创伤处需及时换药至伤口愈合。

（二）常见并发症预防与处理

1. 感染的预防

① 对创面及关节腔进行彻底清创；

② 中心负压调至合适的状态；

③ 根据创面的大小和形态来选择封闭式负压引流VSD敷料，薄膜覆盖的范围一般超出创面边缘3cm以上，如敷料出现塌陷、弹起或有分泌物溢出时要检查封闭状况及负压情况。

2. 感染的处理

对于出现脓液的可通过引流的方式进行清除，根据感染病原菌药敏试验联合应用抗菌药物进行治疗，避免炎症的进一步发展。

（三）异常情况预防/判断与处理

1. 引流管堵塞

（1）判断　当出水管引流出的液体少于灌洗管灌入的液体时，患者伤口敷料渗湿，伴有关节胀痛，则可能是出水管有受压、扭曲、折叠、阻塞或脱出的情况，应立即检查，并通知医师处理。

（2）处理

① 用无菌钳夹闭出水管近端，由上至下挤压引流管，松开无菌钳，观察有无引流液流出；

② 立即报告医师，由医师根据患者病情决定是否进行冲管。当有脓性分泌物或血凝块堵塞引流管时，可在无菌条件下用20～50mL注射器从引流管处抽吸，还可行加压逆行冲洗；但禁止挤压引流管，防止引流液逆流入关节腔内。如发现切口敷料被灌洗液浸湿时，则可减慢灌入速度，维持引流通畅，及时更换敷料及被污染的衣物。

2. 非计划性拔管

（1）预防

① 管道进行有效固定，改进固定方法，每班检查；

② 做好非计划性拔管风险评估；

③ 对家属及患者做好宣教，告知留置导管的目的和重要性，取得其理解与配合。

（2）处理

① 一旦脱出，应立即报告医师，予以无菌纱布进行加压止血；

② 检查脱出的引流管是否完整；

③ 安慰并协助患者取平卧位或健侧卧位；

④ 密切观察患肢的血运、感觉、活动及是否肿胀情况，根据患者病情医师决定是否重新置引流管；

⑤ 根据患者病情进行保护性约束。

（四）健康教育

（1）向患者及家属说明冲洗治疗的必要性和有效性，以消除患者的紧张心理，促使患者主动配合。向患者及家属解释冲洗液中的抗生素可以在病灶局部达到并维持较高的浓度，从而杀灭细菌，有效地控制感染，为关节的修复提供良好的生理环境。

（2）功能锻炼 术后12h可进行踝泵运动、股四头肌等长收缩运动，48～72h后患者关节疼痛缓解后可行非负重下主动活动髋、膝关节，随着患者病情改善，功能锻炼次数由少到多，范围由局部到全身拓展，必要时采用膝关节功能训练器（CPM机）进行辅助，以防关节内粘连和强直。

（3）避免患肢过早负重，防止跌伤，预防病理性骨折的发生。

（4）伤口愈合之后，如伤口再次出现红、肿、热、痛时应及时就诊。

（5）加强营养，增强自身抵抗力。

（6）遵医嘱定期复诊。

四、操作要点

为保证引流效果，减少并发症的发生，医护人员应定期进行关节腔灌洗引流管护理，具体操作要点见表3-14-1。

表3-14-1　关节腔灌洗引流管护理操作要点

要点	内容
评估要点	1. 特殊用物：负压吸引盘1只、冲洗液、冲洗警示标识。 2. 护士着装整齐，洗手，戴口罩、帽子。 3. 环境准备：台面整洁、光线明亮，便于操作，室温适宜，屏风或隔帘。 4. 评估患者全身情况、心理状况及配合程度
实施要点	1. 核对患者身份，向患者解释，取得配合。 2. 洗手，戴帽子、口罩、手套。 3. 询问术中引流管安置情况，正确连接冲洗液和负压吸引装置。 4. 标识规范：灌洗管标识粘贴于距伤口2～5cm处，引流管标识粘贴于末端2～5cm处，采用黄色标识，注明引流管名称、留置时间、置管者姓名，采取划线标记灌洗/引流管置入及外露长度，悬挂关节腔灌洗引流标识。 5. 保持引流管通畅，观察引流液的量、颜色、性质，并记录。 6. 遵循先快后慢的冲洗原则，并根据引流液颜色控制冲洗速度。 7. 定时倾倒引流液，注意无菌操作，负压吸引装置或引流袋满3/4时应及时倾倒，以免引起反流。 8. 维持冲洗液出入量平衡。 9. 观察患者全身情况，尤其是体温、患肢有无疼痛感。 10. 患肢制动，保持功能位，防止病理性骨折。 11. 协助患者取舒适体位，交代注意事项，并记录
评价要点	1. 操作熟练，程序流畅。 2. 提问回答正确，流畅。 3. 患肢处于功能位，冲洗液悬挂于伤口上方60～70cm，引流瓶（袋）低于伤口下50cm。 4. 负压适中，引流管通畅，患肢无胀痛，纱布无渗湿

五、质量评价标准

为保障患者安全，提高关节腔灌洗术后护理质量，质控小组应定期进行护理质量检查。关节腔灌洗引流管护理质量评价标准见表3-14-2。

表3-14-2　关节腔灌洗引流管护理质量评价标准

评价内容	评价		备注
	是	否	
1.护士知晓留置关节腔灌洗引流管的目的及重要性			
2.管道标识规范：灌洗管标识粘贴于距伤口2～5cm处，引流管标识粘贴于末端2～5cm处，采用黄色标识，注明引流管名称、留置时间、置管者姓名，采取划线标记灌洗/引流管置入及外露长度，悬挂关节腔灌洗引流标识			
3.管道置入处敷料干燥、固定无松脱；清洁，无渗血、渗液			
4.管道引流通畅，无打折、受压、扭曲			
5.护士知晓引流管留置时间、引流速度、拔管指征			
6.患肢采取功能位，冲洗液悬挂于伤口上方60～70cm，引流瓶（袋）低于伤口下50cm			
7.护士现场评估引流液的量、颜色和性质是否正常			
8.观察患者生命体征及患肢血运、感觉、运动情况（查看医嘱或护理记录）			
9.护士知晓异常情况的评估判断、报告与处置：引流管堵塞判断及处置、引流管脱出处置、引流管引流异常表现与处理			
10.健康教育 （1）患者和家属知晓关节腔灌洗引流管护理的目的、重要性。 （2）患者或家属知晓留置的时间及置管期间的注意事项。 （3）患者和家属知晓拔管后注意事项与护理			

六、测试题

试题　患儿，男孩，9岁，患者诉左膝肿痛，活动剧痛，伴有高热。体格检查左膝关节明显红、肿、热及压痛，X线片示左膝关节间隙增宽，诊断为化脓性关节炎。

（1）该患者目前采取的最佳治疗方法是（　　　）。

A.合理有效抗生素加石膏固定

B.足量有效抗生素加关节切开引流

C.足量有效抗生素加支持治疗

D.关节切开引流+关节腔持续灌洗

（2）该患者今天行关节腔灌洗引流术，术后1～2天每日冲洗量为（　　）。

A. 2000～2500mL

B. 4000～5000mL

C. 8000～10000mL

D. 800～1000mL

（3）为该患者进行关节腔灌洗时，冲洗液应悬挂于伤口上方（　　）。

A. 50cm

B. 40～60cm

C. 20～30cm

D. 60～70cm

第十五节　骨髓腔闭合灌洗引流管护理

骨髓腔封闭式负压引流是治疗急、慢性骨髓炎的有效方法。封闭式负压引流（vacuum sealing drainage，VSD）由Wim Flechiman于1932年首创和应用于临床，现已广泛用于严重软组织损伤、感染创面、大面积皮肤缺损、难愈性溃疡创面等患者的治疗。VSD通过特殊敷料及生物半透性薄膜填充、覆盖并封闭整个创面，引流管从创面直接引出或边缘正常组织截空引出，连接负压，能使创面得到有效保护，降低再污染的风险，并促进新鲜肉芽组织生长，以利于创面愈合。也可通过手术操作将大量敏感抗生素配制成药液，在一定的压力下，直接灌入到骨髓腔里，达到直接杀灭细菌，局部冲洗，引流脓液，减轻毒血症状的目的。VSD是一种有效的新型引流技术，不需每天换药，可减轻患者痛苦，减少医护工作量。此外，透明薄膜有利于对创面观察，渗出液由负压引流瓶引出，不易发生污染。因此，做好骨髓腔闭合灌洗引流术后的护理非常重要。

一、目的

（1）控制骨髓腔炎症及创面感染。

（2）阻止外来细菌入侵，避免交叉感染发生。

（3）清除坏死组织，改善局部微循环，刺激肉芽生长，缩小创面。

二、适应证

（1）急性骨髓炎经抗生素治疗后48～72h仍不能控制局部症状者。

（2）慢性骨髓炎或小儿患者，在病灶清除术后要求消灭无效腔者。

三、护理

（一）护理要点

1. 固定

在手术室完成。

2. 标识

（1）引流管用黄色标识，标识粘贴于距末端2～5cm处。

（2）注明引流管名称、留置时间、置管者姓名。

3. 物品准备

患者行骨髓腔病灶清除术后返回病房，通常需准备一套负压吸引装置，包括吸引管、玻璃接头、负压引流瓶，也可以用电动吸引器或中心吸引器。若需要进行伤口冲洗，则还需要准备3000mL袋装生理盐水、一次性输液器、输液架，生理盐水中加庆大霉素，也可根据骨髓腔分泌物细菌培养和药物敏感试验结果，选择有效抗生素。

4. 体位护理

四肢部位术后注意保持肢体抬高于心脏水平20°～30°，同时注意防止伤口受压，以利于血液和淋巴回流，减轻局部肿胀，促进伤口早日愈合。

5. 创面观察

注意保持创面清洁，密切观察创面情况，包括颜色、有无分泌物、有无异味及异常疼痛等，如有异常及时通知医师。

6. 病情观察

密切监测生命体征及炎症指标变化，及时发现感染征象，给予对症处理。

7. 维持有效的负压引流

连接好负压装置，维持中心负压力在20～60kPa。维持有效负压的情况下，根据患者感受酌情调整负压压力，避免因负压过大导致创面出血、患者疼痛等不良后果。密切观察负压引流效果及负压状况，若填入的VSD敷料明显瘪陷且封闭薄膜下无液体积聚，说明负压引流正常，反之则提示负压引流失效。

8. 骨髓腔灌洗

（1）入水袋及出水袋的更换　入水袋常用3000mL生理盐水，根据医嘱可加入庆大霉素或万古霉素等抗生素，挂于单独的输液杆，予以标识，以区别于患者的静脉输液治疗。冲洗完毕需对冲洗液进行配制并更换。

出水袋是通过中心负压系统连接负压引流器储存引流液，负压引流器储满后需予以更换，即先暂停中心负压及冲洗液入路，分离原负压引流器，放置新负压引流器并连接管路，调整合适负压，打开冲洗液继续冲洗，详见操作要点部分。

（2）灌洗方式

① 灌洗量第1～3天为5000mL，持续冲洗3天后，冲洗液酌情减至3000～5000mL/d，7天后冲洗液可减至2000～2500mL/d。

② 术后第1～3天以连续冲洗法为主，进水管24h持续冲洗骨髓腔内，引流管持续不断地将冲洗液吸出。第4天以后，采用间歇保留冲洗法：将冲洗液300mL在5～10min内快速滴入骨髓腔内，保留半小时后，由负压吸引器通过出水管吸出，每日3～5次或根据医嘱进行。

9.拔管指征

（1）体温正常，引流管周围无炎症现象。

（2）引流液清亮无脓，先拔除滴注管，3日后视情况再拔除引流管。

（二）常见并发症预防与处理

出血：正常情况下引流液大多为暗红色血性液体，无冲洗情况下，24h引流量20～200mL。引流液若为大量鲜红色血性液体，提示创面出血。

（1）预防

① 监测生命体征及引流液颜色变化；

② 患者有面色苍白、冷汗、脉搏细数、血压下降等休克征象，应立即报告医师，配合医师进行抢救。

（2）处理

① 观察患者出血量，若出血量＞100mL/h，报告医师处理；

② 遵医嘱补液、止血、输血治疗；

③ 吸氧，保持呼吸道通畅；

④ 心电监护仪监测生命体征变化、观察大便颜色等。

（三）异常情况判断与处理

患者使用VSD期间，应及时发现负压引流失效的情况，查找原因并做好相应处理。可能的负压引流失效原因有封闭薄膜破损、血凝块堵塞引流管、管路不通畅等。

（1）预防

① 注意保持管路引流通畅，防止引流管打折、扭曲、受压；

② 同时，观察引流液的数量和性质；

③ 更换负压引流装置时，应严格遵循操作流程，防止引流液逆流；

④ 观察负压源恒定无漏气。

（2）处理　报告医师，针对相应原因进行处理，如保持封闭薄膜的完整性、挤捏导管等。

（四）健康教育

（1）告知患者及家属负压引流的目的、重要性及注意事项。

（2）卧床时保持引流管路通畅，防止管路受压、反折或脱落。

（3）翻身活动时提起引流管，确保长短适宜，妥善放置，避免牵拉，以防管路滑脱。

四、操作要点

使用过程中，护士需要根据患者情况按需连接或更换负压引流装置，具体操作要点见表3-15-1。

表3-15-1　更换VSD负压引流装置操作要点

要点	内容
评估要点	1. 用物评估：负压是否完好，负压密闭系统有无漏气。 2. 人员准备：具有执业资格医护人员，穿戴整洁、洗手、戴口罩。 3. 环境准备。 4. 评估患者病情、生命体征、配合程度；患肢末梢状况；伤口周围皮肤，引流液的颜色、性质、量；了解留置引流管的目的、引流管的位置及留置时间
实施要点	1. 向患者及家属解释操作目的。 2. 协助患者取合适体位。 3. 充分暴露负压引流管与连接处，把负压引流装置放到合适位置。 4. 洗手、戴手套。 5. 夹紧引流管上的夹子，分离引流管与接头，将分离下的接口竖直提高，使引流液全部流入引流瓶内，夹住引流瓶上的夹子，观察引流液的颜色、性质、量，从装置上取下引流瓶按医疗废物处理。 6. 由内向外消毒引流管管口及外周。 7. 检查新引流瓶有无漏气及有效日期，无菌连接引流管，并将引流瓶放入装置内。

续表

要点	内容
实施要点	8. 松开引流管夹子，调节装置上的参数，确认引流通畅，观察引流情况。 9. 脱手套、洗手、取口罩。 10. 协助患者调整至有利于引流的体位。 11. 记录引流液颜色、性质、量，负压系统及引流周围皮肤的情况等
评价要点	1. 严格遵循无菌技术操作原则及院感原则。 2. 操作熟练、规范。 3. 体现人文关怀（关心患者，注意保暖，保护隐私）。 4. VSD引流通畅，负压密闭系统有无漏气

五、质量评价标准

为保障患者安全，提高VSD护理质量，质控小组应定期对VSD护理质量进行检查。VSD护理质量评价标准见表3-15-2。

表3-15-2　VSD护理质量评价标准

评价内容	评价		备注
	是	否	
1. 负压吸引管道引流通畅，无漏气、打折、受压、扭曲			
2. VSD负压压力合适，患者无疼痛，且体位符合要求			
3. VSD表面清洁，无血渍或分泌物			
4. 管道妥善固定无松脱，标识清晰且妥善固定			
5. 护士做好VSD患者脱管风险评估、关注患者感受及病情变化			
6. 护士知晓VSD引流的目的及作用；正确评估引流液的量、颜色和性质；掌握异常情况的处理流程与原则			
7. 护士、患者及家属知晓导管意外拔除防范措施及紧急处理措施			
8. VSD引流遵守无菌技术操作原则及院感管理原则			
9. 护士、患者及家属知晓更换负压吸引装置时机			
10. 患者及家属知晓相关注意事项			

六、测试题

试题1 患者，男性，34岁，10年前因车祸伤致右下肢开放性骨折，门诊以"右腓骨骨髓炎"收治入院。专科情况：右小腿下段见10cm×7cm溃疡创面，有淡黄色分泌物流出；入院行右下肢清创缝合+VSD覆盖术，术后返回病房。［（1）～（3）共用题干］

（1）在VSD引流过程中，下列引流异常的是（   ）。

A. 术后第一天，无冲洗情况下，吸引出血性液体20mL/h

B. 术后第一天，吸引出约80mL暗红色血性液体

C. 患肢敷料及半透膜完全贴合皮肤，无隆起或漏气声

D. 患肢创面未见血性液体

（2）VSD生物半透膜的封闭，隔绝了创面与外界环境（   ）。

A. 易导致伤口腐烂　　　　　　B. 减少了感染机会

C. 增加了感染机会　　　　　　D. 易导致组织坏死

（3）护士对患者及家属宣教VSD注意事项时，下列不对的是（   ）。

A. 卧床时保持引流管路的通畅，防止管路受压、反折或脱落

B. 患肢不能轻易移动，以免压迫引流部位

C. 可进食高蛋白、高热量、高维生素食物

D. 引流液色泽鲜红，流速过快，创面渗血，应及时呼叫护士

试题2 患者，男性，39岁，患慢性骨髓炎6个月，入院时带入VSD负压吸引装置拟进行骨髓腔内冲洗。［（1）、（2）共用题干］

（1）VSD冲洗正确的是（多选题）（   ）。

A. 灌洗量第1～3天为5000mL/d

B. 7天后冲洗液可减至2000～2500mL/d

C. 7天后冲洗液酌情减至3000～5000mL/d

D. 1～3天以连续冲洗法为主，进水管24h持续冲洗骨髓腔内，引流管持续不断地将冲洗液吸出

（2）VSD常用的管道冲洗液是（   ）。

A. 生理盐水　　　　　　　　　B. 过氧化氢

C. 酒精　　　　　　　　　　　D. 葡萄糖

第十六节　镇痛泵管道护理

镇痛泵是一个可以持续/间断输注镇痛药物的可调控机械装置，能使药物在血液中保持一个相对稳定的浓度，帮助患者用更少的药物达到更好的镇痛治疗效果。镇痛泵的种类分为恒量给药镇痛泵和患者控制给药镇痛泵（patient controlled analgesia，PCA）；其由注药泵、自动控制装置、输液管道及单向活瓣三部分构成。根据使用途径分成硬膜外泵和静脉泵两种，两者使用药物不同，需严格区分，不能接错。一旦发生管道连接错误，严重时甚至可危及患者生命安全。硬膜外镇痛泵比静脉泵效果好，但是硬膜外镇痛泵的最大缺点是容易脱出。为充分发挥镇痛泵的作用，保证镇痛效果，采取积极有效的方法，减少脱管的发生十分必要。

一、目的

经静脉或者硬膜外导管持续/间断输注镇痛药物到体内，达到减轻疼痛的目的。

二、适应证

（1）胸部或腹部等手术后需要镇痛治疗的患者。

（2）下肢手术后需要早期肢体活动的患者。

（3）未接受抗凝治疗且在术后早期也不会接受抗凝治疗的患者，特别适用于心功能或肺功能不良的患者。

三、禁忌证

（1）患者拒绝接受。

（2）凝血功能障碍患者。

（3）严重低血容量状态。

（4）颅内压升高。

（5）目前正在或准备接受低分子肝素治疗的患者。

（6）硬膜外穿刺部位存在局部感染及菌血症的患者。

（7）存在脊柱疾患的患者（相对禁忌证）。

四、输注药液途径

（1）硬膜外镇痛泵输注。

（2）外周静脉镇痛泵输注 药物通过留置针顺利进入体内，保持镇痛泵与留置针之间的通畅，保持镇痛泵开关夹的开放状态（详见外周静脉留置针管路护理）。

（3）神经阻滞置管途径。

五、护理

（一）护理要点

1. 固定

（1）术后用透明敷料将导管固定于背部，腹带包扎保护，加强二次固定，以防导管意外脱出。

（2）镇痛泵不可固定于床上，以防因翻身、体位变动或下床活动时牵拉导管脱出。

具体方法见图3-16-1。

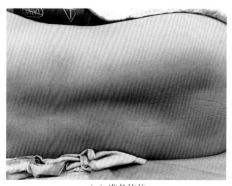 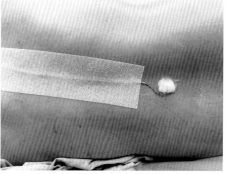

（a）准备体位　　　　　　　　（b）棉球放于穿刺点、贴膜固定导管

图3-16-1　镇痛泵固定

2. 标识

注明姓名，病区床号、药物名称、配泵时间、配泵人员、开始使用时间、导管置入及外露长度。

3. 病情观察

（1）观察患者镇痛效果，如果疼痛没有缓解，应通知医师调整镇痛药的剂量。

（2）观察并询问患者有无知觉减退，帮助患者定期翻身、变换体位，注意检查受压部位的皮肤，保持床铺平整干燥，预防压力性损伤的发生。

（3）注意药物输注速度，根据药盒内实际药液量设定。如果过快可能参数设置错误或镇痛泵异常，如果过慢，甚至药液不减少，说明镇痛泵堵塞。

（4）如果感觉疼痛，可按压自控键，增加给药量，减轻疼痛；也可用于预防性镇痛，当需要翻身、咳嗽或下床活动时，可提前3～5min按压自控键。

（5）注意背部固定敷料有无渗湿，贴膜有无松动，避免硬膜外管道扭曲、折叠、受压，保持管道通畅。

（6）预防感染　严格无菌操作，椎管周围皮肤覆盖无菌敷料，保持局部干燥，防止穿刺点暴露引起炎症反应。导管脱出或管道脱落，应立即拔除。

4.拔管

（1）拔管时机　①镇痛治疗结束；② 导管故障（导管部分脱出、导管移位、断管）；③局部皮肤瘙痒、红肿、椎管内血肿等异常情况；④发生镇痛药不良反应，如呼吸抑制、意识障碍、严重的恶心呕吐等并发症。

（2）注意事项　硬膜外镇痛泵导管由麻醉师拔除，注意不可使用暴力将导管拔出，拔管困难时，可更换成穿刺体位拔除。拔管后用无菌敷料贴覆盖穿刺点。

（3）拔管后注意观察　拔管后24h内观察穿刺点有无红肿、感染、渗漏；若有渗出及时更换敷料。

（二）常见并发症预防与处理

1.低血压和心动过缓

（1）预防

① 避免不必要的阻滞平面过广、纠正低血容量；

② 对施行剖宫产的患者常规左侧倾斜30°体位；

③ 补充术前液体缺失量和阻滞麻醉产生的相对血容量不足。

（2）处理

① 一般治疗措施，包括吸氧、抬高双下肢、加快输液等；

② 严重低血压，或合并心率减慢者，可静脉注射麻黄碱5～10mg，必要时可重复使用；

③ 对严重的心动过缓者，静脉注射阿托品，但对于老年患者，需要预

防静脉注射阿托品导致的心率过快，心肌氧耗增加所产生的心肌缺血反应；

④ 静脉注射阿托品和麻黄碱无效者，可使用小剂量肾上腺素（5～10μg）静脉注射。

2. 椎管内血肿

（1）预防

① 选择合适的穿刺针或导管，避免椎管内阻滞穿刺针或导管对血管的损伤；

② 高龄、女性并存有脊柱病变或出凝血功能异常者，穿刺时，警惕出血风险；

③ 穿刺时避开围手术期抗凝和溶栓治疗，血小板进行性下降提示椎管内血肿的风险较大。

（2）处理

① 穿刺及置管时操作轻柔，避免反复穿刺；

② 对有凝血功能障碍及接受抗凝治疗的患者尽量避免椎管内阻滞；

③ 对凝血功能异常的患者评估，仔细权衡施行椎管内阻滞的利益和风险后做出个体化的麻醉选择；

④ 围手术期对行溶栓治疗的患者应每2h进行一次神经功能检查。

3. 全脊柱麻醉

（1）预防

① 规范操作，确保局麻药注入硬膜外腔；

② 试验剂量，观察时间不短于5min；

③ 膜穿破者建议改用其他麻醉方法，如继续使用硬膜外腔阻滞，应严密监测并少量分次给药。

（2）处理

① 及时建立人工气道和人工通气；

② 扩容输液，血管活性药维持循环稳定；

③ 心搏骤停应立即施行心肺复苏；

④ 术后严密监测直至神经阻滞症状消失。

4. 镇静过度或呼吸抑制

（1）预防

① 选择适宜局麻药（浓度、剂量及给药方式），避免阻滞平面过高；

② 严密监测呼吸频率和幅度、意识和血氧饱和度变化；

③ 保持呼吸道通畅，对于舌根后坠的患者可放置口/鼻咽通气道；

④ 予以面罩或鼻罩吸氧治疗。

（2）判断　持续嗜睡状态或不能被唤醒等考虑为镇静过度；呼吸频率 <10 次/min，$SpO_2<90\%$ 或动脉血 $PaCO_2>50mmHg$ 等考虑为呼吸抑制。

（3）处理　立即开放气道，给氧，停用阿片类药物及镇静药物，遵医嘱给予阿片受体拮抗剂，如纳洛酮或纳美芬等，必要时建立人工气道。

5. 恶心、呕吐

（1）预防　防止阻滞平面过高、低血压。

（2）处理

① 立即给予吸氧，深呼吸，将头转向一侧以防误吸；

② 遵医嘱术后使用地塞米松、氟哌利多、$5\text{-}HT_3$ 受体阻滞药。

6. 尿潴留

（1）预防

① 使用能满足手术需要，作用时间最短的局麻药和最小的有效剂量；

② 围手术期没有放置导尿管者，控制静脉输液量。

（2）处理　检查膀胱充盈情况，如术后 $6\sim8h$ 患者不能排尿或超声检查排尿后残余尿量 $>400mL$，需放置导尿管。

（三）异常情况预防与处理

1. 非计划性拔管

（1）非计划性拔管预防

① 有效固定管道，改进固定方法，每班检查导管是否移位及外露刻度；

② 认真做好导管风险评估；保持穿刺点干燥，背部穿刺点敷料汗湿，胶布失去黏性，及时更换；

③ 对家属及患者做好宣教，告知留置导管的目的和重要性，取得其理解与配合。

（2）非计划性拔管处理

① 一旦脱出，应立即报告医师，夹闭开关，予以无菌纱布覆盖穿刺点；

② 安慰并协助患者取平卧位或健侧卧位；

③ 密切观察患者生命体征的变化，加强巡视，严格床旁交接班。

2. 断管

（1）预防

① 体内断管：避免暴力将导管拔出，拔管困难时，可更换成穿刺体位拔除，以免损伤穿刺部位相关的脊柱三区与三柱结构，引起腰椎不稳。

② 体外断管：妥善固定，避免牵拉、拽、拖。

（2）处理

① 对于导管遗留体内的患者，还是要予以一定的检查（体外残余导管和影像学检查）和查体，以了解患者体内遗留导管的长度并最大可能评估导管的确切位置（椎管内/外）。如果初步评估断裂导管位于椎管外，可以行局部切开探查尽可能取出导管。

② 对于体外断管情况，立即停止镇痛装置，反折导管，检查导管外露刻度，通知麻醉医师，评估患者意识状态及疼痛后，仍需镇痛治疗即可重新置管，妥善固定，加强宣教。

（四）健康教育

（1）告知患者和家属留置镇痛泵的目的、重要性、可留置时间、可能出现的并发症。

（2）告知患者及家属硬膜外导管留置的重要性，注意保护好管道，防止脱出；当机器报警，请及时告知医护人员。

（3）患者卧床时泵体放于床旁，避免硬膜外导管及镇痛泵连接管道受压、扭曲、折叠，当下床活动，泵体可放于病服口袋，也可斜挂于身上，保持输液管道的密封状态，保证装置管道清洁，防止被污染。

（4）告知患者出现脱管、镇痛效果不佳致患者疼痛加剧时请及时告知医护人员。

（5）拔管后注意保持穿刺点敷料干燥、固定，若有敷料渗湿、贴膜移位或者脱落，需报告医护人员更换，避免抓挠穿刺点，预防感染。

六、操作要点

为保证镇痛效果，减少并发症的发生，医护人员应定期进行镇痛泵管道护理，具体操作要点见表3-16-1。

表3-16-1 镇痛泵管道护理操作要点

要点	内容
评估要点	1. 用物评估，棉球有无被体液渗湿，贴膜是否平整。导管输注是否通畅；导管和镇痛泵接头衔接处松紧适宜，螺旋接头过紧变形，导致堵塞；螺旋接头过松，导致漏液。 2. 人员准备，具有执业资格的医护人员，穿戴整洁，洗手，戴口罩。 3. 评估患者配合程度。 4. 穿刺点有无压痛，敷料有无渗湿，导管周围皮肤有无瘙痒、红肿等情况
实施要点	1. 向患者及家属解释留置镇痛导管的目的。 2. 检查镇痛装置是否通畅。 3. 交代装置中药物的作用及副作用。 4. 镇痛装置使用注意事项。 （1）手术交接、班班交接。镇痛方式、镇痛药物、每小时泵入速度、装镇痛装置穿刺局部无异常，管道是否固定稳妥。 （2）检查硬膜外导管及镇痛泵连接管道有无扭曲、折叠、受压，镇痛泵是否堵塞。 （3）检查穿刺点有无渗血、渗液，若有及时更换敷贴，必要时需麻醉医师床旁一同查看。 （4）翻身及下床活动时，固定保护好导管，防止导管牵拉、移位、脱出等情况。 （5）如果发生导管脱出时，检查导管完整性，是否断管残留体内。 （6）记录镇痛泵使用时间及大概的拔除时间。 （7）出现镇痛效果不佳、导管脱出、装置异常、需停止镇痛装置使用等异常情况及时联系镇痛专员。 （8）镇痛过程中出现任何程度的意识障碍、呼吸循环抑制、患者进入麻醉状态、其他严重并发症应立即停止使用。 5. 观察镇痛效果。 6. 健康宣教
评价要点	1. 严格遵循无菌技术操作原则。 2. 管道清洁，标识清晰，固定良好。 3. 镇痛泵输注通畅，镇痛装置无异常情况。 4. 与患者沟通好，无导管脱落、非计划性拔管等意外情况发生。 5. 镇痛效果达到预期，患者未出现并发症。 6.患者掌握防脱管的护理知识

七、质量评价标准

为保障患者安全，提高镇痛泵导管护理质量，质控小组应定期对镇痛泵导管护理质量进行检查。镇痛泵导管护理质量评价标准见表3-16-2。

表3-16-2　镇痛泵导管护理质量评价标准

评价内容	评价		备注
	是	否	
1. 护士知晓留置镇痛泵导管目的及重要性			
2. 管道标识规范：药盒贴注标签，注明药物名称、留置时间、置管者姓名、病区床号及导管置入和外露长度			
3. 管道置入处敷料干燥、固定无松脱；清洁，无渗血、渗液			
4. 管道输注通畅，无打折、受压、扭曲；护士知晓镇痛泵导管留置时间；应急处理；拔管时机			
5. 卧床时镇痛泵放于床旁，避免硬膜外导管及镇痛泵连接管道受压、扭曲、折叠；下床活动时，可放于病服口袋，也可斜挂于身上，保持输液管道的密封状态，严防空气进入，保证装置管道清洁，防止被污染			
6. 护士现场评估镇痛泵是否通畅，镇痛装置运行是否正常；提问护士异常情况如何处理			
7. 使用镇痛泵观察生命体征及局部穿刺点情况（查看医嘱或护理记录）			
8. 护士知晓异常情况的评估判断、报告与处置；导管脱出处置，镇痛装置异常表现与处理			
9. 健康教育 （1）患者和家属知晓置镇痛泵导管的目的和重要性。 （2）患者和家属知晓留置镇痛泵导管后的和注意事项			

八、测试题

试题1　患者，女性，35岁，因停经35^{+6}周，腹胀1h入院，G_3P_1，急诊以"孕35^{+6}周，单活胎，瘢痕子宫"收入院。积极完善术前准备，在椎管内麻醉下行剖宫产术，留置导尿管，硬膜外导管连接镇痛泵返回病房。[（1）～（3）共用题干]

（1）患者术后返回病房后，护士对镇痛装置的交接内容不包括（　　）。

A. 置管者姓名、病区床号、药物名称

B. 镇痛装置配泵时间、开始使用时间、药物使用速度

C. 镇痛泵连接导管置入长度、外露长度

D. 使用镇痛泵的不良反应及注意事项

（2）使用镇痛泵时，护士处理不正确的是（　　）。

A. 镇痛泵镇痛效果欠佳，立即检查导管是否扭曲、受压、折叠

B. 导管全部脱出后，将镇痛泵连接在外周静脉管道，保持输液通畅，减轻患者疼痛

C. 导管全部脱出，检查导管是否断管，通知麻醉医师床旁查看

D. 发现药物外渗，先夹闭开关，暂停输液，通知麻醉医师床旁查看

（3）关于镇痛泵的健康教育不正确的是（　　）。

A. 告知患者及家属留置镇痛泵的目的

B. 教会患者及家属按压镇痛泵的方法和注意事项

C. 卧床时镇痛泵可放于床旁，避免硬膜外导管及镇痛泵连接管道受压、扭曲、折叠

D. 镇痛泵使用过程中，如果患者感觉到有睡意，请立即告知医护人员

试题2　患者，女性，38岁，因停经38^{+2}周，血压178/110mmHg，尿蛋白（+++），急诊以"孕38^{+2}周，单活胎，重度子痫前期"收入院。积极完善术前准备，在椎管内麻醉下行剖宫产术，留置导尿管、硬膜外导管连接镇痛泵返回病房。［（1）、（2）共用题干］

（1）患者使用镇痛泵期间，处理方式正确的是（　　）。

A. 如果仍感觉到疼痛，可以持续按压自控键缓解疼痛

B. 患者未使用完的镇痛药物可将镇痛泵按医疗废物处理

C. 患者未使用完的镇痛药物，要经双人核对、登记后方可丢弃

D. 患者出现严重恶心、呕吐时，先夹闭镇痛装置管道，症状好转后继续输注

（2）关于椎管内留置镇痛导管，不正确的是（　　）。

A. 导管以外脱出，可将镇痛泵连接在留置针，保持输注通畅

B. 拔除椎管内导管困难时，不可暴力拔管，需要更换穿刺体位后再次拔管

C. 拔管后需检查导管的长度及完整性

D. 若出现椎管内血肿或漏脑脊液，应及时通知麻醉师查看

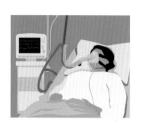

第四章
血管内通道护理

第一节　外周静脉留置针管路护理

外周静脉留置针又称套管针，可以分为开放式和封闭式两大类。从是否能预防针刺可分为普通型和安全型（防针刺型）；按留置针接头形状又可分为直型（又称笔管型）和"Y"型；从持针方式还可以分为直型和带翼型；此外，封闭式留置针还可以分为正压留置针与普通留置针。作为一次性静脉输液钢针的替代产品，外周静脉留置针因质地柔软，对血管内膜机械性损伤小，在血管内留置时间长，避免了反复的血管穿刺，能满足危重患者抢救、围术期输液、手术中快速输血、补液的要求。若护理不当，可造成留置针漏液、套管脱落、套管堵塞、套管断裂，穿刺部位出现红肿、疼痛、静脉炎等。因此，做好外周静脉留置针管路护理非常重要。

一、目的

保护血管、避免反复穿刺造成血管损伤。

二、适应证

（1）单次输液时间较长，输液量较多的患者。
（2）需短期静脉治疗的老人、儿童、躁动的患者。

（3）输注血液或血液制品的患者。

（4）需连续多次采集血标本的患者。

（5）各类手术检查中需输注药物者。

三、护理

（一）护理要点

1. 固定

（1）使用透明敷料固定，不影响观察穿刺点和输液速度，不造成循环障碍、压力性损伤。采用无张力粘贴的方式，即无张力持膜，对准穿刺点，捏导管凸起部分进行塑型，由内向外抚平敷料，边撕除边框边按压，并将记录胶布粘贴于透明敷料一角。

（2）用胶布"U"型固定导管，正压接头或肝素帽与穿刺血管平行后，使用高举平台法，正压接头或肝素帽需高于穿刺点，白色端帽朝外。

（3）小儿及躁动厉害患者用自黏性弹力绷带环绕覆盖穿刺部位，以患者局部无压迫感为佳。对躁动不安的患者应有专人陪护，遵医嘱予以保护性约束，避免将留置针脱出。

（4）患者出汗较多、穿刺点出血或渗液时可用纱布覆盖。

（5）对黏胶过敏、皮肤病变及皮肤完整性受损的患者，可选用纱布敷料，必要时可选择水胶体等治疗性敷料。

具体方法见图4-1-1。

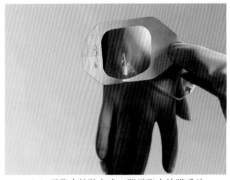 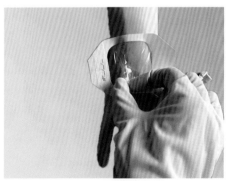

（a）无张力粘贴方式，即无张力持膜垂放　　　（b）塑型，预防"暖棚"效应，无张力贴合皮肤

图4-1-1

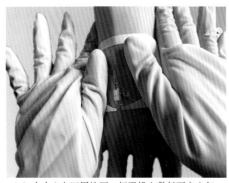

（c）由中心向四周按压，抚平排空敷料下方空气，透明敷料封闭隔离塞，使透明接头、隔离塞和皮肤之间充分黏合

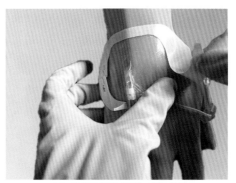

（d）边撕边框边按压，预防卷边

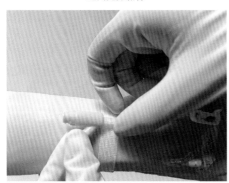

（e）"U"型固定延长管，"Y"型接口朝外，肝素帽高于导管尖端

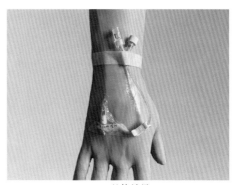

（f）整体效果

图4-1-1 外周静脉留置针管路固定

2. 标识

在记录标签上标注置管日期、时间、置管者姓名，横贴于针座尾部的透明敷料上。

3. 维护

（1）遵循导管维护最佳实践标准（A—C—L流程）进行冲、封管。

① A（assess）评估导管功能 包括从导管抽回血，无回血说明导管功能丧失；观察输液速度是否正常；冲、封管是否通畅。

② C（clear）冲管 将导管内残留的血液和药液冲入血管。采用脉冲式冲洗方法，使生理盐水在导管内形成小旋涡，有利于把导管内的残留药物冲洗干净。冲管时机为输液前后、输血前后、输注的两种不同药物间有配伍禁

忌时及治疗间歇期间（至少每周冲管1次）。

③ L（lock）封管　输液完毕或在两次间断的输液之间，需用导管容积加延长管容积2倍的0～10U/mL肝素盐水/生理盐水正压封管，维持导管通畅。使用肝素帽者将针尖留在肝素帽内少许，正压推注封管液，一边推一边拔针头，推液速度大于拔针速度。

（2）透明敷料每周更换2次，若穿刺部位发生渗液、渗血及敷料出现卷边、松动、潮湿、污染、完整性受损应及时更换。

4. 观察

（1）每班对静脉留置针进行观察，评估留置针固定是否规范、妥当。

（2）观察静脉留置针穿刺部位有无渗血、渗液，穿刺处皮肤有无红、肿、热、痛、硬结等炎症表现，臂围有无变化，是否存在感染、血栓、外渗/渗出等并发症。

（3）评估静脉留置针管腔内有无血液残留；导管有无打折、脱出、移位等情况。

（4）透明敷料是否有松动、卷边，肢端血运情况、皮温情况。

5. 拔管

（1）拔管时机　治疗结束或留置针出现并发症，如输液外渗、静脉炎、静脉血栓，可将留置针拔除。

（2）注意事项　拔管时0°或180°撕除透明敷料，评估拔除留置针导管处局部皮肤的完整性；拔管后用无菌棉签按压穿刺点5～10min，直至无出血；观察留置针导管的完整性；拔管后观察有无出血及穿刺点皮肤愈合情况。

（二）并发症的预防与处理

1. 静脉炎

（1）预防

① 选择合适的穿刺部位，一般选择前臂掌侧，走向直且弹性较好的血管，尽量避免在下肢静脉穿刺；

② 输注高浓度、刺激性强的药物宜选择粗直血管；输注常用药物遵循由远心端开始，由内至外，左右交替的原则；

③ 严格执行无菌操作，穿刺前彻底清洁双手，皮肤消毒范围直径在10cm以上，穿刺成功后用无菌透明保护膜紧贴皮肤固定，套管脱出部位勿再送入血管；当敷贴被污染时应及时更换，以防细菌性静脉炎发生；

④ 掌握好留置时间。

（2）处理

① 行B超检查排除血栓；

② 指导患者肢体抬高、制动、握拳；

③ 0～48h肿胀部位根据需要给予镇痛药，考虑使用其他药物进行干预，如抗炎药并根据需要拔出导管。根据具体药物性质使用凝胶（如复方七叶皂苷钠凝胶等）和软膏（喜辽妥等）来治疗。

2. 导管堵塞

（1）预防

① 在静脉输注高营养液后应彻底冲洗管道，每次输液完毕应使用正压封管技术。

② 要根据患者的具体情况，选择合适的封管液及用量，常规用10mL肝素盐水/生理盐水封管，封管时采用连续、不间断、边推注边旋转式退出针头的方法。并注意推注速度不可过快，缓慢推注堵管率明显低于快速推注。

（2）处理　立即拔出静脉留置针，也可抽取0～10U/mL肝素盐水2～3mL回抽凝血块，禁忌直接推入或用力挤压输液管。

3. 液体外渗和渗出

（1）预防

① 妥善固定导管，留置针侧肢体避免过度活动，必要时可适当约束肢体，穿刺部位上方衣服勿过紧，并加强对穿刺部位的观察及护理；

② 在静脉输液过程中，观察穿刺部位有无肿胀、疼痛等，尤其是对输液时间较长的患者更应加强巡视，发现问题及时处理。

（2）处理　立即拔出静脉留置针，更换输液部位，尽早抬高患肢，根据不同外渗药物进行对症处理。

（三）异常情况预防与处理

1. 回血

（1）预防

① 选择合适的穿刺部位和留置针型号；

② 封管夹靠近穿刺点；

③ 脉冲式冲管和正压封管；

④ 正确固定留置针；

⑤ 避免留置针侧的肢体提重物，抬高留置针侧肢体。

（2）处理

① 规范管路的固定方法，正确关闭小夹子，靠近穿刺点处，不要在同一个部位反复夹管，"U"型固定延长管，"Y"型接口朝外，肝素帽高于导管尖端；

② 遵循导管维护最佳实践标准（A—C—L流程）进行冲、封管，查看导管是否通畅，使用20mL注射器抽取15mL生理盐水进行回抽；

③ 回抽时若阻力较大，无法回抽，禁忌直接推入或用力挤压输液管，以免血凝块挤入血液循环发生栓塞；若回抽时回血增加，则导管通畅，综合判断，确定无血栓、血液颜色未加深、推注生理盐水局部无肿胀、患者无不适的情况下可将生理盐水推注血管。

2. 非计划性拔管

（1）预防

① 有效固定管道，改进固定方法，每班检查；

② 认真做好非计划性拔管风险评估；

③ 对家属及患者做好宣教，告知留置针的目的和重要性。

（2）处理

① 选择适合的留置针型号、穿刺部位，提高穿刺技术，适当使用保护固定工具；

② 做好日常维护及宣教，避免患者穿刺部位活动过度；

③ 在输注高渗药、中成药制剂、化疗药物、血管活性药及抗生素等血管刺激性药物后，宜进行冲管；

④ 一旦脱出，立即予以无菌棉签按压穿刺点，观察拔出后的留置针的完整性，如有断管，迅速用手压迫穿刺部位近心端静脉走行处，在穿刺部位前方约10cm处扎上止血带，防止异物进入大血管；立即通知医师，并保留留置针末端（待取出留置针断端后一并保留）；严密观察患者呼吸、血压、心率变化及肢体活动情况；积极配合医师进行相关的检查（B超、X线片、DSA等）和处理；做好患者及家属的安抚工作，取得患者及家属的配合；

⑤ 根据需要重新置入留置针；

⑥ 根据患者病情进行保护性约束。

（四）健康教育

（1）告知患者和家属使用留置针的目的、重要性、留置时间及注意事项。

（2）尽量穿宽松柔软的衣服，以防留置针受压。翻身、活动时，避免牵拉，防止非计划性拔管。

（3）护士根据置管患者年龄、文化程度等，个体化地进行沟通，对患者进行多方位、多途径、多形式的健康教育，教会患者自我评估留置针导管功能的方法。

（4）告知患者及家属留置针常见并发症、异常情况的预防及处理方法等。

（5）居家护理。保持留置针干燥；避免留置针侧的肢体提重物；洗澡时需用塑料薄膜将静脉留置针处皮肤包裹严实并抬高该肢体，避免水打湿留置针；若出现穿刺点周围红肿热痛、脓性分泌物、局部肿胀、透明敷料内可见渗血渗液、贴膜卷边潮湿等情况及时返院拔除并处理。

四、操作要点

为保证输液效果，减少并发症的发生，医护人员应进行外周静脉留置针管路护理，具体操作要点见表4-1-1。

表4-1-1　静脉留置针管路操作要点

要点	内容
评估要点	1. 特殊用物：静脉留置针，透明敷料。 2. 人员准备：具有执业资格的医护人员，穿戴整洁、洗手、戴口罩。 3. 评估患者局部皮肤及血管情况
实施要点	1. 穿刺 （1）向患者及家属做好健康教育。 （2）协助患者取舒适卧位。 （3）选择患者适宜的穿刺部位进行穿刺，穿刺成功后，松开止血带，并压住导管前端处的静脉，抽出针芯，连接肝素帽或者正压接头，用无菌透明敷料做封闭式固定。 （4）将输液器与肝素帽或者正压接头连接。 （5）根据患者病情调节滴速。 （6）在无菌透明敷料上注明穿刺日期。 （7）观察患者情况。 （8）封管时消毒肝素帽或者正压接头，用5mL生理盐水正压封管。 （9）指导患者 ① 向患者解释使用静脉留置针的目的和作用。 ② 告知患者注意保护使用留置针的肢体，不输液时，也尽量避免肢体下垂姿势，以免由于重力作用造成回血堵塞留置针。

续表

要点	内容
实施要点	2. 固定 （1）透明敷料采用以穿刺点为中心"U"型无张力持膜，无张力垂放。 （2）塑型：用拇指及示指指腹捏牢导管，排除空气，避免产生气泡。 （3）抚平敷料边框，使敷料充分贴合皮肤。 （4）从预开口处边按压边撕除边框。 （5）在专用标签上注明置管及维护信息，将标签粘在导管末端的敷料上
评价要点	1. 留置针穿刺点无渗血、渗液。 2. 留置针通畅、无回血。 3. 透明固定敷料无松动、卷边。 4. 肢端血运、皮温正常

五、质量评价标准

为保障患者安全，提高静脉留置针护理质量，质控小组应定期对外周静脉留置针管路护理质量进行检查。静脉留置针管路质量评价标准见表4-1-2。

表4-1-2　静脉留置针管路质量评价标准

评价内容	评价		备注
	是	否	
1. 护士知晓使用静脉留置针的目的及重要性			
2. 穿刺部位选择合适			
3. 静脉留置针穿刺点无渗血、渗液			
4. 静脉留置针穿刺点被敷料遮盖、敷料无卷边			
5. 采用"U"型固定压迫静脉，高举平台法固定延长管			
6. 肝素帽高于留置针头端，静脉留置针标识规范			
7. 冲、封管手法正确；留置针无回血；穿刺部位选择合适			
8. 静脉留置针引流通畅，无打折、受压、扭曲；护士知晓静脉留置针拔管指征			
9. 护士知晓并发症的预防和处理，异常情况的评估判断、报告与处置			
10. 健康教育 （1）患者和家属知晓留置静脉留置针的目的、重要性。 （2）患者和家属知晓留置的时间及置管期间的注意事项			

六、测试题

试题1 患者，女性，76岁，医嘱60min内静脉滴注0.9%氯化钠注射液100mL+头孢拉定1.0g，每8h一次。护士拟采用外周静脉留置针输液。[（1）～（3）共用题干]

（1）护士准备为该患者留置外周静脉留置针输液，穿刺的血管应选择（　　）。

A.关节部位　　　　　　　　　　B.新近穿刺过的静脉以下的血管

C.皮肤损伤部位　　　　　　　　D.不易滑动的血管

（2）护士每次为患者进行留置针输液前需要（　　）。

A.评估留置针是否固定规范、妥当

B.观察穿刺点有无渗血、渗液，穿刺部位皮肤有无红、肿、热、痛、硬结等炎症表现

C.测量穿刺侧臂围有无变化，是否存在感染、血栓、外渗/渗出等并发症

D.以上都是

（3）护士巡视时发现该患者药液滴注不畅，其首先应该（　　）。

A.局部热敷留置针上方血管

B.抬高输液瓶位置，加快输液速度

C.查明导致该患者药液滴注不畅的原因，针对原因进行针对性处理，保持药液无菌、缓慢输入血管内

D.更换肢体适当位置

试题2 王某，因诊断为急性胃炎入院，呕吐频繁，嘱患者暂禁食，医嘱予胃肠外营养治疗，患者左上肢前臂留有静脉留置针。[（1）～（3）共用题干]

（1）护士对患者行外周静脉留置针置管术后，其健康宣教错误的是（　　）。

A.穿刺部位保持干燥

B.穿刺部位的肢体可长时间下垂

C.穿刺部位的肢体应避免提重物

D.敷料松脱应及时告知护士更换

（2）今天护士准备给患者输注药液时，导管回抽血液不明显，预冲管时有阻力，药液输注速度明显减慢，此时应考虑（　　）。

A. 留置导管堵塞　　　　　　　　B. 留置针导管滑出血管外

C. 留置针刺破血管　　　　　　　D. 留置针针尖紧贴血管壁

（3）如发生上述情况，护士应该（　　）。

A. 加大预冲管力度，直到输液通畅

B. 拔出静脉留置针，选择其他静脉进行穿刺

C. 稍微调整留置针导管角度

D. 予50%硫酸镁湿敷

第二节　经外周静脉置入中心静脉导管/中线导管护理

经外周静脉置入中心静脉导管（peripherally inserted central venous catheter，PICC）是经外周静脉置入尖端达到上腔静脉中下1/3或上腔静脉与心房交界处或下腔静脉的血管通路装置。中线导管（midline catheters，MC）是经贵要静脉、头静脉或肱静脉穿刺置入上臂，导管尖端位于或接近腋窝平面或肩膀远端平面的血管通路装置。PICC/MC可以减轻患者穿刺痛苦，保护外周血管。PICC适用于中长期任何性质的药物输注，中线导管适用于持续输注等渗或接近等渗的药物，但注意避免持续输注发泡剂药物治疗。留置PICC/MC期间，若护理不当，可发生感染、静脉炎、血栓等并发症，做好导管护理是预防并发症，降低不良事件发生率的关键。

一、目的

（1）减少因反复静脉穿刺给患者带来的痛苦。

（2）减少药物对外周静脉的刺激。

（3）为外周静脉穿刺困难的危重患者建立输液通路。

（4）为需要监测有创血流动力学的患者提供通路。

二、适应证

（一）留置PICC的适应证

（1）需要持续中、长期静脉输液，治疗时间超过14天者。

（2）需反复输入腐蚀性或刺激性药物，如化疗药物、pH＜5或pH＞9等酸碱度大的药物，渗透压＞600mOsm/L的药物，如10%葡萄糖、20%脂肪乳、

完全胃肠外营养（total parenteral nutrition，TPN）、氨基酸等。

（3）外周静脉血管条件差或缺乏外周静脉通路，难以维持静脉输液者。

（4）需要长期间歇治疗者。

（5）危重患者或低出生体重早产儿。

（6）需要进行有创血流动力学监测。

（二）留置MC的适应证

（1）预计治疗时间1～4周者。

（2）持续输注等渗或接近等渗的药物。

（3）短期静脉注射万古霉素者（少于6天的治疗）。

（4）需持续镇静与镇痛者。

（5）间歇性或短期输注高渗透压、腐蚀性药物等（因存在未被检测的外渗风险，需谨慎）。

三、护理

（一）护理要点

1. 固定

因PICC/MC每周需要维护一次，不同的导管外露形状不一样，固定方式也有不同，掌握各种导管透明敷贴安全有效的固定手法，对预防导管脱出和医用黏胶剂相关性皮肤损伤（MARSI）尤为重要。此处介绍耐高压前端开口导管固定方法（图4-2-1）和三向瓣膜导管固定方法（图4-2-2），具体细节详见图中介绍。

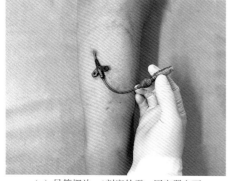

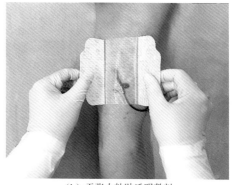

（a）导管摆放：0刻度外露，固定翼向下　　　　（b）无张力粘贴透明敷料

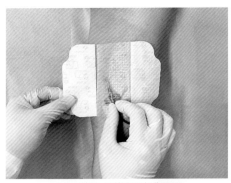

（c）"捏"导管突起部位塑型

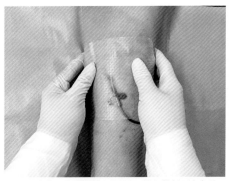

（d）由中心向四周按压抚平，排空敷料下方气泡

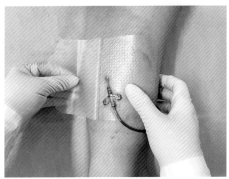

（e）180°角度撕除透明膜表面膜

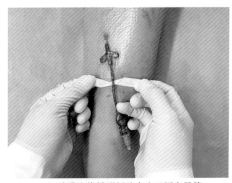

（f）贴膜边缘蝶形纸胶布交叉固定导管

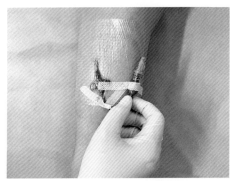

（g）高举平台法固定接头

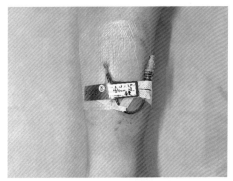

（h）记录导管刻度，贴好导管标识

图4-2-1　耐高压前端开口导管固定

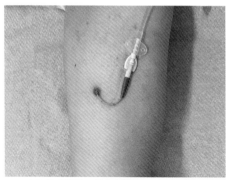

（a）导管摆放：导管U形摆放，固定翼向上

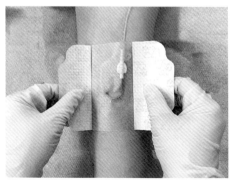

（b）无张力粘贴透明敷料

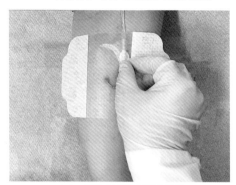

（c）"捏"导管突起部位塑型

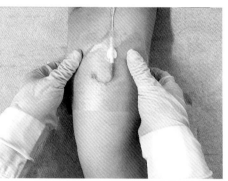

（d）由中心向四周按压抚平，排空敷料下方气泡

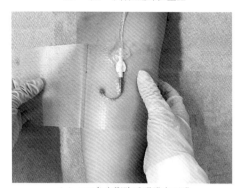

（e）180°角度撕除透明膜表面膜

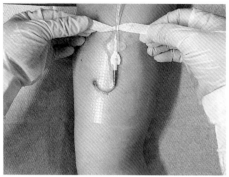

（f）敷料边缘蝶形纸胶布交叉固定导管

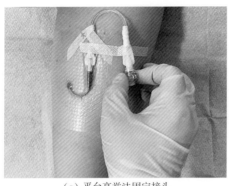
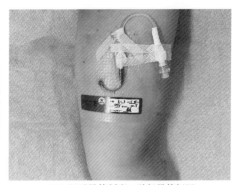

（g）平台高举法固定接头　　　　　　（h）记录导管刻度，贴好导管标识

图4-2-2　三向瓣膜导管固定

2. 标识

（1）PICC/MC使用红色标识，标识粘贴于固定导管的透明敷料距下缘1～2cm处。

（2）注明导管名称、留置时间、置管者姓名、置入长度及外露长度。

3. 维护

（1）PICC/MC使用透明敷料固定，若患者躁动不安，可先用思乐扣固定导管，再使用透明敷料固定外加弹力绷带包扎，以防导管意外脱出。

（2）避免导管扭曲、打折和受压等。

（3）查看穿刺点有无渗血、渗液、穿刺点周围及导管行程皮肤组织有无发红、肿胀、局部皮温升高等情况；询问患者置管肢体、肩部及颈部有无麻木、刺痛、胀痛、肩关节、肘关节有无活动受限等；接触透明敷料的区域是否皮肤发红、撕裂、糜烂或有水疱等；测量上臂臂围并与基线测量值比较。

（4）冲、封管　遵循导管维护最佳实践标准：A—C—L流程进行冲、封管。参见本章第一节相关内容。

4. 拔管指征

导管留置时间达到产品规定的时间；治疗结束或者不需要再使用时；导管相关性血流感染或其他部位的感染用抗生素难以控制时；局部症状严重的（如剧烈疼痛）导管相关性血栓形成时；中线导管在非最佳无菌条件（例如在紧急情况下）下置管，应24h内尽早拔除。

5. 拔管后指征

应评估拔除导管的完整性，必要时与置管记录的导管长度相比较；用无菌敷料密闭穿刺点至少24h，24h后评估穿刺点情况；患者拔管后平卧30min。

（二）并发症的预防与处理

1. 静脉炎

静脉炎是各种静脉导管留置过程中常见的并发症之一，主要是由于各种原因导致血管壁内膜受损继发的炎症反应，表现为静脉局部疼痛、红肿、水肿或局部条索状，甚至出现硬结的炎性改变，包括机械性、化学性、细菌性及血栓性静脉炎。根据美国静脉输液护理学会（infusion nursing society，INS）静脉炎分级标准，可以分为五级。具体分级标准见表4-2-1。

表4-2-1　静脉炎分级标准

分级	临床表现
0	无临床表现
1	输液部位伴有或不伴有疼痛的发红
2	输液部位疼痛，伴有发红和（或）水肿
3	输液部位疼痛，伴有发红和（或）水肿，条索状物形成，可触摸到条索状静脉
4	输液部位疼痛，伴有发红和（或）水肿，条索状物形成，可触摸的静脉条索状物长度＞2.5cm，有脓液流出

（1）预防

① 接触PICC/MC的任一环节遵循无菌技术操作原则的要求；

② 导管直径不宜超过血管内径的45%；

③ 优先选择超声引导下PICC/MC置管。

（2）处理

① 行B超检查排除血栓；

② 指导患者肢体抬高、制动、握拳；

③ 有血栓形成者遵医嘱使用抗凝药物，保证足够的入水量。

2. 导管相关性血流感染

（1）预防

① 在置管及进行任何相关干预之前，执行手卫生；

② 置管时采用最大化无菌屏障，选择最佳的置入部位；

③ 所有输液给药和血管通路维护过程中使用无菌技术，连接导管接头给药前用含消毒液棉签或棉片擦拭接头15s；

④ 根据推荐的时间间隔更换给药装置和附加装置；

⑤ 做好患者宣教，指导患者避免污染穿刺点，沐浴时采取适当的措施保护穿刺部位；

⑥ 尽量减少使用附加装置；

⑦ 尽早拔除不必要的导管。

（2）处理

① 出现穿刺点局部感染，采集脓性分泌物进行培养，同时对局部加强护理；

② 疑似导管相关性血流感染，在5min之内分别从导管内和外周静脉各采集1个需氧菌和1个厌氧菌瓶标本，取血量为8～10mL/瓶；

③ 确诊导管相关性血流感染后，权衡保留导管及拔除导管的利弊后，如需拔除导管，在无菌操作下剪下导管尖端5cm，做尖端细菌培养；

④ 遵医嘱使用抗生素。

3. 导管相关性血栓形成

（1）预防

① 在满足治疗的情况下，宜选择直径较小的导管；

② 确保导管尖端达到最佳位置；

③ 每日坚持肢体适当的活动；

④ 每日保证足够的入水量；

⑤ 避免置管侧肢体受压。

（2）处理　如导管尖端位置正确，抽回血通畅，功能正常且没有任何感染证据时，无不可耐受的肢体肿胀、疼痛时，一般不拔除导管，患者需接受系统的抗凝治疗；若导管尖端位置异常，无法抽回血，且有感染症状及不可耐受的肢体肿胀、疼痛时，可以遵医嘱拔除导管并接受系统的抗凝治疗。

4. 导管堵塞

（1）预防

① 输液过程中液体走空时及时更换或封管；

② 避免导致胸内压增高的因素；

③ 正确冲、封管，详见本章第一节护理要点"维护"的相关内容；

④ 根据无针接头的类型，以正确的顺序夹闭导管和断开注射器，以减少血液反流到导管内；

⑤ 输注易产生沉淀的药物如阿昔洛韦、氨苄西林、所有钙制剂、头孢曲松钠、地西泮、更昔洛韦、肝素、亚胺培南、肠外营养液、血液制品、甘露醇、苯妥英和万古霉素等，需及时冲管。

（2）处理

① 检查输液瓶至导管连接处的各个输液开关及夹子是否处于开放状态；

② 查看外露的导管是否受压、夹闭或打折；

③ 区分血凝性堵管和药物性堵管，如是血凝性堵管建议使用尿激酶溶栓，尿激酶浓度为5000U/mL，可以采用三通接头法或单支注射器法将溶栓剂吸入导管，后者是使用单支10mL的注射器直接连接导管，反复抽吸注射器形成负压吸入溶栓剂达到溶栓的目的，确保含有溶栓剂的注射器保持直立位，以防止空气进入导管和血管；如是药物性堵管，可使用相应的清除剂，见表4-2-2；

④ 通过以上方法无法解决时，及时申请专业人员会诊处理。

表4-2-2　清除中心静脉通路装置中药物沉淀物的制剂

药物沉淀物	清除剂	禁忌证
酸性药（pH<6）	盐酸（0.1mol/L）	
碱性药（pH>7）	8.4%碳酸氢钠 氢氧化钠 0.1mmol/L	
脂肪乳剂	70%乙醇	谨慎用于聚氨酯中心静脉通路装置，因为乙醇可能引起导管损坏；查阅制造商的使用说明

（三）异常情况判断与处理

1. 医用黏胶剂相关性皮肤损伤（MARSI）

（1）判断　患者导管固定区域持续30min或更长时间出现皮肤发红、水疱，甚至大疱、糜烂、皮肤撕裂等。轻症时局部呈淡红至鲜红色红斑，稍有水肿，或有针尖大密集的丘疹，重症时红斑、肿胀明显，在此基础上有多数丘疹、水疱甚至大疱。水疱破裂则有糜烂、渗液和结痂。皮炎的部位及范围与接触物接触部位一致，边界非常鲜明。机体高度敏感时皮炎蔓延范围广泛。患者自觉症状大多有瘙痒和烧灼感或胀痛感，少数严重病例可有全身反应，如发热、畏寒、头痛、恶心等。

（2）处理　维护过程中发现MARSI，考虑使用皮肤保护剂，根据情况使用合适的敷料。

2. 穿刺点渗液

（1）判断　PICC/MC穿刺点处偶尔会发生一些不明原因的渗液现象，渗出液多为无色透明或淡黄色液体，渗液常常从贴膜周边渗出，造成贴膜、导管、皮肤之间黏附不牢固，甚至贴膜脱落，增加了感染的机会和更换贴膜的频次。

（2）处理

① 根据渗液量的多少选择合适的敷料；

② 告知患者如果渗液量多需增加更换敷料的频次；

③ 同时告知患者渗液的原因及预后，避免患者紧张。

3. 导管脱出

（1）判断　PICC/MC的外露长度超过置管时初始外露长度，导管的原有功能丧失。

（2）处理　一旦发现导管脱出，根据导管脱出的长度，判断导管尖端在体内的位置，必要时行X线摄片定位。根据患者的治疗需要或保留导管为中线导管使用，或拔除导管。

（四）健康教育

（1）告知患者和家属留置PICC/中线导管的目的、重要性、留置时间及带管期间的注意事项。

① 不宜在置管侧肢体测量血压，不宜朝置管侧侧卧；

② 穿刺点保护　保持穿刺点周围局部皮肤清洁、干燥，严禁擅自撕下贴

膜，宜用弹力网套固定保护好导管体外部分，当贴膜有卷曲、松动、污染、浸水等情况时，请护士及时更换；

③ 置管后活动　不影响患者置管侧肢体活动，握拳训练，每日3次，每次3～5min；不宜提2.5kg以上的物品，下肢置管忌久坐久蹲；

④ 防脱管　沐浴时可以使用PICC防水护套或类似的保护用物防护，以免贴膜浸湿；穿脱衣服时，防止带出导管；治疗间隙期每周更换贴膜一次。

（2）告知患者及家属常见并发症、异常情况及其预防处理方法等，出现局部及置管侧肢体红、肿、痛等不适，应及时就诊。

四、操作要点

为减少并发症的发生，医护人员应定期进行PICC/MC护理，具体操作要点见表4-2-3。

表4-2-3　PICC/MC护理操作要点

要点	内容
评估要点	1. 特殊用物：一次性换药包、75%酒精、手套、透明敷料、无针接头、预充生理盐水的注射器。 2. 人员准备：具有执业资格的医护人员。 3. 患者评估：穿刺点局部有无渗液、渗血、分泌物，穿刺点导管行程皮肤组织是否有红、肿、痛，置管侧肢体、肩膀及颈部有无麻木、酸胀，置管侧肢体是否肿胀及不适，导管外露长度是否与置入刻度相符，敷料有无松脱及渗液等
实施要点	1. 向患者及家属解释操作的目的和要点。 2. 患者取平卧位或坐位，置管侧肢体外展。 3. 拆开换药包，取无菌巾垫于患者带管肢体下。 4. 洗手，将预充式注射器、输液接头、无菌贴膜、无菌手套放置于无菌区域。 5. 更换接头和冲、封管：取下接头，用酒精纱布包裹导管出口擦拭15s；连接输液接头和预充式注射器；抽回血通畅后脉冲式冲洗导管与正压封管。 6. 采用0°或180°方式撕除贴膜。 7. 消毒：用酒精棉球避开穿刺点消毒穿刺点周围皮肤（范围10cm）；用络合碘消毒穿刺点局部（先在穿刺点处停留10s）及周围皮肤（范围不超过酒精消毒区域）。 8. 固定：用透明敷料无张力固定导管，同时将导管尾端固定在透明敷料边缘处，导管接头处外加胶布固定。 9. 标识：PICC/MC使用红色标识，标识粘贴于固定导管的透明敷料距下缘1～2cm处

续表

要点	内容
评价要点	1. 最大无菌操作屏障。 2. 冲、封管手法正确。 3. 无伤害撕除贴膜，导管无脱出。 4. 导管固定可靠，贴膜无卷边，标识清晰。 5. 护理过程中，操作规范，关注患者感受

五、质量评价标准

为保障患者安全，提高PICC/MC护理质量，质控小组应定期进行检查。PICC/MC护理质量评价标准见表4-2-4。

表4-2-4　PICC/MC护理质量评价标准

评价内容	评价		备注
	是	否	
1. 护士知晓留置PICC/MC的目的及重要性			
2. 管道标识规范：距贴膜边缘1～2cm处贴红色PICC/MC标识；注明 PICC/MC置入及外露长度、臂围、更换敷料时间、维护人签名			
3. 敷料固定、无松脱；清洁无渗血、渗液			
4. 管道通畅，无打折、受压、扭曲；护士知晓留置时间（PICC＜1年，MC 1～4周）；治疗疗程结束予拔除			
5. 护士知晓A—C—L的含义及方法：A是通过抽回血评估导管功能；C是脉冲式冲管清除导管内残留药物；L是正压封管，防止血液回流			
6. 护士现场评估穿刺点局部是否正常；提问护士异常情况下穿刺点局部的表现			
7. 每日对导管情况进行一次评估（查看医嘱或护理记录）			
8. 护士知晓异常情况的评估判断、报告与处置：导管堵塞、脱出、MARSI、穿刺点渗液等			
9. 健康教育 （1）患者和家属知晓后置PICC/MC的目的和重要性。 （2）患者和家属知晓留置的时间、带管期间的注意事项、异常情况处理措施			

六、测试题

试题1 患者，女性，48岁，因脑膜瘤术后1个月余收入院，入院后周一至周五每天接受放射治疗一次，治疗期间需要给予甘油果糖注射液降颅压及增强免疫的辅助治疗，开始治疗前遵医嘱予以超声引导下经外周静脉置入中线导管。患者拟于明日拔除中线导管。［（1）～（3）共用题干］

（1）中线导管的推荐留置时间为（　　）。

A.1～4周 B.一年

C.6个月 D.3个月

（2）患者置管2天后出现导管走行方向轻度不适，报告护士，请静脉治疗专科护士评估后认为是静脉炎Ⅰ级，那么静脉炎Ⅰ级的临床标准是（　　）。

A.穿刺部位发红，伴有或不伴有疼痛

B.穿刺部位疼痛，伴有发红和（或）水肿

C.穿刺部位疼痛，伴有发红，条索状物形成，可触摸到条索状的静脉

D.穿刺部位疼痛，伴有发红，疼痛，条索状物形成，可触摸到条索状的静脉，其长度＞2.54cm，脓液流出

（3）患者疗程结束，准备拔管出院，拔管后处置不当的是（　　）。

A.应用无菌敷料密闭穿刺点至少24h，24h后评估穿刺点情况

B.应评估拔除导管的完整性，必要时与置管记录的导管长度相比较

C.患者拔管后平卧30min

D.导管拔除后若穿刺点无渗血可不用无菌敷料覆盖穿刺点

试题2 患者，男性，52岁，因腭部肿瘤术后4个月余，术后复发1个月余，发现腭部肿物1周收入院，入院完善相关检查后，拟行周期性化疗，遵医嘱在局麻下超声引导下进行了PICC置管。用透明敷料固定。今天是置管化疗第5天，护士发现输注速度较昨天慢。［（1）～（3）共用题干］

（1）该患者PICC置管敷料更换的时机错误的是（　　）。

A.置管后24h更换

B.所有透明敷料都是7天更换

C.穿刺部位发生渗液、渗血

D.敷料出现卷边、松动、潮湿、污染、完整性受损时

（2）为患者进行冲管和封管，以下正确的是（　　　）。

A. 采用脉冲式冲管，充分冲洗导管，防止血凝性和非血凝性堵管

B. 一次性预充式导管冲洗器可以减少导管相关感染率

C. 采用正压封管，防止血液反流进入导管，形成血凝性堵管

D. 以上都不对

（3）患者PICC输液速度较慢，责任护士的处理措施不包括（　　　）。

A. 关闭输液器，使用预充式导管冲洗器试着脉冲式冲管

B. 如果冲管不通畅使用尿激酶5000U/mL反复负压抽吸多次，确保吸入尿激酶溶液，半小时后抽吸，如抽到回血，即冲管后继续输液

C. 以上处理措施无效时，及时通知静脉治疗专科护士

D. 指责患者不该擅自提着输液瓶上卫生间，并将导管拔除

第三节　中心静脉导管护理

中心静脉导管（central venous catheter，CVC）是指经锁骨下静脉、颈内静脉、股静脉置入，尖端位于上腔静脉或下腔静脉的导管。其血流量大、血流速度快，经中心静脉导管输入的液体能很快被血液稀释，减少刺激性药物对血管壁造成的伤害，适用于腐蚀性药物、肠外营养、发疱性药物等所有类型药物的给药。目前已被广泛应用到中心静脉压的监测、临床危重症患者的救治、完全胃肠外营养等诸多方面，在患者救治中发挥着重要的作用，同时又提高了护士工作质量和效率。留置CVC期间，若护理不当，可发生感染、出血等并发症，做好CVC导管护理是预防并发症、降低不良事件发生率的关键。

一、目的

（1）补充水分及电解质。

（2）增加循环血量，改善微循环。

（3）供给营养物质，维持正氮平衡。

（4）输入药物，治疗疾病。

（5）监测中心静脉压。

（6）紧急放置心内起搏导管。

二、适应证

（1）严重创伤、休克及急性循环衰竭等危重患者无法行周围静脉穿刺者。

（2）需接受大量快速补充血容量或输血的患者。

（3）经CVC安置心脏临时起搏器者。

（4）需长期静脉输注高渗或有刺激性液体及实施全静脉营养者。

（5）利用CVC测定中心静脉压，随时调节输入液体的量和速度。

（6）需长期多次静脉取血化验及进行临床研究者。

（7）循环功能不稳定、施行心血管和其他大而复杂手术的患者。

三、禁忌证

（1）锁骨外伤者。

（2）有严重的出/凝血功能障碍者。

（3）穿刺部位存在感染者（常见穿刺部位有颈内静脉、股静脉、锁骨下静脉等）。

（4）上/下腔静脉、颈内静脉、股静脉等通路不畅或损伤者。

（5）患者兴奋、躁动不配合或拒绝接受者。

四、护理

（一）护理要点

1. 固定

（1）充分暴露置管部位，消毒后待充分干燥。

（2）采用透明敷料以穿刺点为中心无张力放置，避免牵拉。

（3）塑型　用拇指及示指指腹"捏"起导管，排除空气，避免产生气泡。

（4）由穿刺点向四周抚平敷料边框，排空贴膜下方气泡，使敷料充分贴合皮肤。

（5）从预开口处边按压边撕除边框，压实贴膜。

（6）使用固定装置二次固定。

具体方法见图4-3-1。

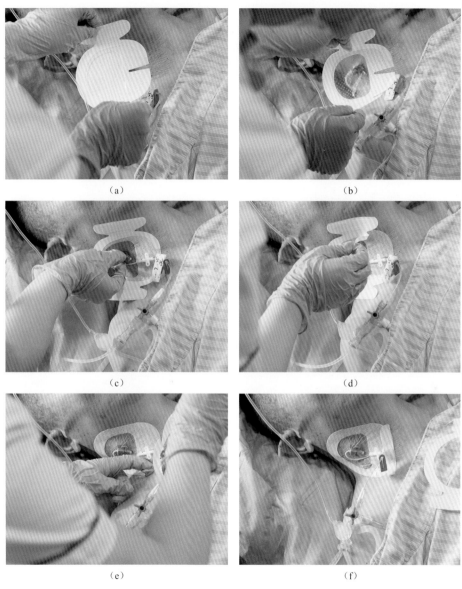

（a）　　　　　　　　　　　　　　　　（b）

（c）　　　　　　　　　　　　　　　　（d）

（e）　　　　　　　　　　　　　　　　（f）

图4-3-1　CVC固定

2. 标识

（1）红色标识粘贴于透明敷料边缘上方或导管末端2cm，避开穿刺点及导管刻度。

（2）注明导管名称、留置时间、置管者姓名及导管置入或外露长度。

3. 维护

（1）常规使用透明敷料，患者出汗较多、穿刺点出血或渗液时，对黏胶过敏、皮肤病变或受损的患者可用纱布覆盖。必要时，可选择治疗性水胶体敷料。

（2）纱布敷料至少每2天更换1次，透明敷料至少每5～7天更换1次；若穿刺点渗血、渗液及敷料卷边、松动、污染、潮湿、完整性受损时及时更换。

（3）局部皮肤消毒首选2%葡萄糖酸氯己定乙醇溶液（年龄＜2个月婴儿慎用），也可用有效碘浓度不低于0.5%聚维酮碘，或2%碘酊溶液消毒和75%酒精脱碘。75%酒精棉球离穿刺点0.5cm处开始消毒，不接触导管，直径20cm，顺时针、逆时针交替消毒三遍，再用络合碘棉球，同法消毒皮肤三遍。消毒面积应大于敷料面积，待完全干燥后再贴敷料。输液接头应选用螺口设计，确保血管通路装置与输液接头紧密连接，使用酒精棉片螺旋式消毒5～15s，当三通被污染时立即更换。

（4）遵循导管维护最佳实践标准（A—C—L流程）进行冲、封管：具体操作见"第一节　外周静脉留置针管路护理"。

4. 拔管

（1）时机

① 治疗结束或不需要使用中心静脉置管时；

② 不以留置时间长短作为中心静脉拔除依据，根据产品说明书确定留置时间；

③ 出现不能处理的并发症时。

（2）拔管注意事项

① 拔管时导管穿刺点部位低于心脏水平处，以防发生空气栓塞；

② 评估拔除导管的完整性，若发现或怀疑导管损坏，需要进行X线片检查；

③ 拔管后需平卧30min，用无菌敷料密闭穿刺点至少24h；

④ 拔管后评估穿刺点皮肤愈合情况。

（二）并发症的预防与处理

1. 导管相关性血流感染

（1）预防

① 置管时采用最大化无菌屏障，选择最佳的置入部位；

② 接触置管穿刺点或更换敷料前，应当严格执行手卫生，所有输液给药和血管通路维护过程中严格执行无菌技术，连接导管接头给药前用含消毒液棉片擦拭接头15s，严格保证输注液体的无菌；

③ 定期更换置管穿刺点覆盖的敷料，无菌纱布至少2天1次，无菌透明敷料至少5～7天1次，敷料出现潮湿、松动、可见污染时及时更换；

④ 根据推荐的时间间隔更换给药装置和附加装置，输液管路常规每24h更换1次，输血时每4h更换1次，输注静脉脂肪乳时，应每隔12h更换1次，三通等附加装置每24h更换，发生污染时及时更换；

⑤ 做好患者宣教，指导患者沐浴时采取适当的措施保护穿刺部位，避免污染穿刺点；

⑥ 尽量减少附加装置的使用；紧急情况下的置管，若不能保证有效的无菌技术操作原则，应当在2天内尽快拔除导管，病情需要时重新置管；

⑦ 每日评估留置导管的必要性，尽早拔除CVC导管。

（2）处理　见PICC/MC。

2. 导管相关性血栓

（1）预防

① 穿刺时选择较细的导管，熟练掌握穿刺技术，可使用超声引导提高穿刺成功率，减少穿刺次数，尽可能缩短留置时间，可减少血栓的发生。

② 加强VTE评估，对有风险患者采取物理预防措施，如梯度压力弹力袜、间歇式充气加压泵等，必要时予低分子肝素抗凝治疗。

（2）处理　导管相关性静脉血栓可以在抗凝治疗的同时继续保留并使用导管，不建议拔除功能良好且有使用需求的静脉导管。应根据临床症状和患者的全身情况，评估导管是否继续使用，如果导管无法抽回血，且有感染症状及不可耐受的肢体肿胀、疼痛时，可以遵医嘱拔除导管并接受系统的抗凝治疗，如低分子肝素。

3. 导管脱出

（1）预防

① 置管时采用贴膜，固定装置两重固定可起到较理想的固定作用。体外导管部分按倒U形摆放，以穿刺点为中心、无张力固定贴膜，导管区域给予塑型并用指腹按压敷贴边缘。导管外露部分用固定装置高举平台法进行固定。

② 对置管患者的操作应动作轻柔，尽量减少颈部或腹股沟等置管部位活动。

③ 置管前后要对患者及家属进行预防导管滑脱预防措施的健康教育，特别是穿脱衣服时，对于有躁动或意识模糊的患者，必要时使用保护性约束，避免发生意外拔管。

④ 加强导管评估，导管留置期间，记录导管留置刻度、贴膜更换时间，每班评估穿刺部位有无渗液、渗血、红肿，贴膜是否卷边，如有渗血、渗液或污染时及时更换贴膜。

（2）处理

① 部分脱出：暂停输液，重新建立静脉通路，报告医师，拍胸部X线片，确认导管尖端是否位于上、下腔静脉，若在上、下腔静脉，则可以继续使用，若不在上、下腔静脉，则拔除导管，压迫止血。

② 完全脱出：立即戴无菌手套，用无菌敷料按压穿刺点止血，报告医师给予处理，观察生命体征，重新建立静脉通路，检查脱出导管长度、完整性。

4. 导管堵塞

（1）预防

① 规范冲、封管，间断输液及每次输液（输血）前及治疗结束后，应回抽并冲洗导管，以评估导管功能，并将附着在管腔内的药液、血液冲入体内，降低堵管风险。一般选择10mL注射器或10mL管径的预充式导管冲洗器，一次性预充式导管冲洗器可减少导管相关感染和回血率，但不应使用其稀释药物。采用脉冲式冲管，即"推—停—推"方法冲洗导管。采取正压封管方法，防止导管内血液反流。输液（输血）治疗过程中，输注黏稠、高渗、中药制剂、抗生素等对血管刺激较大的液体后，宜进行冲管；连续输注的药液不相容时，应在2种药物输注之间进行冲管，以免产生沉淀堵塞导管。

② 导管内如有回血，应在血液未凝之前及时冲净。血液一旦凝固，应用注射器回抽出血凝块，再换生理盐水注射器冲管。

③ 导管留置期间，告知患者及家属不可擅自调节输液速度，下床活动时输液瓶不可举得太低，防止压力过低致血液回流，注意观察导管情况，有无回血，有无液体停止滴注等。

④ 视病情、液体量和液体性质等情况综合考虑导管留置时间，一般建议

为7～14天甚至更早拔除。

（2）处理

① 发现导管堵塞时，先排除导管是否存在折叠、扭曲等机械堵管因素，可更换敷料，调整一下导管的位置。

② 如导管完全堵塞，处理血凝块堵塞时，可先用10mL注射器轻轻回抽，尽可能地将血凝块从导管中抽出，避免用暴力，用导丝或冲管来清除血凝块，以免导管损伤破裂或栓塞，回抽不成功，可用尿激酶进行溶栓：CVC接头连接三通一端连接抽有稀释尿激酶液（1000U/mL）的注射器，另一端连接抽有少量等渗盐水的20mL注射器，回抽20mL注射器活塞使形成一定负压后关闭此连接三通阀门，开放连接尿激酶侧的阀门，因负压作用尿激酶液进入CVC，关闭三通，保留尿激酶液在CVC内20min，再用等渗盐水冲管，如不通畅反复重复以上操作。直到导管通畅后，抽5mL血液以保证抽回所有药物和血凝块，后再进行1次脉冲式封管。

（三）异常情况的预防与处理

1. 医用黏胶剂相关性皮肤损伤

（1）预防

① 对敷料过敏者使用抗过敏的水胶体敷料，对于皮肤脆弱者使用硅类敷料；

② 粘贴敷料时需要无张力粘贴；

③ 移除敷料时使用无角度移除，顺着移除方向适当绷紧皮肤。

（2）处理　维护过程中发现医用黏胶剂相关性皮肤损伤，考虑使用皮肤保护剂，根据情况使用合适的敷料。

2. 穿刺点渗液

（1）预防

① 置管前仔细评估患者，对有低蛋白血症的患者，遵医嘱改善患者的营养状况，促进伤口愈合；

② 穿刺前仔细检查导管有无破损，避免锐器损坏导管；

③ 置管后确保导管尖端在最佳位置，输液前后及特殊药物输注后，及时冲、封管，预防纤维蛋白鞘形成。

（2）处理

① 根据渗液量的多少选择合适的敷料；

② 告知患者如果渗液量多需增加更换敷料的频次；

③ 同时告知患者渗液的原因及预后，避免患者紧张。

（四）健康教育

（1）告知患者及家属放置CVC的目的、重要性、留置时间等。

（2）告知患者及家属导管放置期间穿领口大的对扣的上衣，便于输液治疗和导管维护。

（3）导管放置期间避免淋浴，以防止水渗入敷料引起感染，颈部可做正常左右扭头、上下点头等活动，勿过度弯曲以防管道打折影响液体顺利输注。

（4）患者翻身移位时，注意保护，以防导管滑出；如导管不慎脱出，立即按压穿刺点，不可随意活动，并立即通知医护人员。

（5）穿刺点有疼痛、发痒感，颈部、肩部出现肿胀、疼痛等不适，应及时告知医护人员。

（6）如敷料有潮湿、污染、渗血、渗液、完整性受损或被揭开，请及时通知医护人员进行维护。

（7）不可随意调节液体的滴入速度，防止液体输毕后导致回血阻塞导管。

五、操作要点

为保证治疗效果，减少并发症的发生，医护人员应定期进行CVC护理，具体操作要点见表4-3-1。

表4-3-1　CVC护理操作要点

要点	内容
评估要点	1.特殊用物：一次性换药包、大贴膜、固定敷贴、CVC标识。 2.评估患者凝血功能；评估导管穿刺局部皮肤情况
实施要点	维护： 1.向患者及家属做好健康教育，保护隐私。 2.协助患者平卧，头偏向对侧，完全暴露穿刺点的体位充分暴露置管部位。 3.置管部位下垫无菌巾，戴清洁手套将敷料水平方向（由下至上）松脱，以0°或180°角顺穿刺方向移除敷料。 4.以穿刺点为中心，用75%酒精棉球离穿刺点0.5cm处开始消毒，上下直径15cm，左右至臂缘，顺时针、逆时针交替消毒三遍，每遍需待干燥15s。

续表

要点	内容
实施要点	5. 以穿刺点为中心，用络合碘棉球开始消毒（穿刺点停留3～5s），直径20cm，顺时针、逆时针交替消毒三遍，每遍需待干燥15s。 6. 生理盐水预充肝素帽排气，用75%酒精棉球螺旋式擦拭导管接口15s，更换肝素帽。 7. 使用透明敷贴进行固定（详见护理要点1）。 8. 遵循导管维护最佳实践标准(A—C—L流程)进行冲、封管
评价要点	1. 导管固定牢固，贴膜无卷边。 2. 维护过程中关注患者感受

六、质量评价标准

为保障患者安全，提高CVC护理质量，质控小组应定期对CVC护理质量进行检查。CVC护理质量评价标准见表4-3-2。

表4-3-2　CVC护理质量评价标准

评价内容	评价		备注
	是	否	
1. 护士知晓放置CVC的目的及重要性			
2. CVC管道标识规范：红色专用导管标识；注明导管置入时间、维护时间、置入及外露长度，置管者姓名、维护人姓名			
3. CVC敷料干燥、固定、无松脱、无卷边；清洁，无渗血、渗液			
4. CVC导管通畅，无打折、受压、扭曲；护士知晓CVC留置时间：一般不超过1周			
5. 护士掌握预防导管相关性感染的措施			
6. 中心静脉测压的校准：患者取平卧位，换能器平患者心脏水平位置，调整换能器三通对空气端，校定零点，恢复三通，出现的数值即为中心静脉压。一般在5～12cmH$_2$O			
7. 护士知晓异常情况的评估判断、报告与处置：CVC堵管及处置，CVC脱出及处置			

续表

评价内容	评价		备注
	是	否	
8.健康教育 （1）患者及家属知晓留置CVC的目的、重要性、留置时间等。 （2）患者及家属知晓留置CVC的注意事项、常见并发症、异常情况及其预防处理方法等			

七、测试题

试题1　患者，男性，30岁，因高速公路上车祸，全身多处骨折，脾破裂大出血，失血性休克，120送至急诊时血压测不出，立即就地抢救，紧急行CVC置入术，输注大量血制品及去甲肾上腺素维持血压，血压稳定后送入手术室行"剖腹探查术＋脾破裂修补术"，术毕为加强监护转入ICU，遵医嘱监测中心静脉压，护士接收患者时发现患者全身湿冷，中心静脉贴膜松动。

［（1）～（3）共用题干］

（1）护士对该患者进行CVC维护时，最合适的敷料是（　　）。

A.透明敷料　　　　　　　　　B.纱布敷料

C.泡沫敷料　　　　　　　　　D.水胶体敷料

（2）下列关于CVC维护的说法正确的是（　　）。

A.酒精棉球从穿刺点处开始消毒，直径10～15cm，顺时针、逆时针交替消毒三遍，再用络合碘棉球同法消毒皮肤三遍

B.消毒面积应大于敷料面积，待完全干燥后再贴敷料，透明敷料采用以穿刺点为中心带张力放置、塑型、抚平才能更好地固定

C.输液接头应选用平口设计，确保血管通路装置与输液接头紧密连接

D.使用酒精棉片螺旋式消毒5～15s，当三通被污染时立即更换

（3）护士进行中心静脉测压的校准时，操作正确的是（　　）。

A.患者取半卧位，换能器平患者心脏水平位置，调整换能器三通对空气端，校定零点，恢复三通，出现的数值即为中心静脉压。一般在5～12cmH$_2$O

B. 患者取平卧位，换能器平患者心脏水平位置，调整换能器三通对心脏端，校定零点，恢复三通，出现的数值即为中心静脉压。一般在 $5 \sim 12cmH_2O$

C. 患者取平卧位，换能器平患者腋中线第五肋间，调整换能器三通对空气端，校定零点，恢复三通，出现的数值即为中心静脉压。一般在 $5 \sim 12cmH_2O$

D. 患者取平卧位，换能器平患者心脏水平位置，调整换能器三通对空气端，校定零点，恢复三通，出现的数值即为中心静脉压。一般在 $5 \sim 12cmH_2O$

试题 2　患者，男性，70岁，因胃癌在全麻下行"胃癌根治术"，术毕带气管内插管，胃肠减压管，CVC 转入 ICU，患者基础情况较差，营养不良，遵医嘱予以静脉高营养治疗，两天后责任护士评估导管时发现导管推注时阻力增加。[（1）～（3）共用题干]

（1）下列不属于 CVC 导管功能评估的内容有（　　）。

A. 回抽有无回血

B. 推注、输注是否通畅

C. 穿刺臂围有无变化

D. 有无移位、打折、破损、断裂

（2）护士评估导管，发现导管推注时阻力增加，护理正确的是（　　）。

A. 用生理盐水加压冲管，重通后可正常使用

B. 遵医嘱予以尿激酶溶液接三通利用负压溶栓

C. 暂停使用，无须处理

D. 告知医师予以拔管

（3）下列 CVC 冲、封管操作不符合规范的是（　　）。

A. 冲、封管液量应为导管及附加装置管腔容积的1倍，常规 $5 \sim 10mL$

B. 使用 10mL 注射器抽取 0.9% 氯化钠注射液进行封管

C. 采用"推—停—推"脉冲式封管

D. 每次输液前及治疗结束后，输注黏稠、高渗、抗生素等刺激性大的液体后，连续输注的药液不相容时，都应冲管，以免产生沉淀堵塞导管

第四节　完全植入式静脉输液港护理

完全植入式静脉输液港（totally implantable venous access port，TIVAP），又称为完全植入体内的闭合输液装置输液港（implantable venous access port，IVAP），简称输液港（PORT）。它是一种可长期植入皮下的密闭静脉输液装置，由导管和注射座两部分组成，理想定位为上腔静脉与右心房连接处。PORT为肿瘤患者反复输液、化疗、营养支持、采血等提供了安全、有效的静脉通路。按植入方式不同分为胸壁式PORT与上臂式PORT。PORT具有置留时间长、舒适性高、外表美观性好等特点。近年来，随着肿瘤发病率越来越高和中心静脉血管通路装置置管技术的普及，PORT的使用逐年增加。在我国，目前每年植入PORT约5万例，PORT的应用在给临床带来优势的同时，其并发症也不容忽视。比如穿刺和留置过程中可能发生误穿神经、动脉，发生血气胸、渗血、渗液、感染、静脉炎、血栓、导管移位、异位、堵管、断管等。严重时可造成不可挽回的损失。因此，专业化护理团队的成立，理论及实践水平的提高，医疗环境和设施的加强及患者教育的强化，将是降低PORT并发症发生率的关键因素。

一、目的

（1）建立静脉通路，用于中、长期静脉治疗。

（2）保护静脉，减少频繁多次穿刺给患者带来的痛苦。

（3）减少刺激性和腐蚀性药物对血管的刺激，减少药物外渗对机体的损害。

（4）减少穿刺相关并发症。

（5）提高患者的生活质量。

（6）节约患者医疗费用，减少社会医疗资源消耗。

二、适应证

（1）需长期反复输注发疱性、刺激性药物者。

（2）需长期肠外营养支持，如短肠综合征患者。

（3）外周静脉条件差，需要长期静脉输液治疗者。

（4）需要反复输注血液制品者。

（5）需要频繁血液采样检测者。

（6）颈部、胸壁皮肤损伤或接受放射性治疗，气管切开、有胸部起搏器、头颈部肿瘤患者植入上臂式PORT。

三、禁忌证

（1）患者手臂尺寸与植入器材的尺寸不符。
（2）对导管材质过敏。
（3）预置管手臂有水肿或淋巴回流障碍。
（4）有上腔静脉阻塞综合征患者。
（5）合并严重基础疾病，不能耐受或配合手术。
（6）存在严重的不可纠正的出凝血功能障碍。
（7）预植入部位近期有放疗史及血管外科手术史。
（8）预植入血管有血栓形成史。
（9）全身或手术部位局部感染、菌血症、败血症。

四、护理

（一）护理要点

1. 固定与标识

（1）红色标识，标识粘贴于无损伤针导管末端2～4cm处。
（2）注明导管名称、无损伤针留置日期、无损伤针穿刺者姓名。
（3）"工"型胶布、高举平台法固定延长管。具体方法如下。

方法一：胸壁式PORT固定（无损伤针1）见图4-4-1。

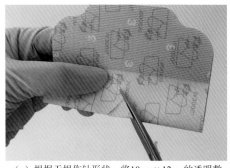 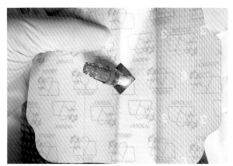

（a）根据无损伤针形状，将10cm×12cm的透明敷料对折，用无菌剪剪一个三角形

（b）将该透明敷料穿过无损伤针尾端连接的正压接头

图4-4-1

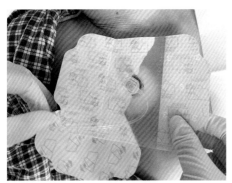

（c）撕去敷料内层纸片

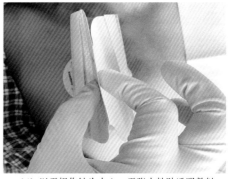

（d）以无损伤针为中心，无张力粘贴透明敷料

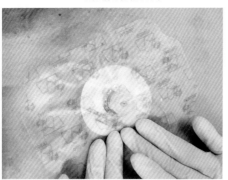

（e）双手按住透明敷料，增加黏性，并塑型

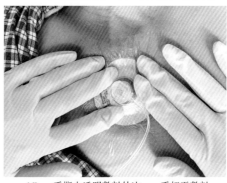

（f）一手撕去透明敷料外边，一手抚平敷料

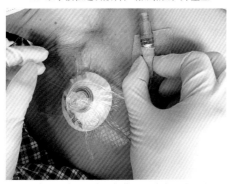

（g）高举平台法固定无损伤针尾端附加输液装置

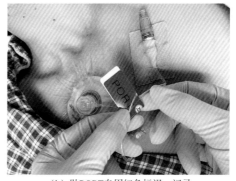

（h）贴PORT专用红色标识，记录

图4-4-1　胸壁式PORT固定（无损伤针1）

方法二：胸壁式PORT固定（无损伤针2）见图4-4-2。

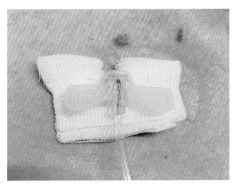
（a）准备好一块厚度适中的纱布垫在蝶翼针下

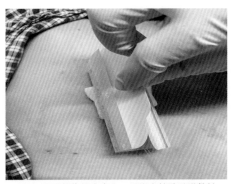
（b）以无损伤针为中心，无张力粘贴透明敷料

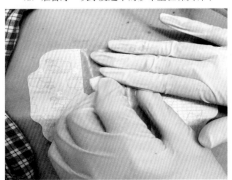
（c）双手加压按住透明敷料，增加敷料的黏性

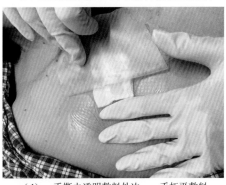
（d）一手撕去透明敷料外边，一手抚平敷料

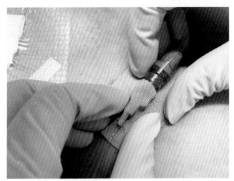
（e）高举平台法固定无损伤针尾端附加输液装置

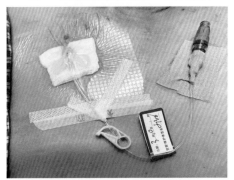
（f）胶布固定敷料边缘，交叉固定蝶翼针延长导管，贴导管标识

图4-4-2　胸壁式PORT固定（无损伤针2）

方法三：上臂式PORT固定操作图谱（无损伤针）见图4-4-3。

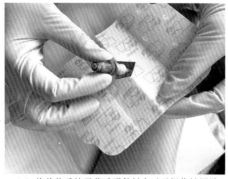

（a）将裁剪后的无菌透明敷料穿过无损伤针尾端

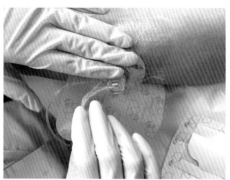

（b）以无损伤针为中心，无张力粘贴透明敷料

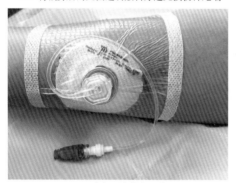

（c）胶布固定敷料边缘

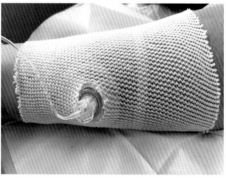

（d）将网状弹力袖套中间剪一个小洞，佩戴在置管手臂上，将无损伤针的延长管部分从袖套的小洞中露出来

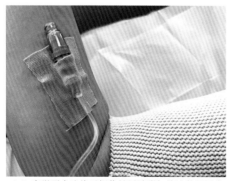

（e）高举平台法将无损伤针尾端附加输液装置固定在前臂

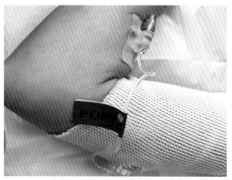

（f）检查患者上臂是否活动自如、贴膜是否舒适，贴PORT专用标识

图4-4-3 上臂式PORT固定操作（无损伤针）

2. 病情观察

（1）查看PORT上次维护情况。胸部X线片PORT尖端定位，导管末端位于上腔或下腔静脉，理想定位为上腔静脉与右心房连接处。了解港体厚度及放置深度，为无损伤针型号选择提供参考。

（2）询问患者局部有无疼痛，观察港体及周围皮肤有无发红、肿胀及渗液；触摸港体，是否与导管分离，港体有无翻转等。

（3）检查PORT同侧胸部和颈部有无肿胀、皮温增高、活动受限；测量同侧臂围有无增加等疑似静脉血栓症状。

3. 维护

（1）PORT的维护应由经过专门培训的医护人员进行。

（2）使用专用无损伤针穿刺，针头必须垂直刺入，以免针尖刺入PORT侧壁；穿刺动作轻柔，感觉有阻力不可强行进针，以免针尖与注射座底部推磨，形成倒钩。

（3）皮肤消毒首选2%葡萄糖酸氯己定乙醇溶液（年龄＜2个月婴儿慎用），也可用有效碘浓度不低于0.5%聚维酮碘或2%碘酊溶液和75%乙醇，待皮肤彻底自然干燥后方可插针；每次连接前应用机械法多方位用力擦拭消毒输液接头的横截面和外围，擦拭5～15s并待干燥。

（4）穿刺时无损伤针开口背对导管锁，使用过程中可以更有效地冲洗干净注射座内的残留药物。

（5）采用脉冲式冲管，即"推—停—推"方法冲洗导管，采取正压封管方法防止导管内血液反流。

（6）透明敷料采用以穿刺点为中心无张力放置、塑型、抚平按压的方法固定；皮肤病变、过敏或禁忌使用医用胶黏剂的患者，可使用纱布敷料保护穿刺点。

（7）每次输液前，应采用10mL管径及以上注射器，通过回抽和冲洗导管方式评估导管功能，如出现导管功能障碍如抽无回血和（或）推注有阻力，应及时处理。

（8）连续输液时，无损伤针、透明敷料和输液接头应每7天更换1次，纱布敷料每隔2天更换1次；敷料出现潮湿、松动、污染或完整性受损时应立即更换，接头脱落、污染、受损等时立即更换。如果纱布敷料垫在无损伤针下，且在透明的半透膜敷料下没有妨碍穿刺部位观察，则更换频率与半透膜敷料相同。

（9）输注药液/血制品/营养液后、不相容药物之间，应采用0.9%氯化钠注射液（除药物禁忌外）脉冲冲管；输液结束用0.9%氯化钠注射液冲管后，再用浓度为0～100 U/mL肝素+0.9%氯化钠注射液正压封管。

4. 拔针指征

（1）无损伤针已使用7天或疗程结束后，需要拔除无损伤针。

（2）无损伤针脱出PORT座。

（3）无损伤针连接管堵塞。

5. 拔管指征

（1）导管达到使用年限。

（2）治疗结束或患者不需要再使用及因自身原因要求拔管者。

（3）体内导管弯曲、打折，无法解除，从而引起导管堵塞。

（4）血管导管相关感染。

（5）体内导管破损或断裂。

（6）导管锁脱落。

（7）导管移位及导管夹闭综合征Ⅱ级及以上等。

（二）常见并发症预防与处理

1. 感染

包括皮肤、隧道、囊袋及港体内感染。

（1）预防

① 应持续对医护人员进行导管相关操作的培训和质量控制；

② 应根据病情与治疗需要、操作熟练程度、患者局部情况确定导管植入部位；

③ 治疗结束或者不需要再使用时应尽早拔除；

④ 在满足治疗的前提下，宜选择管腔直径小、管腔数量少的导管；

⑤ 注意手卫生；

⑥ 严格遵循无菌技术操作原则；

⑦ 皮肤消毒首选2%葡萄糖酸氯己定乙醇溶液（年龄＜2个月婴儿慎用），也可用有效碘浓度不低于0.5%聚维酮碘或2%碘酊溶液和75%乙醇，待皮肤彻底自然干燥后方可插针。

（2）皮肤、囊袋、隧道感染的处理

① 暂停PORT使用和维护，如有渗液应进行细菌培养和药敏试验，给予

局部清创和全身抗感染治疗，待感染控制后再使用和维护；

② 如囊袋皮肤已破损，待局部感染控制后，可就近转移港体，另做囊袋，并将原囊袋缝合处理。

（3）输液港体内感染的处理

① 怀疑PORT内感染时，应暂停使用。

② 在5min之内分别采集导管内和外周静脉的血液进行需氧菌和厌氧菌培养，根据试验结果选用敏感抗生素全身治疗。

③ 对输液港体以"抗生素锁"技术进行封管，应用方法：将高于100～1000倍抗生素最低抑菌浓度的抗生素溶液2～4mL灌注在导管腔内并保留一定的时间，从而破坏细菌生物膜结构，达到减少和消除导管内微生物定植，有效治疗导管相关感染的目的。通常的做法是在每次导管使用结束后，向导管注入高浓度抗生素溶液，其抗生素的选择以细菌药敏试验为依据，注入剂量视导管容量而定，抗生素溶液锁定时间分别为6h、8h、12h、24h，继而抽出抗生素溶液，连续进行10～14天，最少7天。

④ 经抗感染治疗无效后，如感染细菌为金黄色葡萄球菌、白念珠菌等菌群时，应立即取出PORT。并在无菌操作下剪下导管尖端5cm，做细菌培养。

2. PORT相关性深静脉血栓

（1）预防

① 人员培训：规范植入、使用和维护导管，培养专业的护理团队。

② 做好风险评估。

③ 根据拟置管血管条件选择合适的导管，建议导管外径为置管静脉内径的1/3。

④ 导管尖端位于上腔静脉下1/3或右心房与上腔静脉交界区。

⑤ 物理措施：在条件允许时，鼓励使用非药物措施预防血栓，包括置管侧肢体早期活动、正常日常活动、适当的肢体锻炼和补充足够的水分等。

（2）处理

① 抗凝治疗3～6个月，可选择低分子肝素或利伐沙班。

② 溶栓治疗，仅作为经抗凝治疗患者症状仍无法缓解或加重时的选择，抗凝和溶栓治疗有出血风险，应充分告知患者。

③ 经治疗后患者症状如缓解，仍需继续使用导管，则应持续抗凝治疗，直至取出PORT；如患者症状无缓解，或无导管使用需求，可考虑取出

PORT，取出后继续抗凝治疗至少3个月。

3. 导管末端移位

（1）预防

① 导管尖端位于上腔静脉下1/3或右心房与上腔静脉交界区；

② 手臂和肩膀勿剧烈活动；

③ 患者置管期间发生反复呕吐、咳嗽可能引起导管末端移位，做好宣教。

（2）处理

① 可采用介入放射学技术纠正移位导管；

② 手术切开透视下调整导管至上腔静脉内；

③ 经调整后仍不佳者，考虑拔管。

（三）异常情况判断与处理

1. 回抽无回血

（1）判断

① 导管堵塞：推注和抽回血障碍，在排除机械性压迫导管因素后，考虑为血凝性堵管或药物性堵管。

② 纤维蛋白鞘形成：抽回血困难，但推注正常或有轻微阻力，且推注过程中患者无任何不适，还需要排除导管末端贴壁和三向瓣膜导管。

（2）处理

① 导管堵塞：给予尿激酶5000～10000 U/mL，或阿替普酶（rt-PA）1mg/mL，正压封管，30～120min后抽出，重复上述步骤。

② 纤维蛋白鞘形成：a. 浓度为10000U/mL尿激酶，以略大于PORT容积量注射于PORT中；b. 2.5mg阿替普酶溶解于50mL 0.9%氯化钠注射液中，以17mL/h速度注射3h；c. 其他包括更换导管，或通过抓捕器经股静脉途径拉出纤维蛋白鞘等。

2. 导管破损或断裂

（1）判断

① 夹闭综合征。

② 一些不确定的外力，如安全带或过紧的衣服挤压导致导管破损，常见于皮下隧道导管跨越锁骨前方位置、导管反折处等。

（2）处理

① 胸部X线平片诊断，如怀疑导管破损则需要行血管造影，造影可见对

比剂经破损导管外渗至导管周边。

② 发现导管裂缝应立即拔出导管，避免导管断裂并出现栓塞等严重并发症。

③ 如出现导管断裂脱落，首选方法是在X线透视下通过抓捕器将其取出。

（四）健康教育

（1）告知患者和家属PORT植入的目的、方法、重要性及注意事项等　具体注意事项有：

① PORT植入后可做轻体力家务，每日饮水1500～2000mL，植港侧禁止提超过5kg重的物品，避免剧烈活动，如高尔夫球、网球等；避免重力撞击PORT部位；

② 治疗间歇期每四周到医院对PORT进行冲管、封管等维护一次；

③ 做CT、MRI、血管造影检查时，严禁使用非耐高压PORT作高压注射造影剂，防止导管破裂；

④ 拔针当天针眼用输液贴覆盖，次日可撕掉及沐浴。

（2）患者或家属知晓带针治疗期间的注意事项　禁止洗澡以免污染穿刺处，适当活动，输液不畅、回血及时告知护士，每周维护，贴膜卷边、潮湿、渗血、渗液等及时维护。

（3）告知患者和家属常见并发症、异常情况及其预防处理方法　如出现以下情况时需立即告知医护人员或就诊：

① 港体部位出现发红、肿胀、烧灼感、疼痛；

② 不明原因发热（体温超过38℃）、寒战或低血压等；

③ 肩部、颈部及置管侧上肢出现肿胀或疼痛等不适。

五、操作要点

为保证治疗效果，减少并发症的发生，医护人员应定期进行PORT护理，具体操作要点见表4-4-1。

表4-4-1　PORT护理操作要点

要点	内容
评估要点	1. 特殊用物：一次性无菌换药包、孔巾、镊子、无损伤针（型号根据局部评估情况而定）、输液接头、10cm×12cm透明敷料、无菌手套、10mL预冲式生理盐水、2%葡萄糖酸氯己定乙醇溶液（年龄<2个月婴儿慎用），或有效碘浓度不低于0.5%聚维酮碘或2%碘酊溶液和75%乙醇、导管固定贴。

续表

要点	内容
评估要点	2. 评估PORT上次维护情况。 3. 评估注射座的位置、轮廓、局部皮肤完整性，有无压痛、肿胀、血肿、感染，判断注射座有无移位、翻转。确定皮下脂肪大致厚度；评估患者胸部、肩颈部及四肢有无肿胀、麻木、活动受限等情况
实施要点	1. 患者取卧位，头偏向穿刺点对侧，充分暴露PORT位置，确认注射座的位置。 2. 洗手，拆开换药包，将预冲式生理盐水、无损伤针、输液接头、无菌贴膜、无菌手套、无菌输液胶贴放置于无菌区域。 3. 用75%乙醇棉球以PORT注射座为中心，由内向外，顺时针、逆时针、再顺时针交替螺旋式消毒三遍，消毒直径为12cm，然后同法以碘伏消毒三次，待自然干燥。若使用氯己定（洗必泰）则反复擦拭注射座周围直径12cm区域。 4. 更换手套，铺孔巾。 5. 连接预冲式生理盐水、输液接头、无损伤针，排空气，夹闭导管。 6. 非主力手拇指、示指、中指固定注射座（呈等边三角形），将注射座拱起，主力手持无损伤针自三指中心垂直刺入，穿过隔膜，直达注射座底部。 7. 抽回血，确认针头是否在PORT内、导管是否通畅，用10mL及以上预充式导管（生理盐水）脉冲式冲管、正压封管，夹闭延长管。 8. 无损伤针下垫纱布块，撤孔巾，以无损伤针为中心，透明敷料无张力覆盖。 9. 裁剪"工"型胶布，高举平台法固定延长管，记录维护时间及操作者姓名。 10. 输液时，无针接头应选用消毒棉片（签）多方位用力擦拭5～15s；抽回血，确认导管在血管内，再用脉冲式手法冲干净导管内血液，连接输液器输液。 11. 无针接头应选用消毒棉片（签）多方位用力擦拭5～15s，将10mL注射器与输液接头连接，回抽2～3mL血液丢弃（儿童减半），更换注射器，根据标本需要量，抽取适量血液。 12. 使用20mL以上预充式（生理盐水）脉冲式冲管、正压封管，夹闭延长管。 13. 去敷料，用非主力手持一块小方纱固定PORT注射座（使用安全型无损伤针时则固定针的蝶翼），主力手垂直拔出无损伤针，预防针刺伤。 14. 检查无损伤针针尖是否完整，纱布按压至不出血为止；覆盖无菌敷料至局部皮肤愈合，宣教、洗手、记录
评价要点	1. 消毒范围及顺序符合标准、无缝隙，无损伤针固定牢固、贴膜无卷边。 2. 有效冲管封管，无损伤针摆放方向符合标准。 3. 维护流程正确，操作流畅。 4. 与患者沟通良好，宣教到位；维护过程中注意观察、询问患者反应；注意保护患者隐私

六、质量评价标准

为保障患者安全，提高PORT护理质量，质控小组应定期对PORT护理质量进行检查。PORT护理质量评价标准见表4-4-2。

表4-4-2 PORT护理质量评价标准

评价内容	评价		备注
	是	否	
1. 护士知晓留置PORT目的和重要性			
2. 无损伤针穿刺处敷料干燥、固定无松脱；清洁无渗血、渗液			
3. 透明敷贴无张力粘贴、敷贴内无气泡，敷贴边缘无卷边、潮湿等			
4. 管道无打折、受压、扭曲、回血			
5. 导管末端高举平台法固定			
6. 管道标识规范：PORT粘贴红色标识。填写信息：维护日期、维护者			
7. 导管固定后不影响患者日常活动及患者舒适			
8. 护士知晓PORT植入穿刺血管和囊袋埋置位置 （1）穿刺静脉 贵要静脉、肱静脉、颈静脉、锁骨下静脉、股静脉等。 （2）囊袋埋置位置 上臂内侧、胸壁、腹壁、下肢等			
9. 护士知晓PORT并发症的临床表现、处理措施及上报流程：感染、血栓、导管堵塞、液体外渗、导管断裂、港体翻转、导管移位等			
10. 置管前评估、植入记录与维护记录书写规范（查看医嘱和护理记录） （1）置管前评估 置管原因、病史、肢体活动情况、既往置管史、相关检验和检查结果是否正常等。 （2）植入记录 PORT类型、植入时间、植入方式、穿刺血管、港体位置、体内导管长度、双侧臂围、是否有回血、导管X线定位等。 （3）维护记录 是否通畅、维护内容、是否有并发症等			
11. 健康教育 （1）患者和家属知晓留置PORT的目的和重要性。 （2）患者及家属知晓带针治疗期间的注意事项。 （3）患者及家属知晓治疗间歇期居家的注意事项。 （4）患者及家属知晓并发症的自我观察要点，出现异常现象应及时就医			

七、测试题

试题1　患者，女性，56岁，植入上臂式PORT两个月，护士为其更换无损伤针时，发现患者穿刺皮肤处红肿，触之疼痛感明显，护士挤压原针眼处发现有黄色脓液渗出。[（1）～（3）共用题干]

（1）该患者发生的并发症是（　　　）。

A. 导管锁断裂　　　　　　　　B. 港座翻转

C. 局部血栓　　　　　　　　　D. 囊袋感染

（2）该患者下一步需要做的检查是（　　　）。

A. MRI　　　　　　　　　　　B. B超

C. 细菌培养和药敏试验　　　　D. CT

（3）针对患者目前上臂式PORT的情况，护士正确的处理措施是（　　　）。

A. 暂停PORT使用

B. 对PORT进行常规维护

C. 从PORT处输注抗生素进行全身抗感染

D. 拔除PORT

试题2　患者，男性，60岁。诊断为恶性淋巴瘤，因化疗需要植入PORT，现第一次化疗结束，恢复良好，准备出院。[（1）～（3）共用题干]

（1）植入PORT术前评估患者，关于PORT植入的禁忌证错误的是（　　　）。

A. 任何确诊或疑似感染、菌血症或败血症的患者

B. 患者体质、体型不适宜植入

C. 确定或怀疑对PORT的材料过敏的患者

D. 需要长期应用抗生素的患者

（2）在住院期间，无损伤针可留置使用（　　　）。

A. 4周　　　　　　　　　　　B. 3周

C. 2周　　　　　　　　　　　D. 1周

（3）对该患者出院进行健康教育，说法错误的是（　　　）。

A. 保持局部皮肤清洁干燥，观察PORT周围有无发红、肿胀、灼热感、疼痛等炎症反应

B. 植入PORT患者可从事任何体力工作

C. 需避免使用同侧手臂提过重的物品、过度活动等。不用这一侧手臂做引体向上、托举哑铃、打球、游泳等活动度较大的体育锻炼

D. 治疗间歇期每四周对PORT进行冲管、封管等维护一次

第五节　有创动脉血压监测管路护理

有创动脉血压监测技术是将动脉鞘管或留置针导管置于动脉血管内，导管通过充满液体的连接管道传递到压力传感器，由传感器可变形膜的运动转换为低伏电子信号。该信号被监护仪放大并在显示器上持续显示患者血压的真实波形，可同时显示收缩压、舒张压和平均压，连续、直观、及时、动态地监测患者血压的波动情况，还可采集血标本。临床护理中以留置针导管最为常见。最常见的置管部位为桡动脉、足背动脉、肱动脉。有创动脉血压监测属于侵入性操作，在穿刺及监测过程中可能会引起相关的并发症和护理问题，如穿刺点瘀紫和血肿及导管堵塞、感染、脱出等，严重时发生动脉栓塞。因此，做好有创动脉血压监测管路的护理非常重要。

一、目的

（1）连续、动态测量动脉血压波形和动态的数值变化，及时发现危急重症患者的病情变化。

（2）根据动脉波形变化来判断、分析心肌的收缩能力，评估容量治疗反应。

（3）指导心血管活性药物使用。

（4）指导心肺复苏的按压深度和频率等，评价复苏后心脏功能，提高心肺复苏抢救成功率。

二、适应证

（1）接受复杂、重大手术，如体外循环下心脏直视手术或肝移植手术，需持续监测血压变化者。

（2）血流动力学不稳定如严重创伤、多器官功能衰竭和各类休克患者。

（3）术中需进行血液稀释、控制性降压的患者。

（4）无法测量无创血压者。

（5）需指导心血管活性药物使用及持续血药浓度调整的患者。

（6）需通过动脉压力波形获得诊断信息的患者。

（7）需根据收缩压变异度评价容量治疗反应的患者。

三、禁忌证

（1）改良Allen's试验阴性者。

（2）穿刺部位或附近存在感染、外伤者。

（3）凝血功能障碍或机体高凝状态者。

（4）有出血倾向或凝血功能异常的患者慎用。

（5）合并血管疾患如脉管炎等的患者。

（6）手术操作涉及同一范围部位的患者。

四、护理

（一）护理要点

1. 固定

管道上先用透明敷料覆盖，无张力粘贴，捏导管突起部位进行塑形，再由中心向四周按压抚平，排空敷料下方气泡，撕掉四周硬质材料，贴上写有日期、时间和签名的标签，用透明胶布"U"型固定留置针尾翼，使用自黏式绷带环绕一周半固定留置针，绷带压迫松紧度以患者局部未感受到压迫的感觉为最佳，在距离穿刺部位近端15cm导管处贴上一个红色动脉标识。具体见图4-5-1。

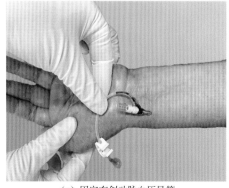
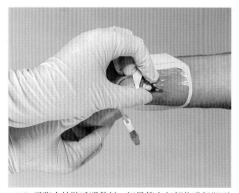

（a）固定有创动脉血压导管   （b）无张力粘贴透明敷料，捏导管突起部位进行塑型

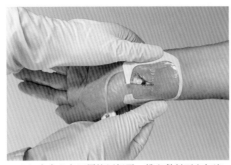

（c）由中心向四周按压抚平，排空敷料下方气泡

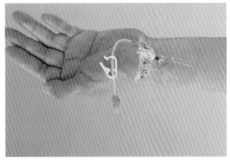

（d）撕掉四周硬质材料，贴上写有日期、时间和签名的标签

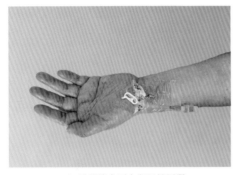

（e）透明胶布固定留置针尾翼

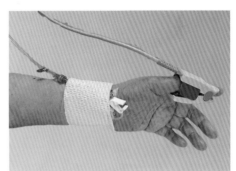

（f）使用自黏式绷带环绕一周半固定留置针

图4-5-1　有创动脉血压监测导管固定流程及要点

2. 标识

在压力传感器的墨菲滴管上标注传感器使用日期、时间，每3天更换一次压力传感器。

3. 观察与维护

（1）观察穿刺部位有无渗血、渗液，透明敷料有无松动、卷边，如果出现渗血、渗液或卷边松动等情况及时更换透明敷料，无特殊情况下透明敷料3～5天更换一次。同时要注意观察穿刺肢体的肢端血运和皮温情况，询问患者有无麻木、疼痛等感觉。

（2）传感器位置固定在患者腋中线与第4肋间（右心房同一水平）平齐的位置，如果低于右心房则血压读数偏高，高于右心房则血压读数偏低。

（3）有创动脉血压监测置管一般不超过7天，当患者病情平稳后，应及早拔除。

（4）冲、封管　临床一般采用5U/mL肝素生理盐水通过加压系统以2～3mL/h的速度进行管路冲洗，针对凝血酶原时间和活化凝血活酶时间延长患者或者凝血功能异常患者则需要使用0.9%氯化钠注射液进行管路冲洗，这样不仅能够确保测压系统畅通性，还能够避免降低凝血功能。在使用过程中要注意保持冲洗系统的压力范围达到280～300mmHg，从而保证冲洗管道通畅。

4.拔管

当患者病情稳定，已经不需要进行有创动脉血压动态监测或出现了置管的禁忌证时，要尽早拔管，以减少置管并发症的发生风险。拔管时要注意在拔管后立即予以一块纱布对折3次，置于穿刺点上局部压迫5min后，再使用弹性或黏性绷带加压包扎，观察30min无出血后可解除压迫。

（二）常见并发症预防与处理

1.局部出血、血肿

（1）预防

① 提高穿刺技术水平；

② 患者血小板减少时，避免使用肝素冲管，可用0.9%氯化钠注射液代替，观察穿刺部位有无渗血现象，对于老年和肝肾功能不良者尤其应注意有无出血症状；

③ 压力传感器的各个接口衔接紧密；

④ 置管后减少穿刺肢体过度活动。

（2）处理　及时拔除动脉置管，有效压迫止血，手动压迫的时间在5min以上，加压包扎30min以上。局部用50%硫酸镁持续湿敷。

2.血栓形成或栓塞

（1）预防

① 提高一次性穿刺成功率，避免反复穿刺引起血管痉挛、撕裂、血栓性血管炎；

② 定时用肝素盐水冲管，控制输液加压袋的压力在280～300mmHg，保证2～3mL/h匀速泵入，取血标本后立即将管壁内血液回冲干净；

③ 在冲洗导管前应该将气泡完全排出，打开冲洗导管的开关不能超过2～3s，避免气体进入，在调试零点、取血等操作时，要严防空气进入导管引起空气栓塞；

④ 定时观察穿刺肢体的血运情况，如肢体有无肿胀、颜色、温度异常，特别是观察大鱼际肌。

（2）处理　发现血凝块及时抽出，禁止强行动脉推注。如血凝块不能顺利抽出，应拔除测压管，必要时手术取栓。

3. 感染

（1）预防　穿刺的首选部位为桡动脉。穿刺过程和动脉采血时及日常导管维护时要做好手卫生，操作过程中严格执行无菌操作，并保证管道内无残留血液而引起细菌滋生；有创动脉血压监测置管一般不超过7天，每日评估导管留置的必要性，传感器96h内常规更换，肝素盐水常规24h更换，透明敷贴如有渗血或潮湿应及时更换，无异常者3～5天更换。

（2）处理　局部皮肤感染应及时拔除有创动脉血压监测置管，高热者给予物理降温，监测体温变化，必要时按医嘱予以药物治疗，抽取血标本送检验室做细菌培养。

4. 神经损伤

（1）预防　避免反复多次同一部位穿刺，提高一次穿刺的成功率。

（2）处理　及时拔出有创动脉血压监测导管，更换穿刺部位。

（三）异常情况判断与处理

1. 导管堵塞

（1）判断　动脉波形呈一直线，或者非常微弱波动曲线。

（2）处理

① 日常维护应用5U/mL肝素生理盐水维持管道持续通畅，输液加压袋的压力要控制在280～300mmHg，以保证每小时以2～3mL匀速泵入，预防导管堵塞。

② 采用20mL及以上注射器回抽动脉血，查看有无小血栓形成。

③ 应用5U/mL肝素生理盐水缓慢冲管看是否通畅。

④ 必要时拔管后重新置管。

2. 动脉波形异常

（1）判断　动脉波形出现低钝曲线或波形时而正常时而低平。

（2）处理

① 在穿刺时选择好穿刺位置，尽可能在腕关节横纹2cm以上，避开腕关节活动处。

② 考虑留置针是否打折或留置针尖端贴近血管壁情况，若有打折调至正常，如果考虑留置针尖端贴近血管壁，可酌情退出留置针 1 ～ 2mm，观察波形正常后再行固定。

（四）健康教育

（1）告知患者和家属有创动脉血压监测的目的、方法、重要性、注意事项、常见并发症及其预防方法等，避免置管肢体过度活动、保持穿刺点干燥、清洁等。

（2）告知患者发生有创动脉血压导管意外脱出可能造成的严重后果及紧急处理方法，取得患者配合。

五、操作要点

为保证血压监测效果，减少并发症的发生，医护人员应严格遵守操作流程进行动脉置管与护理，严格遵循无菌技术操作原则，具体操作要点见表4-5-1。

表4-5-1　有创动脉血压监测置管操作要点和护理要点

要点	内容
评估要点	1. 特殊用物：加压输液袋、电缆线、压力传感器、生理盐水250mL+低分子肝素钠1250U配成冲管液（如患者有凝血功能异常者改用生理盐水）。常规用物则按照静脉穿刺用物准备，留置针一般选用20～22G留置针为佳。 2. 局部情况：桡动脉穿刺处局部无炎症和皮肤破损，避开手术穿刺部位。 3. Allen's试验：患者抬高上肢，检查者用拇指同时压迫桡、尺动脉以阻断血流。患者反复握拳张开动作直至手掌发白。放平上肢，检查者放松压迫尺动脉的同时，让患者松拳。观察手掌的颜色由苍白变红的时间，6s内表示桡动脉侧肢端循环良好，可以进行有创血压监测；6～15s为可疑前臂动脉代偿功能不良；15s以上则是有创血压监测的禁忌证
实施要点	1. 患者取舒适位，暴露穿刺部位，铺一次性中单，穿刺部位下方置一块纱布。 2. 穿刺部位：桡骨茎突内侧1cm腕横纹上1～2cm交汇处，即桡动脉波动最明显处为穿刺点，络合碘消毒皮肤2遍，消毒面积＞8cm×8cm，待自然干燥。 3. 距远心端动脉搏动最强处0.5cm位置，穿刺针与皮肤呈30°角进针，入血管后可见鲜红色血液涌出，此时将套管针以10°角缓慢送入血管内所需长度，退出针芯，套管针尾端可见搏动性血液表示穿刺成功。 4. 将套管针连接管接于测压系统上，固定套管针与连接管，把加压袋打气加压至280～300mmHg，用冲洗液冲洗管腔。 5. 确定波形良好，贴好敷贴，用宽胶布和弹力绷带固定。

续表

要点	内容
实施要点	6. 固定传感器于床旁，平心脏水平（第4肋腋中线水平），旋紧三通，关闭患者端，使传感器压力通道与大气相通，按操作柄上全部归零键（如有多个有创血流动力学监测通道，调至单个"Art"窗口，再按归零键），当屏幕上压力线变为直线，压力数字均为"0"，表示零点校正完毕。此时旋回三通，关闭大气端，使传感器与患者端相通，读取数据，记录，用胶布固定三通。 7. 记录操作时间、操作者姓名，在墨菲滴管上贴好动脉置管标识，并在穿刺处和传感器的墨菲滴管上记录置管时间。 8. 在进行有创动脉血压监测过程中的护理要点见上文中的"护理"具体内容
评价要点	1. 导管固定牢固，贴膜无卷边。 2. 传感器导管"U"型固定，弹力绷带二次固定。 3. 严格掌握置管禁忌证，以娴熟的穿刺技术取得患者的配合，维护过程中关注患者感受

六、质量评价标准

为保障患者安全，提高有创动脉血压监测管护理质量，质控小组应定期对有创动脉血压监测管护理质量进行检查。有创动脉血压监测管护理质量评价标准见表4-5-2。

表4-5-2　有创动脉血压监测管护理质量评价标准

评价内容	标准要求	评价		备注
		是	否	
规章制度	1. 有管道护理管理制度、消毒隔离制度、宣教制度、安全防护制度、书写制度			
	2. 有创动脉血压并发症预防和处理流程/方案：如远端肢体缺血、血栓形成或栓塞、局部出血、血肿、感染、神经损伤等			
	3. 科室静脉联络员熟悉其工作职责			
人员资质	培训合格的护士才能进行有创动脉血压穿刺和维护			
质量控制	1. 有创动脉血压监测所用的药物（生理盐水和肝素钠注射液）分区分类规范摆放，标识醒目；无过期变质、损坏现象			

续表

评价内容	标准要求	评价 是	评价 否	备注
质量控制	2. 有创动脉血压监测用的加压袋完好无损、无漏气情况，能正常加压到280～300mmHg			
	3. 参照静脉治疗规范，严格执行《静脉治疗护理技术操作规范》；传感器近心端上10cm左右有动脉标识；置管或更换敷料日期、时间及置管者签名；冲管液上有专用液体标签；墨菲滴管上有动脉标识			
	4. 有创动脉血压留置导管留置时间≤7天			
	5. 留置有创动脉血压监测者，班班应床旁交接班。异常情况每个班应有书面交接班：①建立有创动脉血压监测患者登记表；②记录有每名患者监测时长和并发症等相应信息；③每月有数据统计；④有中重度并发症案例记录与讨论记录（含患者基本信息、临床表现、原因分析、整改措施、处理及动态效果评价）			
	6. 每月有有创动脉血压监测出血率质量自查记录（有问题、分析、整改、评价）			
	7. 半年度有一次有创动脉血压监测并发症分类和讨论记录			
患者宣教	患者知晓有创动脉血压监测相关知识及导管的护理，如导管的固定、活动、洗漱、维护等注意事项及发生非计划性拔管或出血等并发症的紧急处理			
教学培训	1. 护士知晓有创动脉血压监测的并发症预防及相关处理流程，异常情况判断和处理，使用过程中发生紧急情况的处理等			
	2. 有对科室护士、轮科护士、进修护士进行有创动脉血压监测操作培训或考核记录，含人员姓名、培训时间、理论或操作分数			

七、测试题

试题1 患者，男性，因严重心律失常入住CCU，医嘱予患者有创动脉血压监测，护士予患者左侧桡动脉穿刺留置动脉留置针行持续有创血压监

测。[（1）～（3）共用题干]

（1）护士在为患者实施桡动脉穿刺之前，要排除的禁忌证是（多选题）（　　）。

A. 改良 Allen's 试验阴性者

B. 穿刺部位或附近存在感染、外伤者

C. 凝血功能障碍或机体高凝状态者

D. 有出血倾向或抗凝治疗期间者

（2）护士在给该患者进行有创动脉血压监测穿刺桡动脉前进行 Allen's 试验，观察手掌的颜色由苍白变红的时间超过（　　），视为桡动脉置管的禁忌。

A. 6s   B. 10s

C. ＞15s   D. ＞20s

（3）护士在为该患者进行左侧桡动脉穿刺置管后有创传感器位置固定在（　　）。

A. 患者穿刺处与桡动脉在同一水平

B. 与患者头部同一水平

C. 患者腋中线与第4肋间（右心房同一水平）平齐的位置

D. 随意固定一个位置

试题2　该患者的有创动脉血压监测已经持续3天了，目前心率恢复为窦性心律。[（1）～（3）共用题干]

（1）临床上患者有创动脉血压监测置管一般不超过（　　）。

A. 2天   B. 7天

C. 10天   D. 半个月

（2）今天护士查房发现该患者有创动脉血压监测时动脉波形出现低钝、消失或波形时而正常时而出现低平，患者有可能发生了（　　）。

A. 导管堵塞   B. 导管脱出

C. 导管打折或尖端贴近血管壁   D. 传感器故障

（3）患者留置动脉留置针进行有创动脉血压监测过程中常见的并发症有（多选题）（　　）。

A. 局部出血、血肿   B. 远端肢体缺血

C. 血栓形成或栓塞   D. 神经损伤

第六节　血液透析导管护理

血液透析导管包括两大类，无隧道和涤纶套的透析导管（non-cuffed catheter，NCC），可简称为非隧道式导管或临时透析导管，临床上常用于急性肾损伤、慢性肾脏病急诊透析、维持性血液透析患者血管通路失功、腹膜透析临时转为血液透析、自身免疫性疾病的短期血液净化治疗、中毒抢救、顽固性心力衰竭需要单纯超滤、人工肝支持等。另一类为带隧道和涤纶套的透析导管（tunnel-cuffed catheter，TCC），可简称为隧道式导管或长期透析导管，临床上常用于拟行自体动静脉内瘘／动静脉移植（arteriovenous fistula/arteriovenous graft，AVF/AVG）成形术或内瘘尚处于成熟期（4周以上）、肾移植前过渡期、部分预期生命有限的终末期肾病患者、各种原因无法建立自体或人工血管移植物动静脉内瘘且无法接受腹膜透析或肾移植者等。股静脉血液透析导管原则上不超过1周，长期卧床患者可以视情况酌情延长至2～4周，临时颈部静脉血液透析导管原则上使用不得超过4周，如果预计需要留置4周以上，则应当采用长期血液透析导管。若护理不当，可发生导管相关性血流感染等并发症。因此，做好血液透析导管护理非常重要。

一、目的

用于因病情需要，长期或临时血液透析的患者。

二、适应证

（1）急性肾损伤　当肾功能急剧下降，需要血液透析患者。

（2）急性心力衰竭　体内容量负荷过重导致急性心力衰竭的患者。

（3）代谢性酸中毒　难以纠正的电解质紊乱患者。

（4）尿毒症患者。

（5）药物或毒物中毒患者。

三、护理

（一）护理要点

1.固定

（1）消毒、待干燥，取透明敷料，单手持敷料，避免张力。

（2）敷料中央对准穿刺点，保证最大的无菌屏障，撕边框同时轻按压敷料，避免敷料留下空隙或产生褶皱，防止破皮或产生压力性损伤。

具体方法见图4-6-1。

2. 标识

（1）血透专用管道用红色标识，标识贴于平齐敷贴下缘处。

（2）注明血透管名称、置管日期、导管敷贴换药及封管日期、换药者姓名。具体方法见图4-6-2。

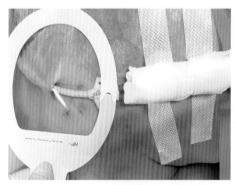

图4-6-1　血液透析管固定方法

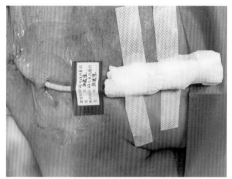

图4-6-2　血液透析管标识

3. 维护

（1）导管接头上机时严格消毒，尽量减少开放状态的导管长时间暴露于空气中，导管动静脉接头部位采用碘伏/安尔碘等消毒。

（2）无感染的导管皮肤出口处用生理盐水清洁，有分泌物的导管出口可采用消毒液或抗生素软膏，硅胶材料的导管可使用含酒精的消毒剂，聚氨酯材料的导管禁止使用含酒精类消毒剂，以防止导管破损。置管术后1个月内导管皮肤出口建议采用透气敷料覆盖保护。

（3）血液透析中心静脉导管（CVC）上机护理程序　洗手，戴清洁手套→卸下导管肝素帽（连接血路管前总是夹闭导管夹）→用棉球或纱布消毒导管接头和螺纹，要确保清除血迹→再次消毒接头和螺纹，待导管接头消毒剂干燥（尽可能缩短导管开口的空置时间）→接上10mL注射器→放开导管夹→抽出封管肝素和血液3～5mL→快速生理盐水冲洗→快速连接血路管。

（4）血液透析中心静脉导管（CVC）下机护理程序　洗手，戴清洁手套→血液透析机关泵→夹闭导管（卸下血路管时必须保持导管夹关闭）→接上有生理盐水的10mL注射器，快速冲洗导管腔→注入封管液，关闭导管夹→用棉球或纱布消毒导管接头，接上肝素帽。

（5）患者进行淋浴时应当使用覆盖导管接头的特殊贴膜和塑料袋保护导管，避免坐浴。

（6）颈内静脉导管有效保留时间约为4周，股静脉导管有效保留时间为1周。不要长时间留置临时导管，及时预约内瘘手术，建立长期血透通路，防止感染与血栓形成。

血液透析导管护理流程具体见图4-6-3。

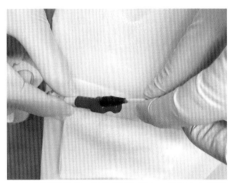

（a）戴无菌手套，打开无菌治疗巾，垫于中心静脉双腔导管下；一块无菌纱布放于导管旁，认真消毒导管端口

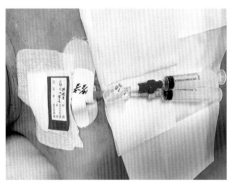

（b）连接5mL空针，放在无菌纱布最里面无菌面上

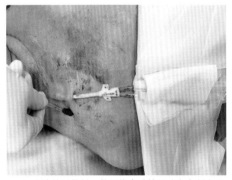

（c）去除外层敷料，使用络合碘棉签消毒穿刺点及周围皮肤20cm×20cm，消毒两遍，待干燥

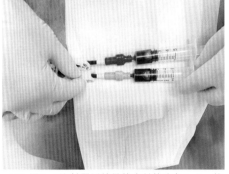

（d）用5mL注射器回抽导管内封管液各2mL，推注在纱布上，观察有无血凝块，弃去注射器（若有血凝块，重复抽吸2mL弃去，直到抽出液中无血凝块）

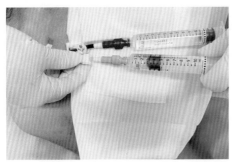

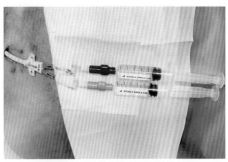

（e）动静脉端各连接15~20mL生理盐水，脉冲式推注，冲洗净导管内的血液

（f）动静脉端分别连接预先抽吸好封管剂的5mL注射器，封管容积以导管容积刻度加0.1mL为宜

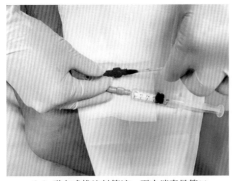

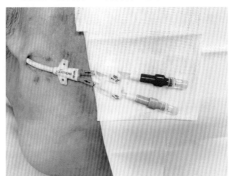

（g）弹丸式推注封管液，再次消毒导管口

（h）盖上新的无菌肝素帽，纱布妥善包扎固定

图4-6-3　血液透析导管护理流程

4.拔管指征

动静脉内瘘成熟使用；肾移植成功；肾功能恢复；导管隧道感染；难治性血行播散性感染（如感染性心内膜炎等）；改为腹膜透析；不再需要留置隧道式导管；无法在原位继续留置隧道式导管时等。

5.注意事项

封管剂的种类和浓度遵医嘱（有出血倾向和出血的患者一般使用4%枸橼酸原液和10%氯化钠封管，普通无出血患者用10mg/mL肝素生理盐水）；若导管抽吸不畅，血栓严重堵塞，请联系专业医护人员协助处理。

（二）常见并发症预防与处理

1.导管功能不良

（1）预防

① 降低导管的血栓发生率；

② 经常发生导管血栓或流量不佳的高凝患者，可考虑服用血小板抑制剂或抗凝剂，长期服用患者必须定期（1～3个月）复查凝血指标。

（2）处理

① 采用尿激酶溶栓或组织纤溶酶原激活物溶栓治疗；

② 更换新的隧道式导管。

2. 导管相关性血流感染

（1）分类

① 导管出口感染：距离导管出口2cm以内的感染，一般无发热等全身症状。

② 导管隧道感染：导管皮下隧道内距离出口2cm以上的感染。

③ 导管相关血流感染：由于导管腔内或血管内部分感染播散至血液内造成的菌血症或败血症等。

（2）预防

① 严格遵守无菌操作原则。

② 清除鼻腔葡萄球菌等隐匿部位的带菌状态。

③ 避免TCC（带隧道和涤纶套的透析导管）用于非血液净化用途，例如采血、输液等。

④ 达到拔管指征时及时拔除导管。

（3）处理

① 导管出口感染：可采用出口局部消毒、使用抗生素软膏或口服抗生素治疗。

② 导管隧道感染：积极抗感染后72h仍不能控制予以拔管。

③ 导管相关血流感染：应立即抽取导管动、静脉腔内和外周血标本进行病原学检查，同时立即静脉使用抗生素治疗，初始经验性使用抗生素，后根据病原学结果调整抗感染方案，同时采用抗生素封管。

3. 中心静脉狭窄/闭塞

（1）预防　提前建立动静脉内瘘，当无法建立AVF时，AVG是第二选择，带隧道和涤纶套的透析导管应作为最后的选择方案。

（2）处理

① X线定位导管手术位置；

② 更换导管；

③ 利用失功导管作为回心通路。

（三）健康教育

（1）留置导管期间应养成良好的个人卫生习惯，保持穿刺伤口周围皮肤的清洁、干燥，防止周围皮肤的感染。如出现局部红、肿、热、痛或不明原因的发热等反应，应及时就医处理。

（2）股静脉置管者应特别注意减少置管侧腿部活动，尽量避免弯曲置管侧大腿，保持伸展状态，活动和睡眠时避免压迫导管，否则易导致导管弯曲及血栓形成。

（3）尽量不做剧烈运动，以减少出汗。避免洗淋浴弄湿导管敷料，建议采用擦浴清洁脸部及身体皮肤。

（4）穿脱衣服时应特别注意保护导管，防止导管脱出，颈静脉及锁骨下静脉置管者尽量穿对襟上衣，不穿套头和高领衣服。

（5）透析间歇期应每隔2～3天更换血透导管敷贴和冲、封管，以保证管路通畅预防感染。

四、操作要点

为保证治疗效果，减少并发症的发生，医护人员应定期进行血液透析导管护理，具体操作要点见表4-6-1。

表4-6-1 血液透析导管护理操作要点

要点	内容
评估要点	1. 特殊用物：维护包、透明敷料、管道标识。 2. 人员准备：具有执业资格的医护人员。 3. 患者评估：评估导管外层敷料有无渗血、渗液，敷料有无松脱。 4. 评估导管：包裹导管的纱布是否松动、脱落；打开包裹在CVC末端的外层敷料，评估导管有无打折、夹子是否处于夹闭状态，导管外接部分是否破裂
实施要点	1. 固定 （1）消毒及待干燥，取透明敷料，单手持敷料，避免张力。 （2）敷料中央对准穿刺点，保证最大的无菌屏障，撕边框的同时轻按压敷料，避免敷料留下空隙或产生褶皱，防止破皮或产生压力性损伤。 2. 标识 （1）血透专用管道用红色标识，标识贴于平齐敷贴下缘处。

要点	内容
实施要点	（2）注明血透管名称、置管日期、导管敷贴换药及封管日期、换药者姓名。 3. 冲、封管 （1）戴无菌手套，打开无菌治疗巾，垫于中心静脉双腔导管下；一块无菌纱布放于导管旁，认真消毒导管端口，连接5mL空针，放在无菌纱布最里面无菌面上。 （2）去除外层敷料，使用络合碘棉签消毒穿刺点及周围皮肤20cm×20cm，消毒两遍，待干燥。 （3）用5mL注射器回抽导管内封管液各2mL，推注在纱布上，观察有无血凝块，弃去注射器（若有血凝块，重复抽吸2mL弃去，直到抽出液中无血凝块）。 （4）动静脉端各连接15～20mL生理盐水，脉冲式推注，冲净导管内的血液。 （5）动静脉端分别连接预先抽吸好封管剂的5mL注射器，封管容积以导管容积刻度加0.1mL为宜。弹丸式推注封管液，再次消毒导管口，盖上新的无菌肝素帽，纱布妥善包扎固定
评价要点	1. 导管固定牢固，贴膜无卷边。 2. 维护过程中，操作规范，关注患者感受。 3. 穿刺点局部无异常情况、导管通畅无脱出

五、质量评价标准

为保障患者安全，提高血液透析导管护理质量，质控小组应定期对血液透析导管护理质量进行检查。血液透析导管护理质量评价标准见表4-6-2。

表4-6-2　血液透析导管护理质量评价标准

评价内容	评价		备注
	是	否	
1. 护士知晓血液透析导管置管的目的及重要性			
2. 血液透析导管标识规范：红色专用导管标识；注明导管置入时间、维护时间、置管者签名、维护者签名			
3. 血液透析导管置管敷料干燥、固定、无松脱、无卷边			
4. 血液透析导管置管穿刺点无渗血、无感染。导管无脱出；护士知晓血液透析导管留置时间			

续表

评价内容	评价		备注
	是	否	
5. 护士掌握预防导管相关性感染的措施			
6. 血液透析导管原则上仅用于透析治疗，一般情况下避免作为它用，如抽血、输液等			
7. 护士知晓异常情况的评估判断、报告与处置：血液透析导管堵塞及处置，血液透析导管脱出及处置，血液透析导管渗血及处置			
8. 健康教育 （1）患者和家属知晓留置血液透析导管的目的和重要性。 （2）患者或家属知晓血液透析导管留置的时间及置管期间的注意事项			

六、测试题

试题 患者，男性，71岁，规律血液透析5年，既往有糖尿病史、视力减退。血液透析通路为长期血液透析导管。今晨来院行血液透析，治疗前护士评估血液透析导管，发现置管处皮肤有红肿，患者主诉置管处疼痛2天。
[（1）～（3）共用题干]

（1）该患者进行血液透析前可以用（ ）清洁导管出口处皮肤。

A. 生理盐水   B. 碘伏

C. 酒精   D. 氯己定

E. 消毒液及抗生素软膏

（2）该患者预防血液透析导管发生感染的措施不包括（ ）。

A. 全身应用抗菌药物

B. 限制导管留置时间

C. 每次透析连接导管时，护士应遵循严格无菌技术操作原则

D. 用干纱布做敷贴

E. 嘱患者敷贴脱落时及时告知护士

（3）该患者置管血液透析导管后，敷贴需定期更换，如果敷料是纱布应（ ）更换一次。

A. 3天   B. 2天

C. 隔日   D. 1周

第七节　人工肝导管护理

人工肝支持治疗时需要经特殊管道将患者血液引出体外，流经分离器、滤器等处理器后再回输入患者体内，该通路称为人工肝血管通路。该技术可用于治疗各种因素引起的严重肝功能损害，替代原有肝脏发挥作用并改善机体的内环境，促进肝细胞再生。人工肝治疗导管是置入股静脉、颈静脉或锁骨下静脉等深静脉的临时血管通路，专用于人工肝治疗。人工肝支持治疗可发生感染、导管栓塞、出血等并发症，做好导管护理非常重要。

一、目的

将血液从体内引出来，进行血液净化治疗后再输回到体内，进行人工肝治疗。

二、适应证

各种原因引起的严重肝功能损害，需进行血液净化治疗的患者。

三、护理

（一）护理要点

1.固定

遵循防感染、防脱落的总原则，置管完成后，缝线固定导管（左、右导管固定蝶翼处各缝一针）；用贴膜（一次性使用无菌血液透析导管及附件包内配备）密闭穿刺点；使用1块无菌纱布包裹动静脉端口，胶布固定在纱布外层；人工肝治疗结束下机后，用肝素帽将导管动静脉端出口封闭；使用4块无菌纱布覆盖导管，胶布固定。具体方法见图4-7-1。

2.标识

（1）导管用红色标识，粘贴于导管末端2～5cm处。

（2）填写红色导管标识卡：人工肝导管、置管/换药日期、签名。

3.病情观察

（1）看

① 纱布是否完全覆盖穿刺点，如有暴露，即存在感染风险，需报告医师及时换药处理。

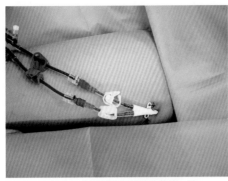

（a）左、右导管固定蝶翼处各缝一针

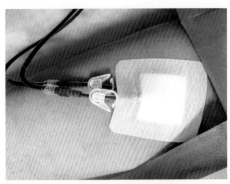

（b）使用伤口敷料密闭穿刺点

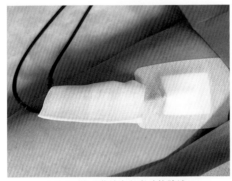

（c）用1块无菌纱布包裹动静脉端口

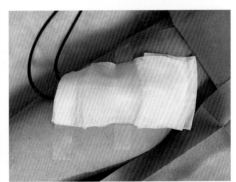

（d）用4块无菌纱布覆盖导管，胶布固定

图4-7-1　人工肝导管固定

② 穿刺局部有无渗血、渗液等，如有异常，需警惕皮下出血。

③ 穿刺侧肢体有无肿胀。如有肿胀，需警惕淋巴回流受阻或皮下渗血。

（2）触

① 穿刺点有无硬结。

② 穿刺侧动脉搏动，对比对侧动脉搏动情况，需警惕动脉被压迫。

（3）问

① 询问患者穿刺处有无疼痛感。

② 询问患者穿刺侧肢体有无麻木不适。

4. 导管维护

（1）股静脉置管处敷料视情况每日或隔日换药1次。

（2）如出现穿刺处渗血、渗液、出汗或被排泄物污染等导致敷料潮湿、松脱或破损时，需立即报告医师，换药处理。

（3）换药时严格遵守无菌技术操作原则，消毒范围以穿刺点为中心，纵径≥20cm，外缘至大腿外侧正中线，内缘至大腿内侧中线，包括腹股沟。

（4）常规导管维护时，将导管双腔端依次连接5mL无菌注射器抽取导管内封管液及血凝块，待无血凝块后，视患者凝血功能情况进行封管，如抽液过程不顺利，禁止暴力冲管，防止血凝块进入血管内发生栓塞。

5. 拔管指征

出现导管感染、留置时间超过4周，不再使用或导管内血栓形成且不能抽出等应尽快拔管。如有静脉血栓，需在血管外科医师指导下完成。

（二）常见并发症预防与处理

1. 导管相关性血流感染

（1）预防

① 带管期间：避免抓挠穿刺处，以免手部细菌污染穿刺点。

② 保持导管处伤口敷料干燥、固定，如有渗血、渗液、松脱及时报告医护人员更换敷料。

③ 更换伤口敷料时，严格遵循无菌技术操作原则。

④ 留置时间不超过4周。

⑤ 拔管后24h内，每班查看拔管处有无红、肿、热、痛等感染征兆，询问患者有无局部疼痛等不适，拔管后穿刺处局部避免沾水（因此不宜淋浴），待穿刺点皮肤愈合后方能淋浴。

（2）处理

① 监测患者体温每4h一次。

② 配合医师采集血培养、导管尖端培养标本。

③ 严格遵医嘱使用抗生素。

2. 出血或血肿

（1）预防

① 班班交接查看伤口敷料情况；

② 患者改变体位时应注意，避免置管侧下肢剧烈活动或大幅度弯曲，防止导致导管打折诱发穿刺处出血或意外脱出出血。

（2）处理

① 局部压迫止血；

② 报告医师，遵医嘱紧急进一步按压和加压包扎处理止血治疗，注意按

压时间不少于30min，按压时需戴手套，避免直接接触患者血液；

③ 监测患者生命体征；

④ 安抚患者情绪，分析原因。

（三）异常情况判断与处理

1. 非计划性拔管

（1）判断 置管后固定导管缝线脱落，穿刺处渗血、渗液、局部敷料潮湿、松脱，导管内出现血凝块，人工肝外露长度增加或脱出血管等。

（2）处理

① 立即握拳按压穿刺点止血；

② 按压方法同"出血或血肿"处理方法；

③ 监测患者生命体征；

④ 安抚患者及家属；严格床旁交接班，根据患者病情进行保护性约束，加强巡视；

⑤ 报告医生，根据患者治疗情况决定是否需要重新置管；

⑥ 书面上报不良事件，科室分析导致意外拔管原因，制订预防对策。

2. 误入动脉

（1）判断 穿刺针流出鲜红色血液，继续送入导丝及导管成功后，推送液体时的阻力远大于回抽时的阻力。

（2）处理 立即拔出穿刺针，充分压迫止血后更换其他部位重新穿刺。

（四）健康教育

（1）告知患者和家属留置人工肝导管的注意事项

① 避免抓挠穿刺处，以免手部细菌污染穿刺点；

② 翻身、活动时，防止导管打折；

③ 如厕时需要使用坐便器，避免尿液等污染穿刺处；

④ 穿裤子时请先穿置管侧，脱裤子时请先脱未置管侧；

⑤ 带管期间，如病情允许，可下床走动，但请注意适度保护导管处，避免导管脱出。

（2）告知患者和家属常见并发症、异常情况及其预防处理方法等。如果发生导管意外脱出，请立即制动，用拳头按住穿刺点，并立即呼叫医护人员紧急处理。

（3）告知患者拔管后注意事项

① 拔管后，保持敷料干燥固定；若有敷料渗湿、脱落，需报告医师更换，避免抓挠伤口，预防伤口感染。

② 拔管3天内，穿刺处局部避免沾水（因此不宜沐浴），防止穿刺点局部感染。

四、操作要点

为保证治疗效果，减少并发症的发生，医护人员应定期进行人工肝导管护理，具体操作要点见表4-7-1。

表4-7-1 人工肝导管护理操作要点

要点	内容
评估要点	1. 用物准备：一次性换药包、络合碘、无菌手套、无菌贴膜、5mL注射器、10mL注射器、一次性肝素帽。 2. 评估患者有无出血症状，伤口有无暴露，敷料有无松脱及渗血、渗液情况
实施要点	1. 核对医嘱、床号、姓名及ID号。 2. 协助患者取平卧位。 3. 络合碘消毒穿刺处，消毒范围以穿刺点为中心，纵径≥20cm，外缘至大腿外侧正中线，内缘至大腿内侧中线，包括腹股沟。 4. 将导管双腔端依次连接5mL无菌注射器抽取导管内封管液及血凝块，待无血凝块后，视患者凝血功能情况进行封管。 5. 用无菌贴膜密闭穿刺点。 6. 使用1块无菌纱布包裹动静脉端口，胶布固定在纱布外层。 7. 用4块无菌纱布覆盖导管。 8. 贴导管标识。 9. 协助患者取舒适体位，整理床单位。 10. 分类处理医疗废物。 11. 书写导管维护记录。 12. 向患者及家属做好健康宣教
评价要点	1. 导管固定牢固，贴膜无卷边。 2. 维护过程中，操作规范，关注患者感受。 3. 穿刺点局部无异常情况、导管通畅无脱出

五、质量评价标准

为保障患者安全，提高人工肝护理质量，质控小组应定期对人工肝护理质量进行检查。人工肝导管护理质量评价标准见表4-7-2。

表4-7-2　人工肝导管护理质量评价标准

评价内容	评价		备注
	是	否	
1. 护士知晓留置人工肝管道的目的和重要性			
2. 管道标识规范：导管用红色标识，标识粘贴于导管末端2～5cm处；填写信息：人工肝导管、置管/换药日期、签名			
3. 管道置入处敷料干燥、固定无松脱；清洁，无渗血、渗液			
4. 管道无打折、受压、扭曲			
5. 护士知晓人工肝留置管位置（置入股静脉、颈静脉或锁骨下静脉等深静脉的临时血管通路）			
6. 护士知晓异常情况的评估判断、报告与处置			
7. 置管后记录规范：记录导管类型、置入时间、是否通畅、有无其他异常；带管期间，导管异常或渗血、渗液等，需及时记录；拔管记录、拔管有无异常			
8. 健康教育 （1）患者和家属知晓留置人工肝导管的目的和重要性。 （2）患者和家属知晓置管期间的注意事项			

六、测试题

试题　患者，男性，48岁，因乏力、皮肤巩膜黄染，门诊以"病毒性肝炎（慢性重度乙型）"收入院，入院后检查结果：总胆红素383.9μmol/L，直接胆红素240.0μmol/L，总胆汁酸242.1μmol/L，丙氨酸转氨酶1000.8U/L，天冬氨酸转氨酶642.9U/L，凝血酶原百分率63.9%，国际标准值1.21，为减轻肝脏负担医嘱行人工肝治疗，治疗后留置股静脉置管返回病房。[（1）～（4）共用题干]

（1）下列预防人工肝导管感染护理措施不正确的是（　　）。

A. 带管期间：避免抓挠穿刺处，以免手部细菌污染穿刺点

B. 保持导管处伤口敷料干燥、固定，如有渗血、渗液、松脱及时报告医护人员更换敷料

C. 更换伤口敷料时，严格遵循无菌技术操作原则

D. 无感染征象时留置时间可以超过4周以上

（2）人工肝导管置管处若出现出血或血肿，下列不需要紧急处理的是
（　　）。

A. 局部压迫止血

B. 分析原因，上报不良事件

C. 监测生命体征

D. 报告医师，遵医嘱紧急进一步按压和加压包扎处理止血治疗

（3）患者留置人工肝导管期间下列做法不妥的是（　　）。

A. 避免抓挠穿刺处

B. 翻身、活动时，避免穿刺侧腹股沟90°或更小角度弯曲，以免导管打折

C. 如厕时需要使用坐便器

D. 带管期间，置管侧肢体禁止活动

（4）股静脉置入人工肝导管意外脱出按压时间应不少于（　　）。

A. 15min　　　　　　　　　　B. 30min

C. 45min　　　　　　　　　　D. 60min

附录

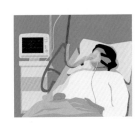

附录 I　量表

附表1　管道护理质量检查表

护理单元：　　　检查日期：　　　　检查者：　　　　管道类型：

检查内容	分值/分	评价			备注 若评价结果为"否"或 "不适用"，请备注说明
		是	否	不适用	
1.患者或家属了解留置该管道的目的和作用	10				
2. 按照管道管理相关规范清晰标识（导管末端上方2~5cm处）	10				
3.管道清洁，无血渍或分泌物	10				
4. 管道通畅，无受压、扭曲（如为夹闭状态，提问护士夹闭原因、目的、要求、时间及其他注意事项）	10				
5. 管道妥善固定，评估意外脱管的可能性（各专科制定专科特殊管道固定标准）	10				
6. 管道引流液收集装置（如引流袋、引流瓶等）放置符合专科要求（各专科制订专科特殊管道引流装置的固定标准）	10				
7. 准确评估引流液的颜色、量和性质，记录规范	10				

续表

检查内容	分值/分	评价			备注 若评价结果为"否"或 "不适用"，请备注说明
		是	否	不适用	
8. 准确评估管道置入处皮肤情况，记录伤口敷料情况	10				
9. 护士知晓异常情况的评估判断、报告与处置（各专科制订管道异常情况的判断与处置措施）：提问护士，护士能够回答80%以上	10				
10.患者/家属了解如何防止管道意外拔出（与患者翻身、活动等相关的基本内容）	10				

附录 II 缩略词表

缩略词	英文全称	中文名称
AVF	internal arteriovenous fistula	动静脉内瘘
AVG	arteriovenous graft	动静脉移植
CAUTI	catheter –associated urinary tract infection	导尿管相关尿路感染
CO_2	carbon dioxide	二氧化碳
CVAD	central venous access device	中心静脉通路装置
CVC	central venous catheter	中心静脉导管
DSA	digital subtraction angiography	数字减影血管造影术
ERCP	endoscopic retrograde cholangiopancreatography	内镜逆行胰胆管造影术
EST	endoscopic sphincteropapillotomy	内镜乳头括约肌切开术
ENBD	endoscopic nasobiliary drainage	经内镜鼻胆管引流术
PaO_2	arterial partial pressure of oxygen	动脉血氧分压
PCA	patient controlled analgesia	患者控制给药镇痛泵
PICC	peripherally inserted central venous catheter	经外周静脉置入中心静脉导管
PORT	implantable venous access port	完全植入体内的闭合输液装置输液港
LMWH	low molecular weight heparin	低分子肝素
MARSI	medical adhesion related skin injury	医用黏胶剂相关性皮肤损伤
MC	midline catheter	中线导管
NCC	non-cuffed catheter	无隧道和涤纶套的透析导管
SBT	spontaneous breathing trial	自主呼吸试验
SpO_2	oxygen saturation	氧饱和度
TCC	tunnel-cuffed catheter	带隧道和涤纶套的透析导管
TPN	total parenteral nutrition	完全胃肠外营养
TIVAP	totally implantable venous access port	完全植入式静脉输液港
VSD	vacuum sealing drainage	负压封闭引流

附录Ⅲ 测试题参考答案

第二章 普通管道护理

第一节 氧疗管道护理

D、A、B、C、ABD

第二节 鼻胃/肠管护理

1.D、C、D

2.ABCDE、D、ABCD

第三节 口咽/鼻咽通气管护理

1.B、D、D

2.A、A、C

第四节 外科手术伤口引流管护理

1.C、B、ABCD

2.D、A、ABCD

第五节 导尿管护理

1.B、C、C

2.D、A、A

第六节 肛门引流管护理

1.D、C、A

2.D、B

第三章 专科管道护理

第一节 脑室引流管护理

1.B、C、A

2.B、ABCD、E

第二节 气管内插管护理

1.B、D、B

2.C、A、B

第三节 气管切开导管护理

1.E、D

2. ABCDE、ABCDE、ABCDE

第四节　胸腔闭式引流管护理

1. C、C、A

2. A、D

第五节　胸腔/心包穿刺引流管护理

1. C、C、E

2. C、A、E

第六节　腹腔引流管护理

ABCD、ABCD、ABD、ACD、ABD

第七节　胆道T型引流管护理

1. B、C、D

2. D、C、B

第八节　鼻胆引流管护理

1. D、C、C

2. A、B

第九节　肠造口护理

1. D、C、B

2. B、B、D

第十节　肝脓腔引流管护理

1. B、E、C、E、A

2. ABCDE

第十一节　肾脏/膀胱造瘘管护理

1. B、B

2. D、D

第十二节　腹膜透析导管护理

C、B、D、D、B

第十三节　腰椎置管（腰大池引流）护理

1. C、A、D、B

2. ABCD、ABCD、D

第十四节　关节腔灌洗引流管护理

B、C、D

第十五节　骨髓腔闭合灌洗引流管护理

1. A、B、B

2. ABD、A

第十六节　镇痛泵管道护理

1. D、B、D

2. C、A

第四章　血管内通道护理

第一节　外周静脉留置针管路护理

1. D、D、C

2. B、A、B

第二节　经外周静脉置入中心静脉导管/中线导管护理

1. A、B、D

2. B、D、D

第三节　中心静脉导管护理

1. B、D、D

2. C、B、A

第四节　完全植入式静脉输液港护理

1. D、C、A

2. D、D、B

第五节　有创动脉血压监测管路护理

1. ABCD、C、C

2. B、C、ABCD

第六节　血液透析导管护理

E、A、C

第七节　人工肝导管护理

D、B、D、B

参考文献

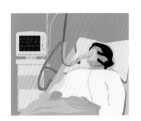

[1] 中华医学会外科学分会外科感染与重症医学学组，中国医师协会外科医师分会肠瘘外科医师专业委员会.中国手术部位感染预防指南[J].中华胃肠外科杂志，2019, 22(04): 301-314.

[2] 童孜蓉，许彬，王荣.工作坊模式在护士管道固定培训中的实践效果评价[J].护理管理杂志，2019, 19(02): 129-132.

[3] Schroeder J，Sitzer V. Nursing Care Guidelines for Reducing Hospital-Acquired Nasogastric Tube-Related Pressure Injuries. Crit Care Nurse, 2019, 39(6): 54-63.

[4] Chunfang Qiu，Chuanxi Chen. Fat-modified enteral formula improves feeding tolerance in critically ill patients: A multicenter，single-blind，randomized controlled trial[J]. Journal of Parenteral and Enteral Nutrition, 2017, 41(5): 785-795.

[5] 中华医学会肠外肠内营养学分会神经疾病营养支持学组，中华医学会神经学分会神经重症协作组，中国医师协会神经内科医师分会神经重症专业委员会，等.神经系统疾病肠内营养支持中国专家共识.2版.中华临床营养杂志，2019, 27(4): 193-203.

[6] 蔡虻，高凤莉，等.导管相关感染防控最佳护理实践专家共识.北京：人民卫生出版社，2018.

[7] 严玉娇，丁娟，刘晁含.成人危重症患者气道管理的最佳证据总结[J].护理学报，2021, 28(3): 39-45.

[8] 刘云访，喻姣花，李素云，等.ICU成人患者气管插管非计划性拔管预防及管理的证据总结[J].护理学报，2020, 27(3): 43-48.

[9] 中国老年医学烧创伤协会.烧伤患者气管切开置管全国专家共识（2018版）[J].中华烧伤杂志，2018, 34(11): 782-785.

[10] 袁丽荣，李淑花.提高人工气道患者适宜气囊压力达标率的研究[J].中国护理管理，2018, 18(z1): 53-54.

[11] 邓秋霞，王永红，王丹丹，等.改良气管切开切口换药方法的临床应用效果评价[J].护理研究，2018, 32(23): 3712-3718.

[12] 中华医学会呼吸病学分会感染学组. 中国成人医院获得性肺炎与呼吸机相关性肺炎诊断和治疗指南（2018年版）[J]. 中华结核和呼吸杂志，2018, 41(4): 255-280.

[13] 齐洪武，曾维俊，任胤鹏. 有创颅内压监测技术的研究进展[J]. 中国微创侵袭神经外科杂志，2020, 25(6): 281-283.

[14] Nagds, Sahus, Swaina, et al. Intracranial Pressure Monitoring：Gold standard and recent innovations[J]. World J Clin Cases, 2019, 7(13): 1525-1553.

[15] Hussein K, Rabino G, Feder O, et al.Risk factors for meningitis in neurosurgical patients with cerebrospinal fluid drains:prospective observational cohort study[J].Actal Neurochir, 2019, 161(3): 517-524.

[16] 中华医学会神经外科学分会，中国神经外科重症管理协作组. 神经外科脑脊液外引流中国专家共识（2018版）[J]. 中华医学杂志，2018, 98(21): 1646-1649.

[17] 许庆珍，程兰，李从玲. 胸腔闭式引流液更换时间与胸腔感染的临床研究[J]. 临床肺科杂志，2021, 26(02): 182-185.

[18] 尤黎明，吴瑛. 内科护理学[M]. 6版. 北京：人民卫生出版社，2017.

[19] 李乐之，路潜. 外科护理学[M]. 6版. 北京：人民卫生出版社，2017.

[20] 张晓玲，田潇萌，宋婧. 双向螺旋缠绕加压法固定小儿胸腔闭式引流接头效果观察[J]. 护理学报，2019, 23(02): 64-65.

[21] 沈志云，林颖，黄晨旭，等. 重度二尖瓣反流患者经心尖入路行二尖瓣夹合术的护理[J]. 护理学杂志，2019, 34(1): 44-46.

[22] 曹佳颖，韩红，金赟杰，等. 高频超声引导下胸腔积液置管引流[J]. 中国介入影像与治疗学，2021, 3(18): 187-189.

[23] 张红，黄伦芳. 外科护理查房手册[M]. 北京：化学工业出版社，2020.

[24] 吴欣娟，李映兰，岳丽青，等. 外科护理工作标准流程图表[M]. 长沙：湖南科学技术出版社，2018.

[25] 李银足，张雪娜，牛文博. 新型冠状病毒肺炎疫情下肠造口患者的护理[J]. 中华护理杂志，2020, 4(55): 397-399.

[26] Ayalon R, Bachner Y G. Medical，social, and personal factors as correlates of quality of life among older cancer patients with permanent stoma[J]. Eur J Oncol Nur, 2019(38): 50-56.

[27] Colwell J C, Pittman J, Raizman R, et al. A Randomized Controlled Trial determining Variances in Ostomy Skin Conditions and the Economic Impact (AdVOCATE Trial)[J]. J Wound Ostomy Continence Nurs, 2018, 45(1): 37-42.

[28] 覃彦珠，江锦芳，刘鑫. 肠造口患者造口周围刺激性皮炎防治的循证实践[J]. 护理学报. 2019, 26(15): 36-40.

[29] 郑荣寿，孙可欣，张思维，等. 2015年中国恶性肿瘤流行情况分析[J]. 中华肿瘤杂志，2019, 41(1): 19-28.

[30] 李乐之，贺爱兰. 外科护理学. 长沙：中南大学出版社，2017.

[31] 李红梅. 信息-动机-行为技巧模型干预对留置膀胱造瘘管老年患者自我护理能力和并

发症的影响[J]. 河南医学研究，2020, 29(25): 4762-4764.

[32] 张元霞，王丽，韩保健，等. 老年人留置膀胱造瘘管常见问题及家庭护理对策[J]. 国际护理学杂志，2018, 37(04): 468-470.

[33] 安恒庆，陈兴发，姜华，等. 上尿路疾病经皮穿刺途径诊疗安全共识[J]. 现代泌尿外科杂志，2021, 26(02): 107-111.

[34] 马小琴，马芳霞，李霞，等. 医用腹膜透析管路护理腰带的改良设计与应用[J]. 护士进修杂志，2017, 32(08): 754-756.

[35] 梁望群，张春秀，杨丽松. 腹膜透析管防折损的设计及临床应用[J]. 中国实用护理杂志，2019,(28): 2204-2207.

[36] 段彦霞. 腰大池引流管的整体护理体会[J]. 河南外科学杂志，2018, 24(02): 166-167.

[37] Hamasaki Tadashi, Takezaki Tatsuya, Yano Shigetoshi, et al. Efficacy of lumbar spinal drainage for straightforward approach in reoperation via lateral suboccipital retrosigmoid craniotomy[J]. Interdisciplinary Neurosurgery: Advanced Techniques and Case Management, 2021(23): 1-5.

[38] Janjua T, Moscote-Salazar LR, Wiese D. Lumbar drainage placement in SAH with retroclival hematoma: reduced ventral pressure on brain stem[J]. Br J Neurosurg, 2020, 11(22): 1-2.

[39] Gao B, Zhang Y, Ouyang J, et al. Surgical removal of a retained lumbar-drainage catheter[J]. Neurochirurgie, 2020, 66(5): 408-409.

[40] Srivastava Adesh, Florez William A, Agrawal Amit, et al. Safety and Effectiveness of Lumbar Cerebrospinal Fluid drainage to Prevent delayed Cerebral Ischemia After Fisher Grade 3 Subarachnoid Hemorrhage with Minimal Intraventricular Hemorrhage[J]. Neurochirurgie, 2020, 66(6): 484.

[41] 马慧，杨诞凤，毛仁玲. 脑脊液外引流管理证据转化及应用效果[J]. 中国实用护理杂志，2021, 37(7): 505-509.

[42] 中华护理学会静脉输液治疗专业委员会. 临床静脉导管维护操作专家共识[J]. 中华护理杂志，2019, 54(9): 1334-1342.

[43] 中心静脉血管通路装置安全管理专家组. 中心静脉血管通路装置安全管理专家共识（2019版）[J]. 中华外科杂志，2020, 58(4): 261-272.

[44] 国家卫生健康委办公厅医政医管局. 血管导管相关感染预防与控制指南（2021版）[J]. 中国感染控制杂志，2021, 20(4): 387-388.

[45] 中国研究型医院学会护理分会项目组. 中等长度静脉导管临床应用专家共识[J]. 中华护理杂志，2020, 55(增刊2):43-50.

[46] 王海播，王雪莹，何勇辉，等. 中等长度导管常见并发症及护理干预研究进展[J]. 循证护理，2019, 5(2): 132-136.

[47] 陈莉，罗凤，邢雷，等. 乳腺癌化疗患者输液港导管周围附壁血栓形成的探讨[J]. 上海交通大学学报（医学版），2017, 37(4): 514-517.

[48] 徐海萍，周琴，韩伟，等. 手臂输液港与胸壁输液港常见并发症发生率比较的 Meta 分析[J]. 中华护理杂志，2018, 53(3): 352-358.

[49] 王慧，姚苗苗，张佳馨，等. 血液透析患者中心静脉置管护理的最佳证据总结[J]. 中国血液净化，2020, 19(08): 569-572.

[50] 施小青，眭文洁，王海芳，等. 苏州市医疗机构患者管道护理质量现状调查[J]. 中国护理管理，2019, 19(02): 235-239.

[51] 薛倩茹. 精细化优质护理对ICU脓毒性休克患者有创动脉血压监测的护理效果观察[J]. 齐齐哈尔医学院学报，2019, 40(08): 1052-1054.

[52] 《经远端桡动脉行冠状动脉介入诊疗中国专家共识》专家组. 经远端桡动脉行冠状动脉介入诊疗中国专家共识[J]. 中国介入心脏病学杂志，2020, 28(12): 667-674.

[53] 李发俊，李爱仙，朱文亚，等. 有创动脉血压监测对心肺复苏术有效性的质量评价[J]. 现代医学与健康研究（电子版），2022, 6(20): 132-135.

[54] 中华医学会麻醉学分会. 2017版中国麻醉学指南与专家共识[M]. 北京：人民卫生出版社，2017.

[55] Son H J, Kim S H, Ryu J O, et al. Device-Related Error in Patient-Controlled Analgesia: Analysis of 82, 698 Patients in a Tertiary Hospital. Anesth Analg, 2019, 129(3): 720-725.

[56] 李映兰，岳丽青，卢敬梅. 常用护理操作技术规范[M]. 长沙：湖南科学技术出版社，2022.

[57] 中华护理学会团体标准T/CNAS 08—2019：成人氧气吸入疗法护理[S]. 2019.

[58] 廖想，周文策. 经内镜鼻胆管引流术在ERCP中的应用价值. 兰州大学学报（医学版），2022, 48(2): 87-91.

[59] 徐英. 内镜逆行胰胆管造影术后留置鼻胆管胆汁引流异常的护理要点[J]. 腹腔镜外科杂志，2021, 26(4): 313-314.

[60] 任蔚虹，王惠琴. 临床骨科护理学[M]. 北京：中国医药科技出版社，2017.

[61] 周阳，张玉梅，贺爱兰，等. 骨科专科护理[M]. 北京：化学工业出版社，2020.

[62] 中华护理学会静脉输液治疗专业委员会. 静脉导管常见并发症临床护理实践指南[J]. 中华现代护理杂志，2022, 28(18): 2381-2395.

[63] 黄建，王晓晨，于秀艳. 植入式静脉输液港（浙江）临床应用多学科专家共识[J]. 实用肿瘤杂志，2018, 33(01): 17-24.

[64] Souadka A, Essangri H, Boualaoui I, et al. Supraclavicular versus infraclavicular approach in inserting totally implantable central venous access for cancer therapy: A comparative retrospective study[J]. PlOS One, 2020, 15(11): e0242727.

[65] 中心静脉血管通路装置安全管理专家组. 中心静脉血管通路装置安全管理专家共识（2019版）[J]. 中华外科杂志，2020, 58(04): 261-272.

[66] 成芳，傅麒宁，何佩仪，等. 输液导管相关静脉血栓形成防治中国专家共识（2020版）[J]. 中国实用外科杂志，2020, 40(4): 377-383.

[67] Yasheng T, Mijiti A, Yushan M, et al. Ozonated water lavage and physiological saline

irrigation combined with vacuum-sealed drainage in the treatment of 18 cases of chronic osteomyelitis. The Journal of international medical research, 2021, 49(3), 300060521999530.

[68] 傅育红，朱琳怡，莫兰，等. VSD联合亚急性游离皮瓣修复上肢Custilo Ⅲ型开放性骨折伴软组织缺损的康复护理[J]. 中华显微外科杂志，2018, 41(3): 301-303.

[69] 桂莉，金静芬. 危急重症护理学[M]. 北京：人民卫生出版社，2023.

[70] 皮伟珍，莫丹，李好，等. 经皮股静脉人工肝临时血管通路管理的专家共识[J]. 循证护理，2022, 8(05): 614-619.

[71] 王轶，韩柳，袁翠，等. 成人ICU患者外周动脉导管留置与维护的最佳证据总结[J]. 中华护理杂志，2020, 55(04): 600-606.

[72] 中华护理学会团体标准T/CNAS 10—2020：成人肠内营养支持的护理[S]. 2020.

[73] 中华护理学会团体标准T/CNAS 03—2019：气管切开非机械通气患者气道护理[S]. 2019.

[74] 中华护理学会团体标准T/CNAS 03—2020：成人经口气管插管机械通气患者口腔护理[S]. 2020.